FOR PROFESSIONAL ANESTHESIOLOGISTS

周術期モニタリング
PERIOPERATIVE MONITORING

編集 浜松医科大学教授
佐藤 重仁
東海大学教授
鈴木 利保

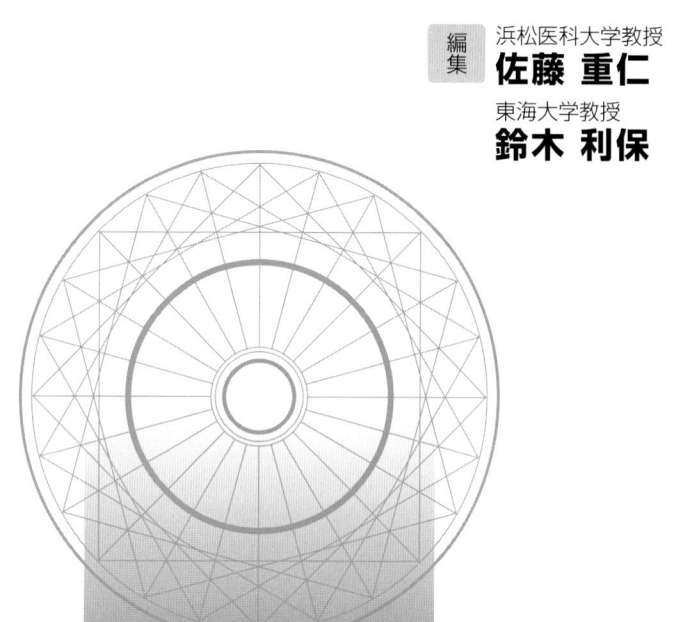

克誠堂出版

執筆者一覧 (執筆順)

萩平　哲
大阪大学大学院医学系研究科
麻酔・集中治療医学講座

土井　松幸
浜松医科大学医学部附属病院
集中治療部

篠塚　典弘
千葉県済生会習志野病院
麻酔科

磯野　史郎
千葉大学大学院医学研究院
麻酔学領域

宮部　雅幸
三重大学大学院医学系研究科
臨床麻酔学

瀬尾　勝弘
小倉記念病院
麻酔科・集中治療部

伊藤　健二
東海大学医学部外科学麻酔科

西　信一
兵庫医科大学集中治療医学科

松田　直之
名古屋大学大学院医学系研究科
救急・集中治療医学分野

今中　秀光
徳島大学病院
ER・災害医療診療部

白石　義人
藤枝市立総合病院

文蔵　優子
筑波メディカルセンター病院
循環器内科

植野　映
筑波メディカルセンター病院
乳腺科

国沢　卓之
旭川医科大学病院手術部

鈴木　孝浩
日本大学医学部麻酔科学系
麻酔科学分野

川口　昌彦
奈良県立医科大学
麻酔科学教室

溝部　俊樹
京都府立医科大学
大学院・医学研究科・麻酔科学

はじめに

　今から約40年前，一般的な全身麻酔中に使用できたモニターは心電計1個であった．血圧は水銀血圧計と聴診器あるいは触診で測定し，血液酸素化の程度は術野の血液，爪や口唇の色で判断していた．長時間手術でも用手換気であるため，手のひらが換気量と気道内圧のモニターであった．手術終了後は呼気中吸入麻酔薬の匂いを嗅いで覚醒の頃合を予測した．つまり，味覚以外の五感で患者をモニタリングしていたといえよう．このため，麻酔の"質"は麻酔科医の経験に大きく左右された．当然であるが，周術期の患者リスクは相当高い時代であったといえる．

　当時に比べると，現在，周術期に使用されるモニタリングには隔世の感がある．考えもしなかったモニターが次々に開発され，機能向上が図られている．これらのモニターに精通して，生体が発する異常を速やかに察知し，適切に対処することができれば患者の安全性は著しく向上する．

　本書は麻酔科専門医あるいは集中治療専門医レベルの医師を対象とし，周術期に使用されるモニターの中から特に重要であると思われるモニターを厳選し，必要不可欠な知識を体系的に基礎から臨床まで執筆していただいた．本書の特徴は，単にモニターの使用法の紹介に終わることなく，必要な基礎知識と測定原理が深まるように解説されているという点である．各章の構成は可能なかぎり，1. 歴史，2. 基礎知識，3. 測定原理，4. 正常値や正常波形，5. 重要なあるいは見逃してならない異常値や所見，の順で執筆していただいた．写真やイラストなどを随所に取り入れ，読者の視覚に訴える内容に工夫したつもりである．具体的には，周術期に使用されるモニターを目的別に，麻酔深度，呼吸，循環，神経・筋，体温の領域に分類し，臨床の第一線で活躍中の先生方に執筆をお願いした．執筆された先生方の基礎知識に裏付けられた臨床経験を加味して，各モニターの理解が得られるようになったと思われる．

　もう一つの特徴は，周術期モニタリングのひとつとして超音波モニタリングを加えている点である．周術期静脈血栓塞栓症の予防ガイドラインに準拠して，術前リスク評価に静脈エコーを導入する施設が増えている．超音波の基本と末梢静脈血栓の確認法について，この領域の第一人者に執筆をお願いした．経食道心エコー法も含め，周術期における連続した超音波モニタリングの必要性を感じているからである．本書が手元にあれば，超音波モニタリングについて改めて他書をひもとく必要がなくなったのではないかと思っている．

　最後に，本書は麻酔科医や集中治療医を対象とし，専門医としての実力アップが図れるように企画された．初期研修医，後期研修医はもちろん，特に麻酔科専門医試験，集中治療専門医試験を控えた先生方には知識の再整理に必読の一冊になるであろうと思われる．本書を通じて各種モニターの理解が深まり，より安全な周術期患者管理に役立つことを願うしだいである．

2012年3月吉日

佐藤　重仁
鈴木　利保

目 次

I. 麻酔深度 ... 1

1. BIS モニター（脳波モニター） 萩平　哲／3

はじめに ... 3
脳波モニターの歴史 ... 3
　❶脳波の発見と脳波計の開発／3　❷脳波モニター登場の背景／4
脳波モニターの基礎知識 ... 5
　❶脳波の成り立ち／5　❷脳波計の構造／6　❸脳波の計測法／7
麻酔中の脳波 ... 8
脳波の解析 ... 12
BIS 値の算出 ... 14
脳波モニターを使用するときの注意点 ... 17
　❶発達と脳波／17　❷脳代謝・脳血流を変化させる要因と脳波／19　❸侵害入力と脳波パラメータ／19　❹注意すべき脳波波形やアーチファクト／20
　❺オピオイドの併用と脳波モニタリング／21

2. 聴性誘発電位（auditory evoked potential : AEP） 土井　松幸／24

はじめに ... 24
聴性誘発電位（auditory evoked potential : AEP）モニターの歴史 ... 24
聴性誘発電位の基礎知識 ... 25
測定原理 ... 27
　❶音刺激／27　❷AEP 波形記録／29　❸麻酔深度モニター aepEX／31
正常波形 ... 32
　❶年齢／32　❷性差／32　❸睡眠／33
麻酔深度指標としての評価 ... 33
　❶麻酔薬濃度と意識の有無の判別／33　❷オピオイドの作用／35　❸反応の予測／36　❹aepEX モニターの臨床的評価／42
まとめ ... 43

II. 呼吸器系モニター ... 45

1. カプノグラム：測定原理と臨床での有用性

篠塚　典弘, 磯野　史朗／47

はじめに ... 47
カプノグラム普及の歴史 ... 47
二酸化炭素測定原理 ... 48

vii

❶質量分析法（mass spectrography）／48　　❷ラマン分光分析法（Raman spectrography）／48　　❸音響振動分析法（photoacoustic spectrography）／49　　❹赤外線分光分析法（infrared spectrography）／49　　❺分子相関分光法（molecular correlation spectrography）／50

　二酸化炭素測定方式 50
　　❶メインストリーム方式／51　　❷サイドストリーム方式／52
　カプノグラムの生理学的意義 52
　　❶カプノグラムに影響する因子／52　　❷呼気終末二酸化炭素分圧の生理学的意義／54　　❸時間カプノグラムにおけるα角，β角／54　　❹第Ⅳ相の存在／54　　❺呼気量カプノグラム／55　　❻呼気量カプノグラムによる死腔量の測定／55　　❼二酸化炭素分圧測定による心拍出量の測定／56
　臨床でのカプノグラム波形の解釈 58
　　❶$P_{ET CO_2}$と$P_{a CO_2}$の較差の解釈／58　　❷カプノグラム波形の解釈：二酸化炭素を検出しない／59　　❸カプノグラム波形の解釈：第Ⅲ相がほぼ平坦／59　　❹カプノグラム波形の解釈：第Ⅲ相を認めない／60　　❺カプノグラム波形の解釈：第Ⅲ相後半が増加／61　　❻カプノグラム波形の解釈：第Ⅲ相が低下あるいは不規則／62　　❼カプノグラム波形の解釈：基線の上昇，不規則な基線／63
　鎮静患者に対するモニター 63

2. 麻酔器・人工呼吸器付属の呼吸器系モニター　　　　宮部　雅幸／66

　はじめに 66
　概略 66
　基礎知識 66
　　❶陽圧換気／66　　❷コンプライアンス（compliance）／67　　❸気道抵抗（resistance）／68
　測定原理 68
　　❶圧力計の種類と測定原理／68　　❷換気量モニターの種類と測定原理／69
　正常波形 72
　　❶気道内圧-時間曲線（pressure-time curve）／72　　❷流量-時間曲線（flow-time curve）／73　　❸容量-時間曲線（volume-time curve）／73　　❹圧-容量曲線（pressure-volume curve，コンプライアンス）／73　　❺流量-容量曲線（flow-volume curve）／75
　異常波形 75
　　❶気道内圧の上昇／75　　❷ループが開始位置に戻らない場合／78

III. 循環器系モニター　　　　81

1. 血　圧　　　　83

A 血圧トランスデューサの基礎，構造，波形の正常と異常

　　　　　　　　　　　　　　　　　　　　　　　　　　　　　　　　　瀬尾　勝弘／83
　はじめに 83
　血圧とは 83
　血圧測定法の種類 84

侵襲的動脈圧モニターの適応	84
血圧トランスデューサ	85
動脈圧波形	86
血圧トランスデューサのセットアップ	86
ゼロ点較正	87
最適な周波数応答	87
矩形波（スクエアウェーブ）テスト	87
周波数特性の評価法についての批判	89
動脈圧波形（正常波形）	90
動脈圧波形（異常波形）	92
■ダンピング（減衰）／92	
圧波形に影響を及ぼす因子	92
正しい圧波形を得るための改良法	93
❶圧アンプの電気的フィルタ／93　❷ダンピング装置／93	
疾患における動脈圧波形の異常	94

B 動脈ライン，中心静脈ラインの基礎・解釈：基本波形，異常波形

伊藤　健二／96

はじめに	96
動脈ライン確保の適応	96
❶連続血圧測定が必要な場合／96　❷頻回の動脈血採血が必要な場合／96	
❸非侵襲的血圧測定が難しい場合／96	
動脈ラインの確保	97
そのほかの動脈ラインの確保部位	98
直接動脈圧の測定	98
正常な動脈圧波形	99
異常な動脈圧波形	100
❶測定上のアーチファクト／100　❷動脈圧波形の呼吸性変動／101	
中心静脈ライン挿入の適応	101
❶中心静脈圧測定が必要な場合／101　❷循環作動薬の投与が必要な場合／102　❸高カロリー輸液など栄養管理が必要な場合／102	
中心静脈ラインの確保	102
❶内頸静脈アプローチ／102　❷鎖骨下アプローチ／104　❸大腿静脈アプローチ／105	
超音波ガイドによるカテーテルの挿入	106
中心静脈圧の測定	106
中心静脈圧の正常波形	106
中心静脈圧の異常波形	108

C 非侵襲的血圧

西　信一／111

はじめに	111
観血的と侵襲的	111

流体力学での血圧	111
電気工学と対応させた血圧	112
生化学・生理学での血圧	113
バイタルサインとしての血圧	114
組織灌流量と血圧	114
平均血圧の意味	115
平均血圧の計算	116
触診法まで	117
聴診法とオッシロメトリック法	120
測定誤差	121
トノメトリー法と容量補償法	122

2. 肺動脈カテーテル　　　　　　　　　　　　　　　　松田　直之／124

はじめに	124
肺動脈カテーテルによるモニタリングの概要	124
肺動脈カテーテルの留置	125
❶内頸静脈穿刺／126　　❷鎖骨下静脈穿刺／128	
肺動脈カテーテルにおける圧波形観察	129
❶中心静脈圧および右心房圧と波形／129　　❷右心室圧と波形／129　　❸肺動脈圧と波形／131　　❹肺動脈楔入圧と波形／131	
熱希釈法による心拍出量測定の原理	132
心前負荷・心後負荷および心拍出量のモニタリング	133
混合静脈血酸素飽和度の意義	133
肺動脈カテーテルの安全かつ適切な使用	136
❶肺動脈カテーテル先端位置の問題／136　　❷バルーン拡張に対する注意／136　　❸カテーテル感染症と血小板減少のリスク／136　　❹肺動脈損傷に関する注意／136	
肺動脈カテーテルの有用性の評価：肺動脈カテーテルのエビデンス	137
おわりに	137

3. NICO, PiCCO™, FloTrac™, pulse dye densitometry

　　　　　　　　　　　　　　　　　　　　　　　　　　今中　秀光／139

はじめに	139
部分的二酸化炭素再呼吸法	139
❶測定原理／139　　❷利点と精度／142	
PiCCO™	143
❶測定原理／144　　❷利点と精度，課題／145	
FloTrac™	146
❶測定原理／146　　❷利点と精度，課題／147　　❸動脈圧の呼吸性変動／148	
pulse dye densitometry	149
❶測定原理／149　　❷利点と課題／150	

4. パルスオキシメータ　　　　　白石　義人／153

- はじめに 153
- パルスオキシメータの歴史 153
- モニター理解に必要な基礎知識と測定原理 154
- 正常値あるいは正常波形 156
- 重要な異常値，所見 158
- 二次情報（パラメータ）の利用 162
- 今後のさらなる発展 164

5. 超音波モニタリング　　　　　　　　　　　　　　　　　166

A 超音波の基本，末梢静脈血栓の確認　　文蔵　優子，植野　映／166

- はじめに 166
- 下肢静脈の解剖 166
- 超音波装置のセットアップ 169
- 検査の手技・観察点 170
  - **1** Bモード断層法／170　　**2** カラードプラー法／173　　**3** パルスドプラー法／173
- 検査の実際 174
  - **1** 大腿静脈の観察／175　　**2** 膝窩静脈の観察／175　　**3** 下腿静脈の観察／175　　**4** 腸骨静脈の観察／177

B 経食道心エコー法　　　　　　　　　　　　　　　国沢　卓之／181

- はじめに 181
- 歴史 181
  - **1** 超音波診断装置／181　　**2** ガイドライン，資格／183
- モニターを開始する前に必要な知識 185
  - **1** 安全／185　　**2** プローブ挿入前の確認事項／186　　**3** プローブ挿入／187
- モニター理解に必要な基礎知識 188
  - **1** 診断モード／188　　**2** 装置設定と画像調節／189　　**3** プローブの操作／192　　**4** ドプラー法を利用した血行動態評価／192
- 解剖と正常所見 195
  - **1** 名称の意味／195　　**2** 最少8断面／195
- 異常所見 199
  - **1** TEE適応／199　　**2** 検出すべき異常所見／199　　**3** 血圧低下時の評価方法／209
- その他 210
  - **1** 心臓手術における包括的評価／210　　**2** 費用／211　　**3** 記録／211　　**4** 異常類似正常構造物とアーチファクト／211　　**5** その他の検査／212
- おわりに 212

IV. 神経・筋　　　217

1. 筋弛緩モニター　　　鈴木　孝浩／219

はじめに...219
筋弛緩モニタリングの始まり...219
筋弛緩モニターの意義...220
筋弛緩モニターの種類と原理...220
　❶末梢神経刺激装置／220　❷加速度モニター（acceleromyogram：AMG）／222
加速度モニタリングの基礎知識...223
　❶測定筋の選択／223　❷刺激電極の貼付と刺激ケーブルの接続／225　❸トランスデューサの装着／225　❹刺激電流の設定／227　❺刺激モードの選択／227　❻コントロール刺激の必要性／228　❼筋弛緩薬投与前のTOF比の特徴／229　❽間欠的に用いられる刺激法／229　❾モニタリング時の注意点／230

2. 運動誘発電位，体性感覚誘発電位　　　川口　昌彦／233

はじめに...233
運動誘発電位（MEP）...233
　❶MEPモニタリングとは／233　❷MEPの歴史／234　❸MEPの施行法／235　❹MEPに対する麻酔薬や体温の影響／238　❺アラームポイント／240　❻各疾患でのMEPモニタリングの実際／240
体性感覚誘発電位（SEP）...244
　❶SEPとは／244　❷SEPの歴史／245　❸SEP測定法／245　❹SEPに対する麻酔薬などの影響／246　❺アラームポイント／247　❻SEPの主な適応疾患／247

V. 体　温　　　溝部　俊樹／251

はじめに...253
体温の歴史...253
体温の恒常性...255
温度受容器の比較器説...255
温熱的中性域...257
人体の比熱...257
水銀体温計...258
体温計の種類...259
　❶連続測定法／259　❷測定部位／260　❸赤外線温度計／263
人工心肺による冷却と復温...265

索　引...267

I

麻酔深度

I. 麻酔深度

1 BISモニター（脳波モニター）

はじめに

　現在ではBISモニターをはじめとした脳波モニターは臨床麻酔の場で広く使われるようになっている。脳波モニターが心電図や血圧計などの他のモニターと大きく異なる点は，使用されている麻酔薬の種類やそのときの生理学的状態を考慮に入れなければ的確に使用することが困難であるというところにある。もっとも普及しているBISモニターは確かにプローブがきちんと装着されていれば数値を算出するが，その数値が常に適切な"鎮静度"を示す保証はない。本項では脳波の基礎から脳波モニターを適切に使用するために必要な事項に関して解説する。

脳波モニターの歴史

1 脳波の発見と脳波計の開発

　1875年にイギリスのCaton[1]が，ネコ，サル，ウサギなどの動物で脳に電気活動があることを発見したところから脳波の歴史は始まった。1924年ドイツのBergerが人間の脳における電気現象を記録し，1929年に論文[2]を発表した。1930年代には現在の脳波計の原型が開発されたが，当時は真空管による抵抗容量結合の増幅器であったため，ノイズの混入などに問題があった。その後，差動増幅器が用いられるようになった。やがて電界効果トランジスタ（FET）や高性能の演算増幅器（OPアンプ）がICチップ化され用いられるようになり，安定性も増し機械も小型化された。
　このように脳波の存在は古くから知られており，脳波計も開発されていた。脳波が麻酔薬によって鋭敏に変化することも，かなり古くから知られていた。しかしながら，麻酔の世界に脳波モニターが登場したのは，1990年前後になってからである。この頃にはコンピュータの発達によってデジタル式の脳波計が開発されていた。CPUの演算速度は飛躍的に速くなり，リアルタイムに種々の数学的処理が行えるようになった。波形処理でもっともよく行われるのは周波数解析であり，高速に演算できる高速フーリエ変

換(FFT)のアルゴリズム[3)]はすでに開発されていた。しかし1980年代前半に主流であった8 bitのCPUでは，演算工程の少ない固定小数点演算であっても波形データをリアルタイムに処理しながらさらに数値解析を行うことは困難であった。また，データを記録するための外部記憶装置の容量も不十分であった。CPUが16 bitそして32 bitとなり，同時に浮動小数点演算プロセッサ（FPU）が普及し，現在では浮動小数点演算であっても256点程度のFFTはミリ秒の単位で行えるまでになった。このような科学技術の発達そしてコンピュータの飛躍的な高速化により，ベッドサイドでの脳波処理が可能となっている。

　最初に麻酔のモニターとして用いられたのは，Drager社のpEEGモニターであった。このモニターは両側の前頭部に電極を貼付し，スペクトル解析によってspectral edge frequency 90％（SEF90）とburst suppression ratio（BSR）および筋電図（electromyogram：EMG）を算出し麻酔薬の効果判定を行うものであった。一方，アメリカのベンチャー企業Aspect Medical Systems社（現在Covidien社に合併）は，1980年代後半からbispectral index（BIS）モニターを開発していた。BISモニターではスペクトル解析よりもさらに高次のバイスペクトル解析も加え，麻酔薬の効果をより適切に評価することを目指した。BISモニターの詳細に関しては後述する。BISモニターはその後世界で初めて"意識のモニター"としてUS Food and Drug Administration（FDA）に認可された。BISモニターは，現在では世界でもっとも普及している脳波モニターとなっている。BISモニター以外にも各種の脳波モニターが開発された。Datex-Ohmeda社は，脳波のパワースペクトルのエントロピーを基準に麻酔薬の効果を判定する，脳波エントロピーモニターを販売している。このほか海外ではMonitorTechnik社のNarcotrendモニターをはじめいくつかのモニターが市販された。しかしながらその中のいくつかのモニターは，開発した会社の倒産や吸収合併などにより姿を消している。脳波以外に中潜時聴性誘発電位（middle latency auditory evoked potential：MLAEP）由来のモニターが開発されている。Danmeter社は自己相関（autocorrelation：AR）法を用いて短時間の脳波からMLAEP波形を抽出する方法を開発し，MLAEP由来のauditory evoked potential index（AAI）という指標を算出するモニターを販売していた。残念ながらDanmeter社は倒産し，このモニターは入手不能となった。グラスゴー大学のKennyらもMLAEPを基にaepEXというパラメータを算出するモニター（Medical Device Management社）を開発しており，日本でも使用できるようになった。

2 脳波モニター登場の背景

　1965年Egerら[4)]は"皮切時に50％の患者が合目的的逃避運動を示さなくなるときの吸入麻酔薬濃度"というminimum alveolar concentration（MAC）の定義を発表した。そして，MACを基準に麻酔薬の濃度を調節することによって，適切な麻酔が維持できるという考え方が広まった。1.0 MACでは50％の患者はまだ皮切時に体動を示すことから，実際の臨床麻酔では1.1〜1.4 MAC程度の濃度が必要とされた。そして体動のほか，血圧や心拍数といった循環動態の変動を基に麻酔薬濃度を調節する方法が，浸透

した。筆者が研修医となった当時もこのように教えられた。しかしながら1990年代になり，MACを規定するのは脳のどの部位かということが研究され，MACを規定しているのは大脳ではなく脊髄であることが明らかとなった。Rampilら[5]は，ラットにおいて除脳後もMACが変わらなかったことを示した。Antogniniら[6)7)]は，ヤギに脳分離体外循環を行える人工心肺を装着し，頭部（大脳）と体幹（脊髄）に別個の濃度の麻酔薬を投与できるようにしてイソフルランのMACを測定した。大脳と脊髄に同じ濃度のイソフルランを投与した場合のMACは1.2〜1.4％であったが，大脳のみに投与した場合には2.9％と2倍以上に跳ね上がった。一方，脊髄のみに投与した場合には0.8％とむしろ低下した。つまり大脳はMACを規定する部位ではなく，体動の有無によって"意識"や"記憶"をつかさどる大脳の状態を知ることは困難であることが明らかになった。そこで麻酔薬の大脳への作用を見積もるためには，直接脳をモニターする必要があると考えられるようになり，脳波モニターが臨床の場で用いられるようになった。

　また，Zbindenら[8]やSegawaら[9]の研究によって，現在用いられている麻酔薬には十分な抗侵害作用がないことも示され，単一の麻酔薬では適切な麻酔管理を行うことができないことが判明し，麻酔の個々のコンポーネントを別個に管理するというバランス麻酔の考え方が一般化した。

脳波モニターの基礎知識

1 脳波の成り立ち

　これまでに脳波の成因に関してはいろいろな説が提唱されたが，現在ではシナプス電位説がもっとも適切と考えられている。かつては活動電位のスパイクの集合電位説なども存在したが，微小電極の開発によって単一ニューロンの電気活動と脳波の関係などが調べられた結果，シナプス電位説に落ち着いた。頭皮上から計測される脳波は，2つの電極間付近に存在する数多くのニューロンのシナプス後電位の総和であり，この電位を作っているのは大脳皮質第V層に存在する錐体細胞（pyramidal cell）である[10]。

　脳波には種々のリズムが存在する。このリズム生成には視床が大きく関与している。特に麻酔中や睡眠中に認められる徐波の多くは，視床や視床-皮質回路によって形成されていることが知られている[10)〜12)]。脳波はその周波数帯で分類されるが，その分類方法は統一されているわけではない。覚醒閉眼時に後頭部を中心に観察される8〜13 Hzの波がα波であり，これよりも周波数の遅い波を徐波としている。徐波（遅い波）としてδ波，θ波があり，α波より速い波は速波とされ，これにはβ波がある。アナログ脳波計の時代には記録媒体が紙であったことも影響しているのか，30 Hz以下の脳波のみが観察されていたためか，β波は14〜30 Hzとされていた。近年30 Hzより速い波が意識と関連しているとされ，γ波と名づけられているが，その成り立ちから見て30 Hzでβ波を分ける根拠はないという説もあり，国際脳波学会連合の勧告案ではβ波

として統一されている。

　BISモニターでは47 Hzという高い周波数帯の信号まで利用しているが，現実には30 Hz以上の周波数帯に認められる信号のほとんどは脳波成分ではなくEMGである。結果的にはこの部分の信号をうまく使うことによって，浅い鎮静レベルの判定精度はこれまでのスペクトル解析由来のパラメータ（SEF95など）よりも改善したが，一方でEMGの混入は意識レベルにかかわらずBIS値を高くしてしまう弊害もある。γ波を利用したことによって，意識レベルの推定確率が上昇したわけではないと考えられる。

2 脳波計の構造

　心電図はmVオーダーの電位であるが，脳波はμVオーダーの微弱電位でありアーチファクトの影響を受けやすい。特にEMGや交流電源ノイズには注意が必要である。これらの高周波ノイズの影響を小さくするには，電極のインピーダンスを低く保つことが重要である。アルコール綿などで皮脂をよく落とし，場合によってはサンドペーパーで表皮を少し削り，ジェルやペーストなどを用いて5 kΩ以下程度に保つように心がけるべきである。現在わが国で臨床使用可能なBISモニターや脳波エントロピーモニターは，専用電極を使用することで容易にインピーダンスを低くできるように作られている。また，これらのモニターは定期的にインピーダンス値を測定し，適切な範囲になっているかどうかを確認する機能を有している。

　μVオーダーの電位を計測するためには，この電位を増幅しなければならない。その際には，周囲の蛍光灯や交流電源などからのノイズの混入を除去する必要がある。この役目を果たすのが差動式増幅器である。差動式増幅器は，交流などの同相信号を抑制しながら差動信号を増幅する機能を持っている。増幅された信号は，さらにローパスフィルタ（low pass filter：高周波を除去するフィルタ）やノッチフィルタ（notch filter：交流の50/60 Hzなど，特定の周波数を取り除くフィルタ）などでノイズ除去された後，A/Dコンバータを用いてデジタル化される。先にBISモニターは47 Hzまでの脳波信号を用いていると述べたが，それ以外にEMGのパワー計測に70〜110 Hzの周波数帯を使用している。

　ここで，A/Dコンバータで信号をデジタル化するためにはサンプリングの定理を理解しておく必要がある。サンプリング定理とは，アナログ信号の持つ最大の周波数成分の2倍以上の周波数でサンプリングすれば，すべての信号をひずみなくデジタルデータに変換できる，というものである。もしもサンプリング周波数の1/2よりも高い周波数成分の信号が存在すると，実際には存在しない低周波数の信号としてサンプリングされてしまう。これをエリアシング（aliasing：折り返しノイズ）と呼ぶ。このエリアシングを防ぐのが，先に記したローパスフィルタであり，これをアンチエリアシングフィルタと呼ぶこともある。また，サンプリング周波数の1/2の周波数のことを，ナイキスト周波数（Nyquist frequency）と呼ぶ。サンプリング周波数が変わらないかぎりナイキスト周波数も不変である。30 Hzまでしか計測しない場合には，交流ノイズを考慮しても128 Hzサンプリング程度で十分であるが，BISモニターのように110 Hzまで

の信号を用いる場合には，256 Hz や，さらに高い周波数でのサンプリングが必要とされる。BIS モニター（A2000, XP など）から出力される脳波データは 128 Hz もしくは 256 Hz サンプリングであるが，実際にはさらに高い周波数でサンプリングしていると思われるが，詳細は不明である。ここでサンプリング周波数に 128 や 256 といった 2 のべき乗の数字が示されているが，これは信号を周波数解析する際に FFT を行うのに都合がよいからである。FFT は 2 のべき乗の個数のサンプリングデータを用いて行われ，その結果はサンプリング時間の逆数の単位（つまり 1 秒間のデータを用いた場合には 1 Hz 単位）で得られる。したがって 2 のべき乗の周波数でサンプリングすれば，FFT の結果は 1 Hz 単位や 0.5 Hz 単位で得られることになる。もちろん 100 Hz や 200 Hz といった周波数でサンプリングを行ってもよいが，FFT を行った場合に得られる周波数成分の周波数に端数がつくことになる。BIS モニターでは 2 秒を 1 つの単位エポック（epoch）として周波数解析を行っているため，得られた周波数成分は 0.5 Hz 刻みになっている。先に述べたように，コンピュータの発達によって複雑な演算を高速で行えるようになり，スペクトル解析も FFT だけでなく AR などの，より高度な演算処理も問題なく行えるようになっている。サンプリング周波数を 2 のべき乗にするのは FFT を行ううえで便利であったからにすぎず，他の方法を用いるならこの点にこだわる理由はない。

　さて，A/D コンバータはアナログ信号をデジタルの数値に変換するが，その際の精度も重要である。通常は 8, 12, 16 bit 程度の精度である。8 bit だと 256 段階，12 bit だと 4,096 段階，そして 16 bit だと 65,536 段階の分解が可能である。例えばアナログ側の入力電圧として ±250 μV 程度（増幅前）を A/D コンバータの入力レンジに調整すれば，12 bit で 0.1 μV 程度の精度が得られる。通常の脳波だと，この程度の精度があれば十分である。ただし，MLAEP などのような誘発電位は振幅が脳波よりも小さいため，これを記録する場合にはさらに精度の高いサンプリングが必要とされる。bit 幅の狭い A/D コンバータで，精度を上げて計測するための手法もある。4 倍の周波数でデータサンプリングを行い，4 点ずつのデータを平均化することによってサンプリング周波数を目的の周波数に合わせれば，1 bit 分の精度を稼ぐことが可能である。これをオーバーサンプリング法という。

3 脳波の計測法

　通常の脳波検査では，国際 10-20 電極法と呼ばれる規準に基づいて電極を配置して計測され，最低でも 8 チャンネルの導出と心電図を同時に記録する。そして，いくつかの推奨される複数の導出が診断に用いられる。脳に明らかな病変がない場合には（麻酔中には特に），左右対称な位置から導出される脳波はほぼ同じような波形を示すが，前頭導出，頭頂導出と後頭導出など異なる導出の脳波波形は一般にかなり異なった波形を示す。したがって脳波を麻酔のモニターとして用いる場合には，原則として同じ導出を用いる必要がある。このことはよく覚えておいてほしい。BIS モニターをはじめとする麻酔のモニターでは，通常，前頭導出が用いられている。特に BIS モニターの場合

には後述するように脳波データベースを用いていることもあり，波形が異なるような部位にプローブの装着位置を変えた場合には，算出される数値の解釈は困難になる。

心電図を同時記録することを述べたが，心電図を同時に計測するのは脳波波形への心電図波形の混入を見るためである。実際のところ脳波にはかなりの頻度で心電図が混入している。新生児などでは麻酔薬濃度を少し上昇させるだけで平坦脳波になるが，そこには心電図がきれいに残っている。成人であっても左室肥大のあるような患者では心電図の混入が見える。イソフルラン麻酔でイソフルラン濃度を上昇させると呼気濃度2.0％程度で脳波はほぼ平坦脳波となるが，この際には心電図のQRSだけが見えていることも多い。心電図のQRSは周波数的には速い波になるため，数値化前にこれを除いておく必要がある。BISモニターではペースペーカのスパイク電流ノイズなども検出して取り除くように作られているらしい。

麻酔中の脳波

麻酔薬には多くの種類がある。麻酔薬は複数の受容体やチャネルに同時に作用する。

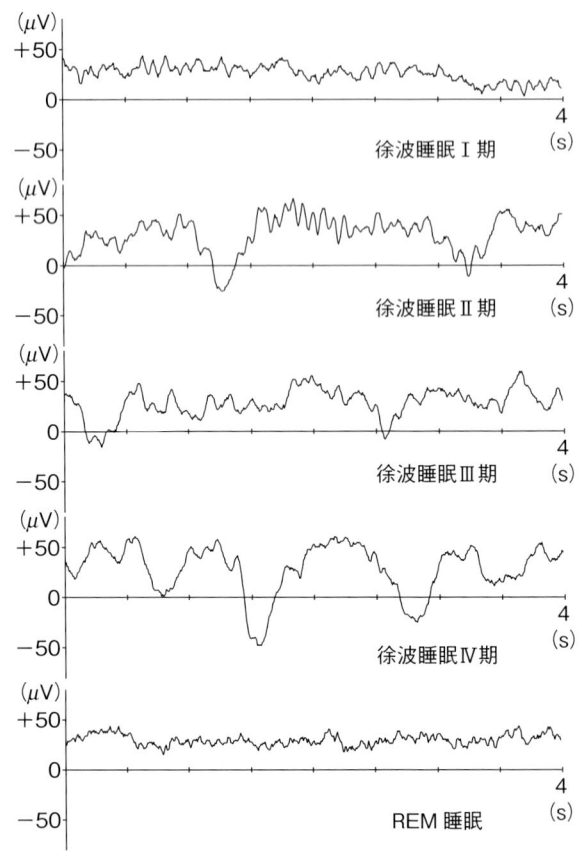

図1　睡眠時の脳波変化

麻酔薬の種類によりその作用は異なるため，それらを使用した場合の脳波波形も厳密には麻酔薬ごとに異なる。しかしながら現在使用されている麻酔薬はいくつかのグループに分けられており，そのグループ内では麻酔薬による脳波変化のパターンには共通点が多い[13]。1つのグループは揮発性麻酔薬であるイソフルランやセボフルラン，静脈麻酔薬であるプロポフォールやチオペンタールなどであり，これらはいずれも$GABA_A$受容体の作用を増強させることによって麻酔作用を発揮しているといわれている。現在，脳波モニターを用いて麻酔薬の作用を見積もることができるのは，こちらのグループに含まれる麻酔薬である。これらの麻酔薬を使用した場合の脳波の変化様式は，睡眠時のそ

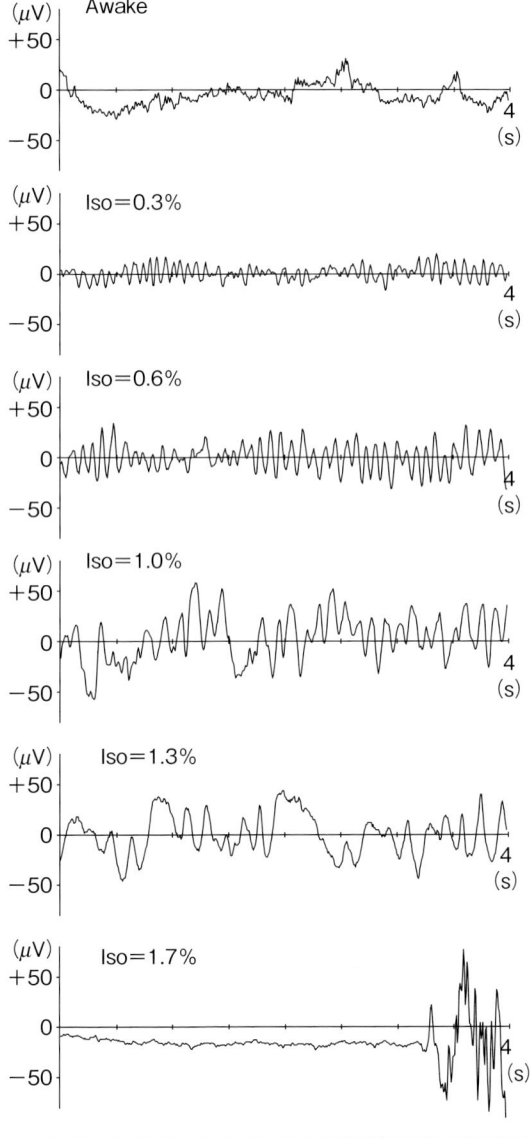

図2 イソフルラン（Iso）麻酔時の脳波変化
〔萩平 哲．脳波からみた麻酔深度．臨床麻酔 2007；31（臨時増刊）：325-38 より引用〕

れに類似している．図1に睡眠時の脳波波形を示す．徐波睡眠時には，睡眠が深くなるに従って徐波化する．徐波睡眠の第Ⅱ期には，漸増漸減する睡眠紡錘波が時折見られる．図2にイソフルラン麻酔時の脳波変化を示す[14]．徐波睡眠と同様に，基本的には麻酔薬濃度の上昇とともに脳波は高振幅徐波化する．臨床麻酔レベルでは睡眠紡錘波が優位となっており，睡眠紡錘波は睡眠時と異なりほぼ連続して観測される（図3）．さらに深い麻酔レベルではburst and suppressionと呼ばれる特異的な波形から，やがて完全な平坦脳波へ移行する．一方，ケタミンや亜酸化窒素，Xe（キセノン）などはNMDA受容体の作用を抑制することが知られている．これらの麻酔薬による脳波変化は先のグループに属する麻酔薬によるものとは異なり，低振幅の速波が主体であることが多い．ただしケタミンでは使用濃度によっては大きなδ波を伴うこともある（図4）．ある意味ではGABA$_A$受容体に作用する麻酔薬による脳波は徐波睡眠時のそれに近く，NMDA受容体に作用する麻酔薬による脳波は，rapid eye movement（REM）睡眠時のそれに類似しているともいえる．

また，ミダゾラムやジアゼパムなどのベンゾジアゼピン系薬剤はGABA$_A$受容体のベンゾジアゼピン結合部位に結合して作用を発揮する．これらの薬剤による脳波変化は，先に挙げたGABA$_A$受容体に作用する麻酔薬によるものとはかなり様相が異なっている．ベンゾジアゼピン系薬剤による脳波変化では，睡眠紡錘波は出現せず，低振幅のθ

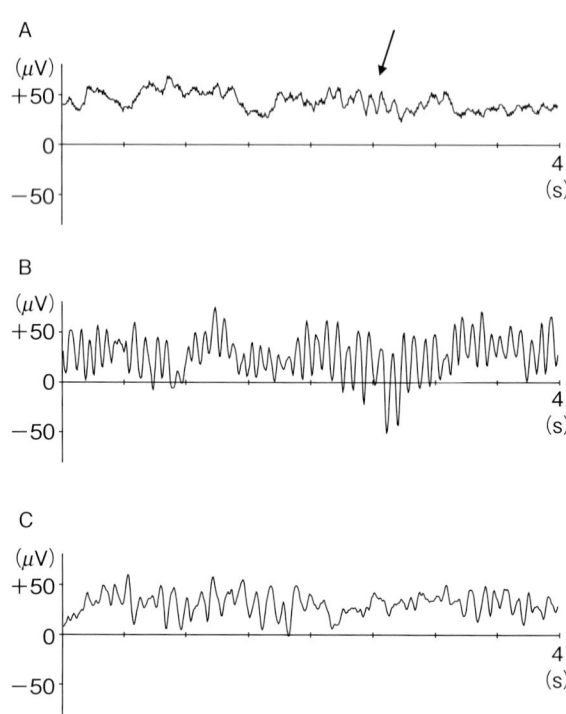

図3　睡眠紡錘波の比較

A：徐波睡眠Ⅱ期に認められる睡眠紡錘波，B：セボフルラン麻酔中の睡眠紡錘波，C：プロポフォール麻酔中の睡眠紡錘波

〔萩平　哲．脳波からみた麻酔深度．臨床麻酔 2007；31（臨時増刊）：325-38 より引用〕

波などの徐波が主体となる（図5-A）。また，高濃度になっても burst and suppression や平坦脳波とはならない。

　α_2 作動薬であるデクスメデトミジンは自然睡眠の徐波睡眠時に非常によく似た脳波波形を示す（図5-B）。図1と比較してほしい。

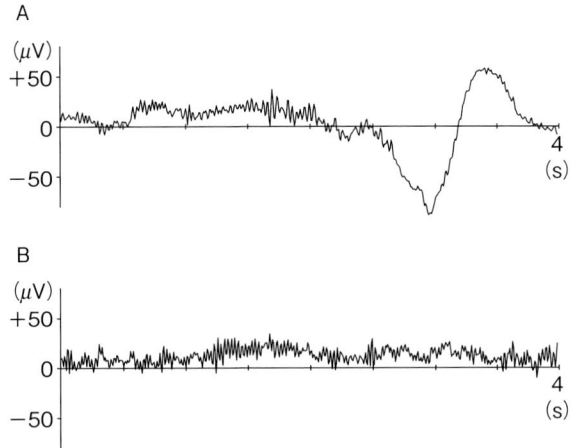

図4　ケタミン麻酔時の脳波変化
A：ケタミン麻酔時の速波と δ 波，BIS ＝ 89.3
B：ケタミン麻酔時の速波，BIS ＝ 97.7
〔萩平　哲．脳波からみた麻酔深度．臨床麻酔 2007；31（臨時増刊）：325-38 より引用〕

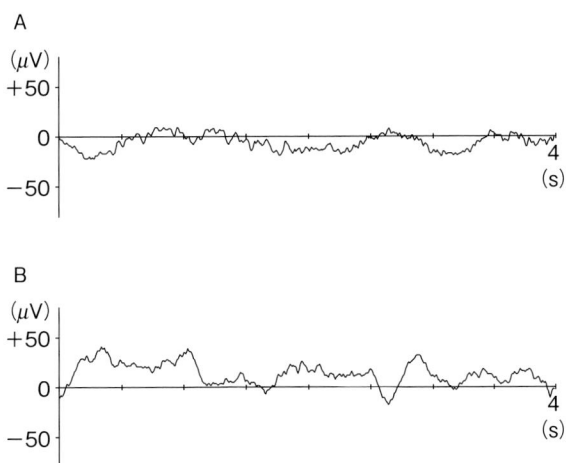

図5　ベンゾジアゼピン系薬剤およびデクスメデトミジンによる脳波変化
A：ミダゾラム投与時の θ 波，BIS ＝ 49.6
B：デクスメデトミジン投与時の徐波，BIS ＝ 50.3

脳波の解析

前節で示したように脳波波形は不規則であり，麻酔薬によってもその波形は異なる。心電図のように簡単に波形診断ができるわけではない。そのために一般的には波形解析によって得られた数値を元に判断することが多い。もっとも麻酔中の脳波波形の変化は非常にダイナミックであり，おおよその波形判断ができるようになるには 1～2 週間もあれば可能であると Bennett ら[15] は報告している。われわれもそのとおりであると考えている。

ここでは脳波解析の方法論に関して解説するが，実際の脳波モニターでは数値解析前にアーチファクト（ノイズ）の除去に大きな注意を払っている。エントロピーモニターのようにハードウエアレベルでノイズ除去をしっかり行っているモニターもあるが，ソフトウエア的な除去も重要である。BIS モニターも BIS-XP になり，EMG や電気メスのノイズ対策が強化された。BIS モニターでは瞬目によるアーチファクトや，心臓ペースメーカによるアーチファクトも除く工夫がなされているとされている。もっとも瞬目によるアーチファクト除去は必ずしもうまく作動していないようであり，また EMG 除去もかなり改善されたとはいえ完全ではなく，BIS 値は EMG の影響を受けている。

脳波解析の方法にもいくつもの方法がある。タイムドメイン解析は burst and suppression を評価するのに用いられている。例えば BIS モニターでは，振幅が ±5 μV 未満の区間が 0.5 秒以上持続した場合にその部分を平坦脳波と判断し，1 分間の脳波波形のうちの suppression の比率を burst suppression ratio（BSR）もしくは suppression ratio（SR）として算出している[16]。もっともよく用いられている解析法は周波数（スペクトル）解析である。前節でも解説したように，FFT や AR などの手法が用いられている。また，以前は特定の時間内に横軸を横切る回数を計測して主要周波数を計測する，ゼロクロッシング法なども用いられていた。スペクトル解析は，時間軸に並ぶデータを周波数軸に並べ替える座標変換である。脳波は不規則であるため，脳波のスペクトル解析では脳波をいくつかの区間（エポック）に分割し，個々に得られたスペクトル分布の平均を取ってその結果としている。麻酔中の脳波の場合 30 秒～1 分程度の脳波のスペクトル解析で安定した結果が得られる。

フーリエ解析（FFT を含む）についてもう少し解説しておく。フーリエ解析は正弦波を物差として波の計測を行うものであり，波は無限に続くものとして解析される。しかしながら実際の解析は有限長の波形に対して行われるため，波形の端をそのままにすると思わぬアーチファクトが生じることになる。そこで実際の解析では FFT を行う前に窓関数をかけて波形の端が滑らかに小さくなるようにしている。Hanning 窓や Hamming 窓などの関数が用いられる。BIS モニターでは Blackman 窓が用いられているようである[16]。これらの窓関数が用いられるのが普通であるが，窓関数によっては周波数分解能が低下するため目的に合わせて窓関数を選ぶ必要がある。周波数解析から得られるパラメータのうち，麻酔のレベルを示すものとしては SEF90 や SEF95 が用いられている。これらは周波数成分のうちの 90％ もしくは 95％ がこの周波数以下に存在する周

波数という意味で，全体的な脳波の徐波化の程度を示すことになる。浅い麻酔レベルから burst and suppression が認められる直前までの間は，このスペクトル解析由来のパラメータが麻酔薬濃度とよく相関して変化する。しかしながら FFT は波形が連続することを仮定していることもあり burst and suppression のパターンが出現するようになると適応ができない。これを無視して解析することは可能であるが，このレベルになると SEF90 や SEF95 は逆に上昇する。これは高振幅の burst 波の影響であると考えられる。これを BSR で補正してパラメータとする試みもある。また浅い鎮静レベルでは β activation と呼ばれる現象のために，覚醒時よりも SEF90, SEF95 が高くなることがある。

　BIS モニターでは，スペクトル解析よりもさらに高次のバイスペクトル解析も行っているとされている[16)17)]。スペクトル解析では各周波数成分の大きさに注目しており，各周波数成分の位相情報は無視している。バイスペクトル解析はこの位相情報を用いることによって，各周波数成分の相互作用を定量化するものである。バイスペクトル解析はスペクトル解析のような単純な座標変換とは異なり，確率統計学的手法である[17)〜19)]。まずはこのことを知っておかないと，バイスペクトル解析の意味を理解するのは困難である。バイスペクトル解析ではスペクトル解析で得られた周波数成分（複素数で表されている）を用いている。周波数 f_1, f_2 と f_{1+2} の周波数成分の3つの積トリプルプロダクト（TP）を算出する。この際 f_{1+2} の周波数成分の共役複素数を用いる。詳細は省略するが，3つの周波数成分の位相をそれぞれ θ_1, θ_2, θ_3 とすると TP の位相は複素数の性質から $\theta_1 + \theta_2 - \theta_3$ になる。観測する時刻を変えて TP の位相を見た場合，3つの位相に特定の関係がなければこの位相は 0 から 2π の間に一様に分布するはずであり，逆になんらかの依存関係があれば特定の値に偏ることになる。確率統計学的手法という意味は，TP の位相を数多く集めて初めてその分布の偏りの程度が判定できるというところにある。現実問題としてどのくらいの TP 数が必要かということを調べておかなければならない。われわれ[19)]は，安定した結果を得るには TP の数が 300 程度以上は必要であることを示した。BIS モニターでは 2 秒の長さの脳波波形を 1 つのまとまり（エポック）とし，0.5 秒ずつずらしながら 120 個のエポックを用いてバイスペクトルを算出しているようであるが，残念ながらこの数では安定した値は得られない。また，バイスペクトル解析でもっとも重要なパラメータはバイスペクトルではなく，バイスペクトルを規格化したバイコヒーレンスであるが，BIS モニターはバイコヒーレンスではなくバイスペクトルを使用しているらしい。したがって BIS モニターはバイスペクトル解析の利点を生かせていないと考えられる。われわれは脳波のバイスペクトル解析の方法論を確立し[19)]，バイコヒーレンスが麻酔薬濃度に依存して変化する[20)]だけでなく，鎮痛が不十分である場合には鋭敏に反応して変化する[21)]ことを報告した。バイコヒーレンスはうまく用いれば鎮痛の指標になりうる。

　Datex-Ohmeda 社は，脳波のスペクトルエントロピーを算出するモニターを販売している。エントロピーは元々熱力学の概念であり，乱雑さの指標である。スペクトルエントロピーは周波数成分の分布が一様であるときがもっとも高く，単一の線スペクトルになっているときがもっとも低くなる。スペクトルエントロピーでは周波数成分の分布パ

ターンは全く考慮されていないため，全く異なるスペクトル分布から同じエントロピー値が算出される可能性もある。ただし，先に解説したように脳波波形の変化の概要はほぼ決まっているため，通常は大きな問題とはならないと思われる。麻酔薬の上昇とともに脳波は同期化するため，スペクトルエントロピーは減少する。この値を理論的最大値で除し，スプライン関数を用いてうまく鎮静度の指標としているのがステートエントロピー値（state entropy：SE）である[22]。このモニターでは高周波成分まで含めて計算するレスポンスエントロピー（response entropy：RE）も算出しており，RE と SE の差は前額部の表情筋の活動度を表すとされている。表情筋は顔面神経（visceral motor）支配であり筋弛緩薬が効きにくいこと，侵害入力によって活動性が高まることから，鎮痛の指標になる可能性が考慮されている。確かに特定の状況ではそのように使える場合もあると思われる。

このほかの解析法として，市販の脳波モニターにはまだ応用されていないが，フーリエ解析をさらに進化させたウエーブレット解析や，カオス解析なども脳波解析に応用されている。興味のある方は理工学系の成書を当たるとよい。

BIS 値の算出

麻酔の世界でもっとも普及している BIS モニターだが，BIS 値算出法に関しては企業秘密として一部しか公開されていない。BIS 値算出の原理を記述した文献はわずかに 3 つ[16)17)23)]であり，これ以外に入手できるのは特許関係の書類くらいである。残念ながら公開されている部分も正確とはいえず，ほとんどの研究者は BIS 値がどのようなものか理解していない。この 20 年の間に BIS のアルゴリズムは改良されてきたため，そのバージョンによって持つ意味が異なったりすることもあり，文献を読むうえで注意が必要である。現在のバージョンは 4.0（もしくはそれ以上）だが，Ver3.3 以降は BIS 値算出の方法そのものには変更がなく，アーチファクトの除去などに変更がなされているとされている。ただし Ver4.0 以降では EMG の除去が加えられた（電極も 3 極から 4 極に変更された）ため，EMG の影響を受けるレベルでは算出される数値に差が生じるようになっている。ここでは公開されている情報と個人的に入手した情報およびわれわれの解析を加えたうえで BIS 値算出の原理を解説する。

BIS モニターは直前の 61.5 秒の脳波を解析に用いており，脳波信号からアーチファクトを除去した後に解析に用いることができると判断されたエポックを FFT で周波数解析し，また 2 秒のエポックを 0.5 秒ずつずらしながら得た周波数成分を基にバイスペクトル解析も行っている。一方で，先に解説したようなタイムドメイン解析で BSR（もしくは SR）を算出して，スペクトル解析からは 30〜47 Hz のパワーと 11〜20 Hz のパワーの比の対数を relative β ratio（RBR）として算出する[16]。そしてバイスペクトル解析から SynchFastSlow というパラメータを算出する。SynchFastSlow に関しては Rampil の総説[16]に定義が記されているが，記述法があいまいであるため算出法は不明である。このほか，Ver3.1 以降では BSR に加えて基線のゆれを補正して計算された

I. 麻酔深度

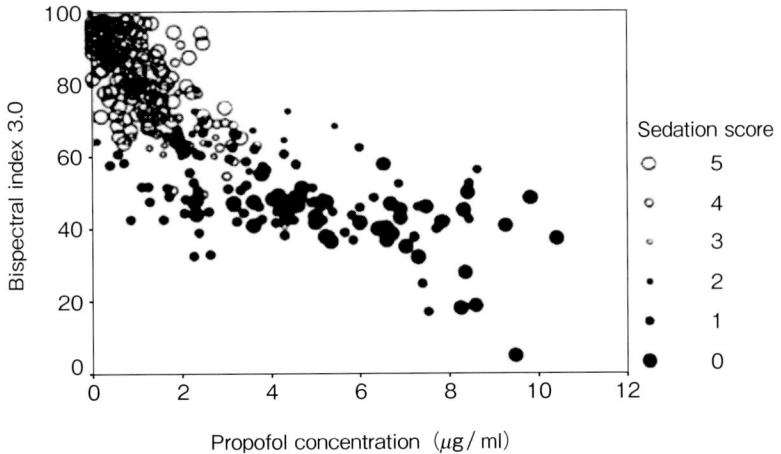

図6 プロポフォール濃度とBIS値および鎮静度
(Glass PS, Bloom M, Kearse L, et al. Bispectral analysis measures sedation and memory effects of propofol, midazolam, isoflurane, and alfentanil in healthy volunteers. Anesthesiology 1997 ; 86 : 836-47 より引用)

QUAZIというパラメータが加えられているらしいが，これも詳細は不明である．いずれにしても複数の解析から得られたRBR, SynchFastSlow, BSR, QUAZIの4つのパラメータを用いて重みづけを行ったうえでBIS値を算出している．BIS値60～100ではRBRが，40～60ではSynchFastSlowが，0～40ではBSRとQUAZIが用いられているとされており，特にBSRが40％を超えると（BIS値では0～25）BIS値はBSRのみに依存して変化する[24]．

BISモニターの大きな特徴は，データベースを多変量解析して得られた係数を用いている点である．図6はGlassら[23]の報告によるものである．プロポフォール濃度を横軸に，BIS値を縦軸に取り，同時に鎮静度（OAA/Sスケール）をプロットしている．全体的にはプロポフォール濃度が上昇するに従ってBIS値は低下し，同時に鎮静度も深くなり無応答となる患者が増加している．一見すると非常によくできているように見える．しかしながらよく見ればBIS値が50以下であっても応答のある（覚醒している）患者がいくつかプロットされている．この図はBIS値の性質をもっともよく表しているものと，われわれは考えている．全体としてはよい相関を示すが，個々の症例でははずれる場合もあるということである．この論文のappendixに次のような記載がある．"215名の患者から記録した100秒の脳波セグメント1,223個，合計33時間がデータベースに含まれている．また同時に計測された鎮静度がデータベースには含まれている．使用された麻酔薬としては，プロポフォール，イソフルラン，ミダゾラムとチオペンタールに，さまざまな濃度のオピオイドおよび亜酸化窒素の併用であった．"ここには多変量解析の係数が一次結合で示されているが，この係数は1組の定数ではなく波形のパターンマッチなどにより組み合わせを選択するようになっているものと思われる．重要なことは，データベースをリファレンスにして数値を算出しているということである．これは，データベースに含まれていない麻酔薬に関しては，検証しなければ適切な値を

1. BISモニター（脳波モニター）

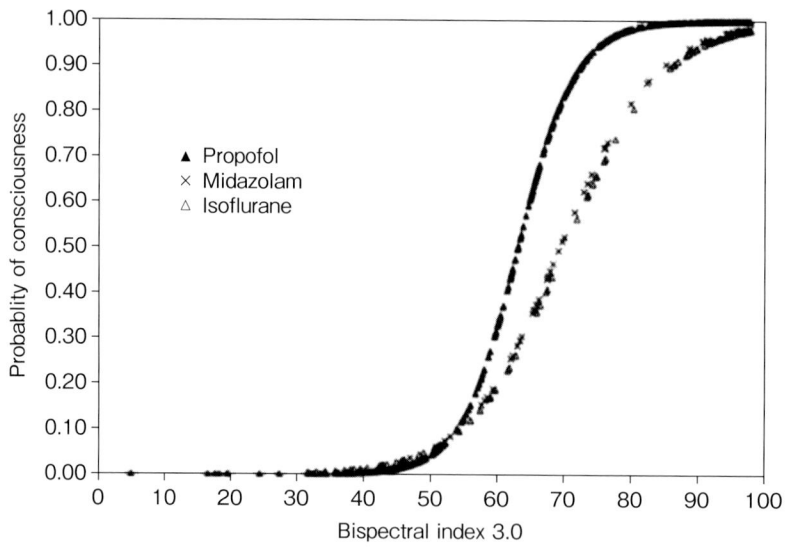

図7　麻酔薬の種類によるBIS値と覚醒確率

（Glass PS, Bloom M, Kearse L, et al. Bispectral analysis measures sedation and memory effects of propofol, midazolam, isoflurane, and alfentanil in healthy volunteers. Anesthesiology 1997 ; 86 : 836-47より引用）

示すかどうか不明であることを意味している。データベースにはセボフルランも含まれていない。データベースに含まれていない麻酔薬に対してBISモニターを使用する場合には，まず先にBIS値が妥当な鎮静度を示すかどうかを確認しておく必要がある。セボフルランに関してはKatohら[25]がBIS値の妥当性を報告しており，ほぼ問題なく使用できることが判明している。

　麻酔・集中治療領域で鎮静に用いられるデクスメデトミジンについても同様に検証が必要である。BIS値が徐波睡眠のステージに応じて変化することはすでに報告されており，BISモニターによって抽出された脳波の特徴は徐波睡眠と共通していることになる。このためか，デクスメデトミジンを使用したときのBIS値は，ある程度鎮静度と相関する。ただし睡眠と麻酔が異なるように，刺激に対する応答性はいくぶん異なる。

　BIS値は麻酔薬に依存せず鎮静度を示すというが，麻酔薬が異なればBIS値の持つ意味が異なることを多くの麻酔科医は理解していないようである。Glassら[23]の報告ではBIS値が70のとき，イソフルランやミダゾラムが用いられていた場合には覚醒確率は50％であったが，プロポフォールの場合には覚醒確率が80％であった（図7）。脳波はそのときの脳の状態を示すものであり，鎮静度のように刺激に対する応答性を見ている場合には，当然ながら異なる結果が生じることが考えられる。また，意識と記憶は異なるものであり，これも麻酔薬によって同じBIS値でも記憶の有無の確率は異なる（図8）。Glassら[23]の論文は多くの意味でBISモニターの本質をもっとも的確に表しているといえる。

　BISモニターに使用されている脳波データベースにはイソフルラン，プロポフォール，チオペンタールに加えてミダゾラムも含まれていることを述べたが，ミダゾラムによる

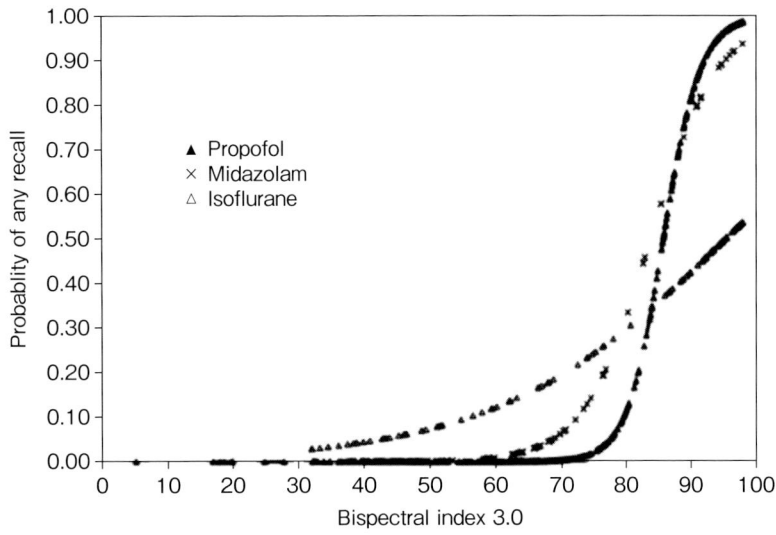

図8 麻酔薬の種類によるBIS値と記憶確率

(Glass PS, Bloom M, Kearse L, et al. Bispectral analysis measures sedation and memory effects of propofol, midazolam, isoflurane, and alfentanil in healthy volunteers. Anesthesiology 1997 ; 86 : 836-47 より引用)

脳波変化は明らかに前三者の麻酔薬によるものとは異なる(図2,図3,図5-A)。しかしながらGlassら[23]の論文にも示されるように,ミダゾラムの場合でもBIS値は鎮静度に応じた変化を示す。これは単なる脳波パラメータと係数の組み合わせでは説明できない。おそらくは脳波波形のパターンから用いる係数を変えていることが推測される。もちろんあくまで推測であるが,Glassらの論文に書かれているような簡単なパラメータの線形結合では説明できないことは明らかである。

脳波モニターを使用するときの注意点

1 発達と脳波

小児においても脳波モニターは有用である。しかしながら小児で脳波モニターを用いるには,脳の発達と脳波の関係について理解しておく必要がある。当然のことながら,成人の脳波データベースを基に算出されるBIS値は,小児ではその意味が異なってくることはいうまでもない。

新生児では満期産であっても覚醒時から徐波が主体である[26]。未熟児などでは非常に低濃度の麻酔薬によって,脳波はburst and suppressionに似たパターン(trace alternant)に変化する。また,新生児期には記憶が残る可能性はあっても自意識はない。新生児期のラットが複数の麻酔薬に曝露されると脳内でのアポトーシスが誘導され,成長

1. BISモニター（脳波モニター）

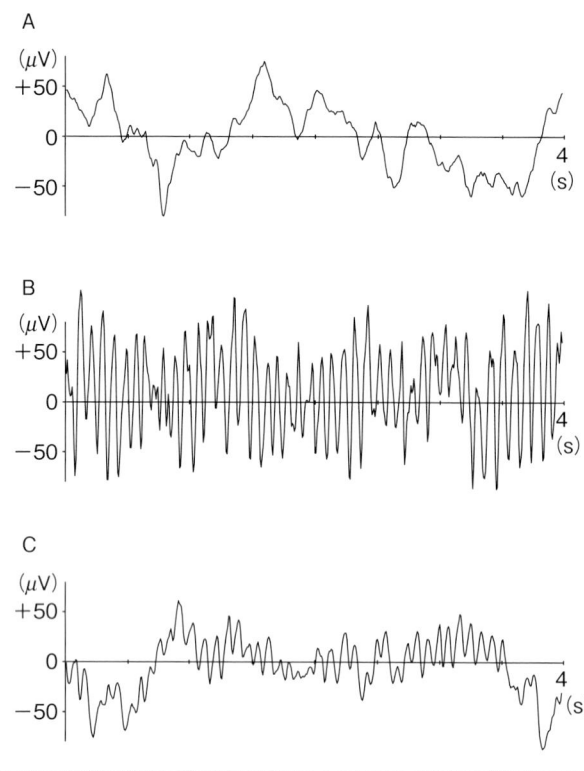

図9 小児における麻酔中脳波の年齢による違い
A：3カ月男児，セボフルラン 1.0%，BIS = 22.2
B：2歳女児，セボフルラン 1.5%，BIS = 65.3
C：16歳女性，セボフルラン 1.3%，BIS = 36.2
〔萩平 哲．脳波からみた麻酔深度．臨床麻酔 2007；31（臨時増刊）：325-38 より引用〕

してからも学習能力が低下したという報告もあることを考えれば，おそらく3カ月前後までは十分な鎮痛が得られていれば麻酔薬濃度は低くしておいたほうがよいのかもしれない．この点に関しては今後の研究が待たれる．6カ月を過ぎるあたりから，麻酔中の脳波は成人で認められる睡眠紡錘波に似た波形が出現するようになり，2歳前後から思春期に至るまで年齢に依存するものの，基本的には成人の2倍以上の高振幅を示すようになる（図9）．基本周波数は成人のそれよりも速い．睡眠紡錘波のリズムは視床網様核と視床-皮質反響回路で形成されている[10)〜12)]．基本周波数が速い理由が，視床-皮質反響回路の経路の長さの差によるものか，種々のチャネルが幼若型であるために応答が異なるためなのか，確たる証拠はない．われわれは，個人的には前者の可能性を考えている．また高振幅であることの理由も，頭蓋骨や頭皮などが薄いことや電位を作る脳細胞数が多いことなどが考えられるが，これもはっきりしない．これらの点も今後の研究が待たれる．思春期までの小児では基本周波数が高いため，BIS値は本来の鎮静度よりも高く算出されるようである．したがって小児において成人と同じ基準でBIS値を考えることは適切ではないと思われる．思春期から20歳代前半くらいまでは過渡期であり，人によって脳波の成熟度に差が認められる．多くの場合20歳代後半以降は成人

型になっている。この過渡期では，脳波の基本周波数は成人のそれに近くなる一方で脳波振幅は人によっては小児に近い高振幅を維持する。この結果，比較的浅い鎮静レベルからBIS値は低くなる傾向がある。BIS値が低いことを理由に麻酔薬濃度を下げていると，"術中記憶"を残す危険性があると思われるので注意が必要である。麻酔薬濃度による脳波変化の様式をよく見ておかなければならない。

おそらくBIS値がもっとも妥当な数字を示すのは25〜55歳くらいの患者かと思われる。年齢が高くなると，脳細胞の減少をはじめとした加齢現象に加え，脳血管障害（無症候性のものを含む）など種々の中枢病変を合併する確率も高くなってくる。麻酔中でも脳波の振幅が大きくならず，睡眠紡錘波もはっきりしないような患者の場合には，脳波モニターを用いていても麻酔薬の効果を見積もることが難しい場合もある。脳波モニターを適切に用いるには，こういった年齢による生理学的変化にも注意しておく必要がある。

2 脳代謝・脳血流を変化させる要因と脳波

脳血流が変化すると脳波も変化する。脳虚血が生じた場合には，脳細胞が不可逆的変化を示すよりも先に電気活動は停止する。心停止が生じれば通常数秒以内に脳波は平坦になる。ここまで極端でなくても，脳血流が低下すると脳波は徐波化する。麻酔薬濃度が一定であるにもかかわらず脳波が明らかな徐波化を起こしたり，burst and suppressionパターンを示すような場合には，脳波モニターのプローブを付けている大脳半球側の虚血を疑う必要がある[27]。また，過換気によって脳血流が減少すれば脳波は徐波化する。

このほか，心臓外科麻酔のときのように低体温になると脳波は変化する。脳細胞の電気活動は基本的に化学反応の結果であるから，体温が低下すればすべてのチャネル応答は遅延する。結果として脳波波形全体が徐波化する。麻酔薬はすべての脳細胞に一様に効果を示すわけではないため，麻酔薬による脳波変化と低体温による脳波変化は同一ではない。低体温人工心肺中のBIS値を調べた報告もあるが，深部体温が35℃未満である場合には，示されるBIS値に大きな意味はないと考えられる。このような変化はBIS値算出のデータベースの範囲外であり，このような状況で覚醒することは考えにくいからである。低体温下人工心肺を用いる心臓手術でBISモニターが有用であるとすれば，麻酔導入から人工心肺がスタートするまでの間，および復温されて深部体温が35℃を超えてくるようになってからである。

3 侵害入力と脳波パラメータ

脳波は麻酔薬濃度だけでなく侵害入力によっても変化する[21]。しかもその変化様式は，麻酔薬濃度を変化させたときとは異なり複雑である。図10はイソフルランを呼気濃度1%で維持したときの執刀前（A）と執刀後（B, C）の脳波波形を示したものである。ある患者は図10-Bのように，執刀後に低振幅速波主体の波形となりBIS値やSEF95が

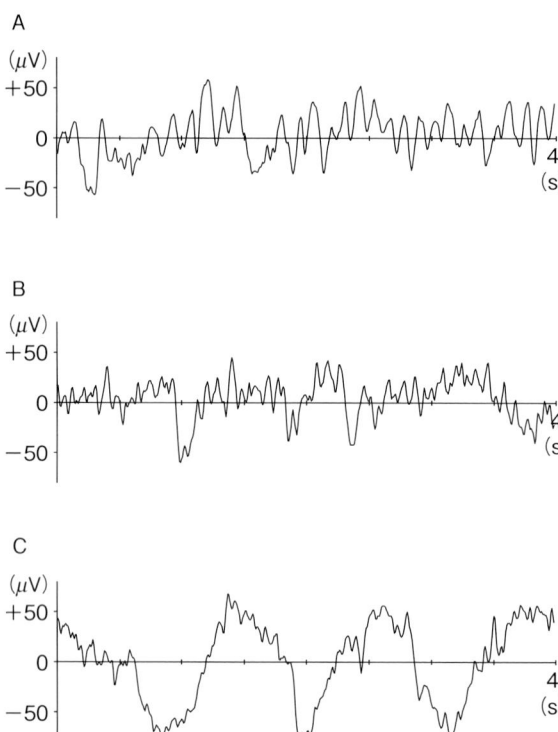

図10　執刀前後の脳波波形（イソフルラン1%）
A：pre-incision，B：desynchronized pattern，C：paradoxical arousal
（Hagihira S, Takashina M, Mori T, et al. Electroencephalographic bicoherence is sensitive to noxious stimuli during isoflurane or sevoflurane anesthesia. Anesthesiology 2004；100：818-25 より引用）

増加した（脱同期：desynchronization）。また，ある患者では図10-Cに示すような巨大なδ波が認められる状態（paradoxical arousal）になり，BIS値やSEF95は低下した。これらの混在した波形を示した患者も存在し，この場合にはBIS値やSEF95は有意な変化を示さなかった。いずれの場合もフェンタニル3μg/kg投与5分後には執刀前の脳波パターンに復帰し，BIS値やSEF95も前値に戻った。この結果は，BIS値やSEF95から鎮痛度を判定することはできないことを示した。さらには，鎮痛が十分でなければこれらのパラメータから鎮静度を見積もることができないことも明らかとなった。つまり脳波モニターを用いて適切に鎮静度を見積もるには，十分な鎮痛を得ておくことが重要であるといえる。

4 注意すべき脳波波形やアーチファクト

脳波モニターでもっとも問題となるのはEMGの混入である。EMGが混入すると，意識レベルに関係なくBIS値やSEF95は高値を示す。BISモニターのモニター画面の，EMGのバーが伸びていないことを確認することは重要である[28]。

先に侵害刺激に対してparadoxical arousal現象が生じた場合BIS値やSEF95が低

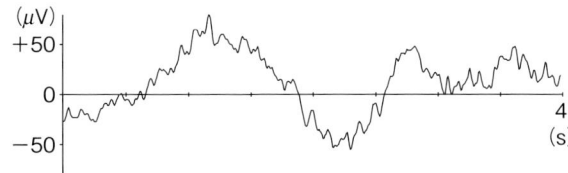

図11 プロポフォール1.5 mg/kgボーラス投与後に見られたδ波
〔萩平 哲. 脳波からみた麻酔深度. 臨床麻酔2007；31（臨時増刊）：325-38より引用〕

下することを述べたが，いくつかの状況でこのような巨大なδ波が出現することが知られている。例えばプロポフォールやチオペンタールをボーラス投与すると，投与後まもなくこのような巨大なδ波が一過性に出現する[14]（図11）。セボフルランによるVIMA（volatile induction and maintenance of anesthesia）での導入時にも同様の現象が生じることがある。これらの現象はおそらく麻酔薬が脳内に不均一に分布するためであろうと思われる。いずれにしてもこのような巨大なδ波が出現すると，意識レベルに無関係にこれらのパラメータは異常低値を示す。

小児でのセボフルランによる緩徐導入で吸入濃度を8％のような高濃度にしていると，時にてんかん波のようなスパイク波が出現する。このようなスパイク波はこれらのパラメータを高くさせる。

このほか，麻酔からの覚醒時に脳波振幅が極端に小さくなりsuppressionと判定されてしまうことがある。このような場合にはBIS値が異常低値を示す[29]。これらの異常値に関してはDahabaの総説[30]に詳しい。

5 オピオイドの併用と脳波モニタリング

臨床濃度のオピオイドは脳波にほとんど影響しないとされているが，前述のごとく侵害刺激を抑制することにより，間接的に脳波波形に影響を与える。一方でわが国でもレミフェンタニルが使用できるようになり，5 ng/mlを超えるような濃度でレミフェンタニルを維持することが行われるようになってきた。この濃度になるとオピオイドも脳波を徐波化させるが，それでもその影響はわずかである。10 ng/mlを超えるようになると明らかに脳波は徐波化する。しかしながら脳波は徐波化しても無意識となる保証はない。

問題になるのはオピオイド自体の脳波への影響よりも，麻酔薬とオピオイドの相互作用のもたらす，意識や記憶への影響である[31]。オピオイドは麻酔薬による応答消失濃度を低下させるが，一方で応答消失時のBIS値[32]やaepEX（MLAEP由来のパラメータ）[33]はオピオイドを併用しなかった場合よりも高値になっている。このことは一見応答がなくなり，ある程度以上の鎮静が得られているように見えていながら脳は音刺激に反応しており，記憶が残る可能性のあることを示唆している。これまでの研究ではオピオイド自体には記憶を抑制する作用は認められていない[34]ことから，ある程度以上のオピオイドを使用した状況で麻酔薬濃度を低く維持していると，術中覚醒を来す危険性が

あることになる．脳波モニターやMLAEPのモニターを用いながらある程度以上の麻酔薬濃度を維持するほうが，術中覚醒の回避には重要であると思われる．今後の研究が待たれる．

■参考文献

1) Caton R. The electrical currents of the brain. Br Med J 1875；ii：278.
2) Berger H. Uber das Elektrenkephalogramm des Menschen. Arch Psychiatr Nervenkr 1929；87：527-70.
3) Cooley JW, Tukey JW. An algorithm for machine calculation of complex Fourier series. Mathematics of Computation 1965；19：297-301.
4) Eger EI 2nd, Saidman LJ, Brandstater B. Minimum alveolar anesthetic concentration：A standard of anesthetic potency. Anesthesiology 1965；26：756-63.
5) Rampil IJ, Mason P, Singh H. Anesthetic potency（MAC）is independent of forbrain structures in the rat. Anesthesiology 1993；78：707-12.
6) Antognini JF, Schwartz K. Exaggerated anesthetic requirements in the preferentially anesthetized brain. Anesthesiology 1993；79：1244-9.
7) Borges M, Antognini JF. Does the brain influence somatic responses to noxious stimuli during isoflurane anesthesia? Anesthesiology 1994；81：1511-5.
8) Zbinden AM, Petersen-Felix S, Thomson DA. Anesthetic depth defined using multiple noxious stimuli during isoflurane/oxygen anesthesia. II. Hemodynamic responses. Anesthesiology 1994；80：261-7.
9) Segawa H, Mori K, Murakawa M, et al. Isoflurane and sevoflurane augment norepinephrine responses to surgical noxious stimulation in humans. Anesthesiology 1998；89：1407-13.
10) 加藤元博．脳波の発生機序．Clin Neurosci 1995；13：262-5.
11) Steriade M, Nuñez A, Amzica F. Intracellular analysis of relations between the slow（＜1 Hz）neocortical oscillation and other sleep rhythms of the electroencephalogram. J Neurosci 1993；13：3266-83.
12) Steriade M, Contreras D, Dossi RC, et al. The slow（＜1 Hz）oscillation in reticular thalamic and thalamocortical neurons：Scenario of sleep rhythm generation in interacting thalamic and neocortical networks. J Neurosci 1993；13：3284-99.
13) 萩平 哲．麻酔管理と脳波モニタリング．LiSA 2006；13（別冊）：64-73.
14) 萩平 哲．脳波からみた麻酔深度．臨床麻酔2007；31（臨時増刊）：325-38.
15) Bennett C, Voss LJ, Barnard JPM, et al. Practical use of the raw electroencephalogram waveform during general anesthesia：The art and science. Anesth Analg 2009；109：539-50.
16) Rampil IJ. A primer for EEG signal processing in anesthesia. Anesthesiology 1998；89：980-1002.
17) Sigl JC, Chamoun NG. An introduction to bispectral analysis for the electroencephalogram. J Clin Monit 1994；10：392-404.
18) 萩平 哲．脳波のBispectral AnalysisとBIS．LiSA 2001；8：904-9.
19) Hagihira S, Takashina M, Mori T, et al. Practical issues in bispectral analysis of electroencephalographic signals. Anesth Analg 2001；93：966-70.
20) Hagihira S, Takashina M, Mori T, et al. Changes of electroencephalographic bicoherence during isoflurane anesthesia combined with epidural anesthesia. Anesthesiology 2002；97：1409-15.
21) Hagihira S, Takashina M, Mori T, et al. Electroencephalographic bicoherence is sensitive

22) Viertio-Oja H, Maja V, Sarkela M, et al. Description of the Entropy™ algorithm as applied in the Datex-Ohmeda S/5™ Entropy Module. Acta Anaesthesiol Scand 2004；48：154-61.
23) Glass PS, Bloom M, Kearse L, et al. Bispectral analysis measures sedation and memory effects of propofol, midazolam, isoflurane, and alfentanil in healthy volunteers. Anesthesiology 1997；86：836-47.
24) Morimoto Y, Hagihira S, Koizumi Y, et al. The relationship bispectral index and electroencephalographic parameters during isoflurane anesthesia. Anesth Analg 2004；98：1336-40.
25) Katoh T, Suzuki A, Ikeda K. Electroencephalographic derivatives as a tool for predicting the depth of sedation and anesthesia induced by sevoflurane. Anesthesiology 1998；88：642-50.
26) 大熊輝雄. 臨床脳波学. 第5版. 東京：医学書院；1999.
27) Morimoto Y, Monden Y, Ohtake K et al. Detection of cerebral hypoperfusion with bispectral index monitoring during general anesthesia. Anesth Analg 2005；100：158-61.
28) 山中寛男, 上山博史, 萩平　哲. 麻酔深度モニターを理解しよう：第2回 BISモニターの原理と限界. LiSA 2005；12：1168-76.
29) Hagihira S, Okitsu K, Kawaguchi M. Unusually low bispectral index values during emergence from anesthesia. Anesth Analg 2004；98：1036-8.
30) Dahaba AA. Different conditions that could result in the bispectral index indicating an incorrect hypnotic state. Anesth Analg 2005；101：765-73.
31) Katoh T, Ideda K. The effect of fentanyl on sevoflurane requirements for loss of consciousness and skin incision. Anesthesiology 1998；88：18-24.
32) Manyam SC, Gupta DK, Johnson KB, et al. When is a bispectral index of 60 too low? Rational processed electroencephalographic targets are dependent on the sedative-opioid ratio. Anesthesiology 2007；106；472-83.
33) Schraag S, Flaschar J, Schleyer M, et al. The contribution of remifentanil to middle latency auditory evoked potentials during induction of propofol anesthesia. Anesth Analg 2006；103：902-7.
34) Veselis RA, Reinsel RA, Feshchenko VA, et al. The comparative amnestic effects of midazolam, propofol, thiopental, and fentanyl at equisedative concentrations. Anesthesiology 1997；87：749-64.

〈萩平　哲〉

I. 麻酔深度

2 聴性誘発電位（auditory evoked potential : AEP）

はじめに

　周術期，特に全身麻酔において，脳が最重要の管理対象であることに異論はないが，呼吸器や循環器に比べて監視態勢は脆弱である。脳の活動性を定量評価するモニターとして，皮質脳波解析装置であるBISが普及してきたが，BISにもさまざまな問題点があり完全無欠な指標とは言い難い。聴性誘発電位は，皮質脳波とは異なった手法で脳の活動性を計測する。聴性誘発電位と皮質脳波解析の長所，短所を把握し，両者を使いこなすことによって麻酔深度定量技術が向上し，評価の精度が高まることが期待できる。

聴性誘発電位（auditory evoked potential : AEP）モニターの歴史

　ドイツの医師Hans Bergerがヒトの脳波を報告したのは1929年であった。その後，音や刺激で脳波が変化するという多くの報告がなされた。音刺激に誘発される中枢神経の電位を聴性誘発電位（auditory evoked potential : AEPまたはauditory evoked response : AER）と呼ぶ。頭皮電極から導出する場合，皮質脳波の電圧は数十マイクロボルトであるが，皮質脳波に埋もれた電圧 $1\mu V$ 程度のAEPを計測するためには，電子回路を用いて音刺激に同期させて加算平均する必要があった。ヒトのAEPは，1958年にマサチューセッツ工科大学のDaniel Geislerがコンピュータを用いて初めて記録した。Geislerは，クリック音に誘発される潜時30 msの波形（現在はPaと呼ばれる：後述）を検出し，皮質聴覚野を起源とすると推定した。これが現在のAEP測定の原型となる研究である。1960年代半ばから1970年代にかけては，AEPは聴覚障害の検出法として広く研究された[1]。麻酔薬によるAEPの変化や，麻酔深度の指標として研究される対象となったのは，1980年代以降である。英国のThorntonら[2]とドイツのSchwenderら[3]が多くの研究成果を報告してきたが，AEP波形のピークの潜時や振幅をオフラインで計測する研究方法であった。AEP波形をリアルタイムで解析して数値化し，麻酔深度モニターとして利用する研究は，英国グラスゴー大学のKennyによって1990年代に行われた[4]。Kennyの開発したAEPモニターは，aepEXモニター（図1）と命名され，EU諸国では2003年に，わが国でも2009年に市販され，臨床使用される

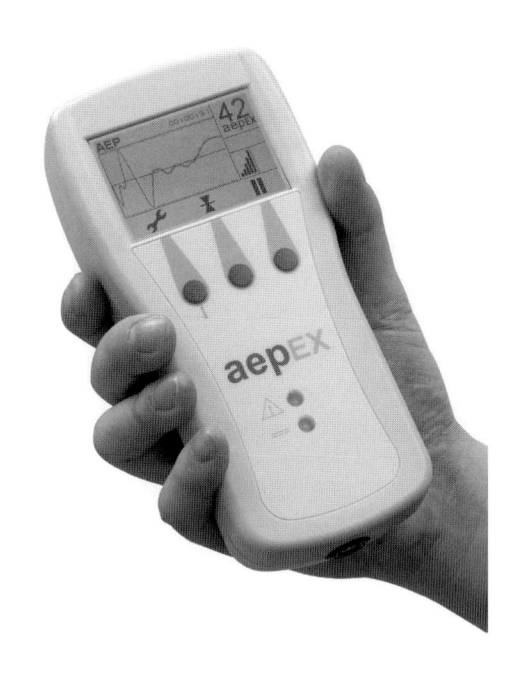

図1　AEPによる麻酔深度モニターaepEX

ようになった。

聴性誘発電位の基礎知識

　音は物理的な振動として鼓膜と耳小骨を介して蝸牛管に入力される。蝸牛管のコルチ器は音の振動を電気的インパルスに変換し，第一次ニューロンである聴神経に接続されて橋の蝸牛神経核に入る。蝸牛神経核で第二次・三次ニューロンに接続して，同側ならびに反対側の上オリーブ核，台形体核と連絡し，さらに外側毛帯を経由して中脳の下丘に至る。下丘からのニューロンは，視床の内側膝状体で中継され，聴放線を形成して側頭葉の第一次聴覚野に到達する。さらに音や言語の認知などの高次機能処理は聴覚連合野や他の大脳皮質で行われる。これらの過程で出現する電位変化を記録したものが聴性誘発電位である。聴覚刺激により誘発され頭頂電極から導出されるAEPは，潜時により短潜時聴性誘発電位（short latency AEP：SLAEP），中潜時聴性誘発電位（middle latency AEP：MLAEP），長潜時聴性誘発電位（long latency AEP：LLAEP）に分類される（図2）。

　SLAEPは聴覚刺激直後の8 msまでに出現する電位で，脳幹部に由来するために聴性脳幹反応（auditory brainstem response：ABR）とも呼ばれる。ABRは聴覚刺激に誘発される聴神経から下丘までを起源とする電位で，I波からV波が同定される。I波は1.5～2.0 msの潜時で聴神経に由来し，脳死状態でも記録される可能性がある。II波は2.7～3.2 msの潜時で蝸牛神経核に，III波は3.8～4.4 msの潜時で上オリーブ核の電気

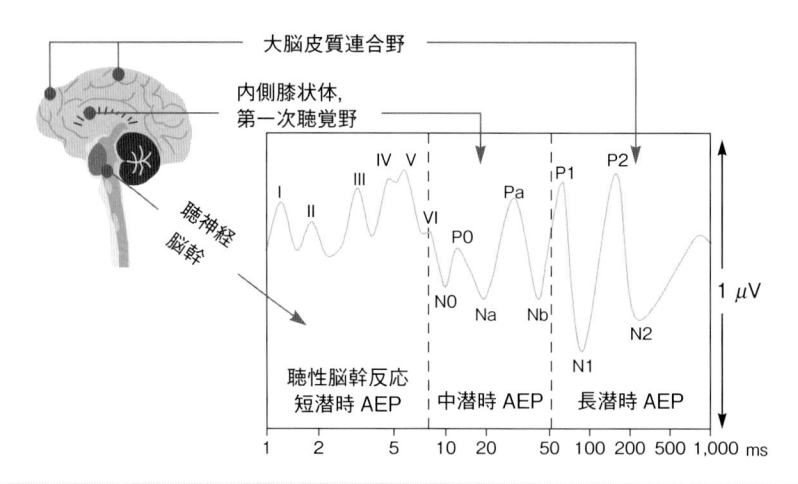

図2 聴覚刺激の伝導路と聴性誘発電位（AEP）
（土井松幸．〈特集：モニタリングを検証する〉中枢神経系：脳．麻酔2012；61：5-15 より引用）

活動に由来する．V波は6 ms程度の潜時で出現するが，ABRの中でもっとも大きな電位を持ち下丘に由来する．IV波はしばしばV波に先行する付随波形として現れるため，IV/V複合波と表現される．IV波の起源を外側毛帯とする動物研究があるが，ヒトでの局在は明らかではない．V波に続くVI波，VII波が記録されることがあるが，起源の局在とその意味づけはいまだ確定していない．ABRは麻酔薬による影響をほとんど受けないので，脳外科手術中の脳幹機能評価や脳幹死の判定に重要な役割を果たしている．麻酔深度モニターではABRは麻酔深度の指標とはならないものの，電位が大きく同定しやすいV波はAEPが正常に記録されている証拠として用いられ意義が大きい．

　MLAEPはABRに続く潜時が数十msまでの電位で，中潜時聴性誘発反応（auditory middle-latency response：AMLR）とも呼ばれる．MLAEPは下丘，内側膝状体，聴放線から第一次聴覚野に由来する．MLAEPでは潜時の短い順にN0, P0, Na, Pa, Nbと命名されるが，陽性波のPaと陰性波のNbが同定しやすい．N0とP0はABRに続く潜時10 ms程度に約半数の被験者に出現する小さな波で，その起源と意義は不明であるが，後述する後耳介筋（postauricular muscle：PAM）筋電図の混入の可能性もある．Naは13〜15 msに出現するMLAEPの最初の主要陰性波で，下丘から内側膝状体，第一次聴覚野に至る大脳皮質下の神経活動を起源とする．Naに続くPaは潜時25〜30 msのMLAEP最初の主要陽性波で，側頭葉の第一次聴覚野が主な起源であるが皮質下の電気活動も関与している．Nbは30〜40 msに出現するMLAEPの2番目の主要陰性波で，第一次聴覚野を主な起源とする．潜時50 ms程度に出現する2番目の主要陽性波をPbとすることもあるが，この陽性波はP50とも呼ばれ，LLAEPのP1とも同一である．Pbの起源は側頭葉の第一次聴覚野から第二次聴覚野とされている．

　意識レベルの低下や鎮静薬や麻酔薬の濃度に依存して各ピークの潜時が延長し，振幅が減少するので，網様体賦活系の活動性がMLAEPの形成に関与していると考えられている．それゆえ，MLAEPは，麻酔深度の指標として検討されてきた．

　LLAEPはMLAEPに続く電位で皮質連合野に由来する．音声の認知など高度な精

神活動の指標となりうるが，少量の麻酔薬によって消失したり出現が不安定となったりするので麻酔深度や鎮静度の指標としては利用していない。

測定原理

市販の AEP モニターは，臨床使用にもっとも適する測定条件に固定されているが，正常に動作していることを確認したり動作不良の原因を検索したりするために，測定原理を理解しておく必要がある。臨床検査に用いる汎用測定装置で MLAEP を記録する際の測定条件の決め方や注意点を知ることは，その一助となる。

1 音刺激

a. イヤホン

聴覚刺激音を発生させる器具は，耳介を被うヘッドホン型，外耳道に挿入するイヤホン型のどちらも使用できる。以前は周波数特性や立ち上がり特性が基準以上の broadcasters technological standard（BTS）規格の器具の使用が推奨された。現在は BTS が廃止されたが，特別に安価な器具でなければ基準以上の性能を持つと理解してよい。長時間使用や，麻酔中モニターにはイヤホン型のほうが有利である。感染対策や組織への圧迫を避けるために，イヤピースがジェル状のディスポーザブルのものを選択し，片側刺激でよい。MLAEP は，骨伝導刺激でも測定可能である。

b. 音の種類

ABR や MLAEP の刺激音としてクリック音がもっともよく使われており，麻酔深度モニターでも用いられる。電気パルス発生装置で作った 0.1 〜 1 ms の矩形パルスの出力をイヤホンやスピーカーに通すと，クリック音となる。クリックは音の立ち上がりが急峻で，5 kHz までの広い周波数帯域を持つので多くの聴神経細胞を同時に刺激することができる。MLAEP では，クリック音以外にもトーンバースト（tone burst）と呼ばれる，持続時間が 10 〜 40 ms で特定の周波数の純音が用いられる。トーンバーストは，周波数帯を限定した聴覚試験などに利用されるが，麻酔深度モニターでの使用例はない。MLAEP の刺激音として近年 chirp（図3）の利用が検討されている[5]。chirp は 0.1 Hz の低い周波数から始まり 10 kHz まで連続的に周波数を高くする 10 ms 程度の合成音である。クリック音は広い周波数帯を持ちながら，実際に興奮する蝸牛の神経細胞は 1 〜 5 kHz の帯域に限定される。蝸牛の入り口の太い部分で高い周波数を感知し，低い周波数を蝸牛の奥の細い箇所で感知するため，低い周波数に対する細胞の反応は 10 ms 程度遅れることが一因とされる。chirp は低周波数から始まるため，より多くの神経細胞をほぼ同時に興奮させる結果，得られる AEP の振幅が大きくなる。大きな AEP 波形は，S/N 比がよくなり波形の処理，解析に有利であるため，今後の臨床応用が期待される[6)7)]。

2. 聴性誘発電位（auditory evoked potential：AEP）

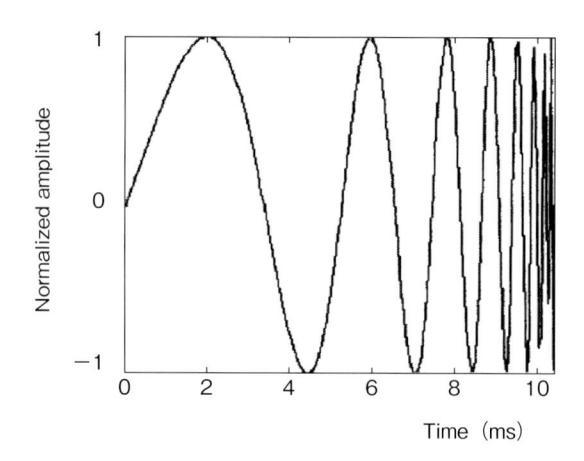

図3 chirp音の波形の1例

0.1 Hzから始まり，10 kHzまで周波数が漸増する10.4 msの合成音
(Bell SL, Smith DC, AllenvR, et al. The auditory middle latency response, evoked using maximum length sequences and chirps, as indicator of adequacy of anesthesia. Anesth Analg 2006；102：495-8より引用)

表1　音圧の表記

表　記
dB nHL（normal hearing level）
dB SL（sensation level）
dB SPL（sound pressure level）
dB peSPL（peak equivalent SPL）
dB HL（hearing level）

c. 音圧

音圧は通常デシベル（dB）で表す。基準となる音圧 P_0 と測定音圧 P との比の対数を20倍した以下の式で求める。

音圧（dB）＝ $20 \log_{10} P/P_0$

すなわち基準音圧に比べて0 dBが等しく，20 dBは10倍，40 dBは100倍，60 dBは1,000倍の音圧となる。基準音圧として，表1に示す5種類が使用されるが，測定環境下で10人程度の正常聴力被験者の可聴閾値を平均して求める normal hearing level（nHL）と被験者個人の聴覚閾値である sensation level（SL）が臨床的によく用いられる。音圧が大きくなるに従い，AEPの潜時は短縮し，振幅は増大するが60 dB SL以上になるとほぼ安定する。麻酔深度モニタリングには60〜80 dB nHL程度が使用されるが，施行中の音圧が変化すると波形に影響することに留意する。

d. 刺激頻度

通常の測定法では音刺激を一定間隔に設定するが、音刺激に誘発される AEP 波形を記録した後に次の音刺激を加えるため、100 ms までの MLAEP を記録する際の刺激頻度は 10 Hz 未満となる。刺激頻度を少なくすると、AEP の潜時が短縮し振幅が増大するが、必要回数を加算するための測定時間が延長するので、麻酔深度モニターでは刺激頻度を可能な範囲で多く設定する。また商用電源の周波数が整数倍となる刺激頻度を選択すると、電源からのノイズも加算されアーチファクトが出現するので、6.9 Hz のように 50 Hz や 60 Hz で割り切れない刺激頻度を選択する。研究段階ではあるが、100 ms 程度の 1 測定時間内に 14～15 回のプログラムした不均一な間隔の刺激音（最大 333 Hz）を加え、数学的処理により波形を再構築する maximum length sequences（MLS）を用いると、AEP 記録時間は大幅に短縮する[5)6)]。

2 AEP 波形記録

脳波のみならず心電図などの生体電気情報の記録には、差動増幅器が用いられる。増幅器には非反転入力（noninverting input）と反転入力（inverting input）の 2 つの入力端子がある。基準となる接地電極に対する非反転入力と反転入力の信号を全く同じ増幅度を持つ 2 つの平衡型増幅器でそれぞれ増幅し、その出力を引き算することによって厳密に差分を得る。交流電源雑音のように同じ位相、同じ大きさで 2 つの入力端子に記録される同相入力信号は相殺され、2 つの入力端子間に差のある差動入力信号のみが増幅されて出力される。同相信号除去比（common mode rejection ratio : CMRR）は差動入力信号と同相入力信号の増幅度の比で、差動増幅器の性能のひとつである。

a. 電極

差動増幅器の性能を生かすよう電極や電極コードを取り扱う。差動増幅器が交流雑音などの同相入力を消去できるのは、2 つの入力端子に同じ大きさの信号が入力された場合のみであるので、電極やコードの条件をそろえるために以下の注意が必要である。

① 3 つの電極（非反転入力、反転入力、接地電極）の接触インピーダンスを 5 kΩ 以下にし、電極間の差をなくす。
② 電極コードを極力短くし、束ねて同じ条件で入力端子に接続する。
③ AEP が逆位相で記録できるよう非反転電極と反転電極を装着する。

臨床検査では 4 チャンネル程度を使用することがあるが、麻酔深度モニターでは通常 1 チャンネルの誘導で、以下のように電極を装着する（図 4）。

非反転電極（＋）：Fz（正中前頭部）または Cz（正中中央部）
反転電極（−）：音刺激同側の乳様突起または耳朶
接地電極（E）：Fpz（正中前額部）

2. 聴性誘発電位（auditory evoked potential：AEP）

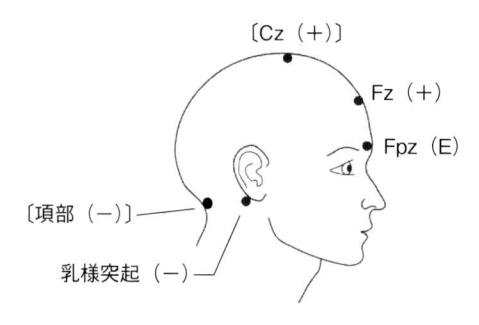

図4　AEPモニターの電極設置位置
非反転電極（＋）：Fz または Cz，反転電極（－）：乳様突起または耳朶，後耳介筋筋電図が混入する場合は項部に移動，接地電極（E）：Fpz

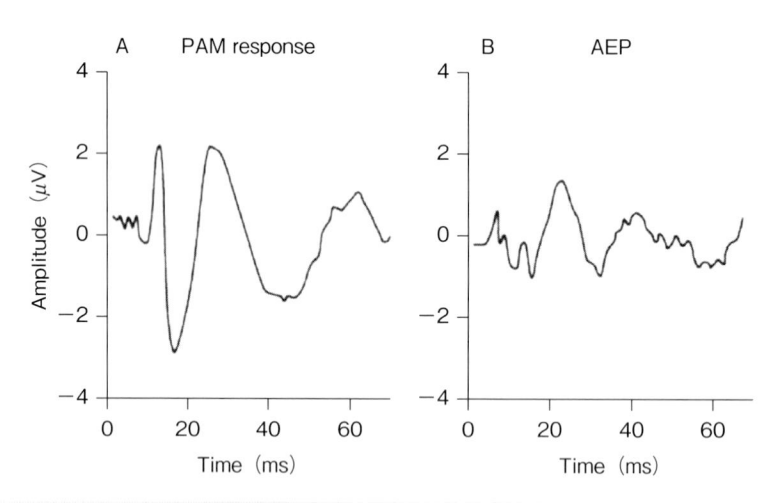

図5　後耳介筋（postauricular muscle）筋電図
混入のない B に比較し，A は潜時約 15 ms に混入する大きな電位
(Bell SL, Smith DC, Allen R, et al. Recording the middle latency response of the auditory evoked potential as a measure of depth of anaesthesia. A technical note. Br J Anaesth 2004；92：442-5 より引用)

手術体位などの関係で，上記が使用できない場合は適宜移動させてよい。

電極に関連するアーチファクトとして後耳介筋（postauricular muscle：PAM）筋電図が重要である。70 dB nHL 以上で音刺激を加えたときに，後耳介筋が脳幹を介する神経反射で収縮し，潜時 15 ms あたりに大きな筋電図が混入する（図5）。筋弛緩薬で消失するので，筋弛緩効果の減弱と AEP 反応の増大と混同しやすい。反転電極を後耳介筋に近い乳様突起や耳朶に装着した場合に出現しやすい。反転電極を項部に移動させると回避できる（図4）。

b．フィルタ

不必要な基線変動を避け，スムーズな曲線を得るためにフィルタは必須であるが，設定によって導出される波形は大きく変化する。フィルタを強くかけて 30〜100 Hz のみ通過できるように狭く設定すると，Pa に一致する潜時にアーチファクトが出現する。

ローカットフィルタ（ハイパスフィルタ）は1〜10 Hz，ハイカットフィルタ（ローパスフィルタ）は1〜3 kHzに設定する。交流電源ノイズを除去する50 Hzまたは60 Hzの帯域除去フィルタ（ノッチフィルタ，ハムフィルタ）は，重要な波形情報を失うので使用しないほうがよい。

c. 加算平均

頭皮電極から導出されるAEPの電圧は1 μV程度で皮質脳波の1/10にすぎない。AEP波形（signal：S）を記録するために，反復する音刺激を起点として電位を加算することにより背景電位（noise：N）から抽出する方法が，通常用いられる。S/N比は，加算回数の平方根倍に向上する。100回加算ではS/N比は10倍に，1,000回加算では31.6倍大きくなるが，AEP波形が小さいほど，背景電位が大きいほど，より多くの加算回数が必要となる。脳の機能検査としてAEPを記録する場合は1,000回以上の加算を行うが，加算の頻度を10 Hzとしても100秒間の測定時間が必要となる。麻酔深度モニターは，より短い反応時間となるよう，S/N比を向上させたり[4]，autoregression modelを使用したり[8]して，少ない加算回数で評価できるAEP波形を得られるよう工夫してある。

3 麻酔深度モニター aepEX

わが国でも医療機器として認可された麻酔深度モニターaepEXは，グラスゴー大学のGavin Kennyが開発したAEPモニターを，英国Medical Device Management社が製品化したもので，ハードウエア，ソフトウエアの基本構成は1990年代の研究用装置を踏襲している。

aepEXは片側音刺激に誘発される1チャンネル144 msの脳波を256回加算してAEP波形を計測する。クリックは持続時間1 ms，刺激頻度6.9 Hzである。音圧はプロトタイプでは70 dB nHLであったが，製品化にあたり安全性の説明のために騒音評価に用いるA特性dBで90 dBAと表示されている。ちなみに英国でのiPod最大音量は115 dBAに相当する。また製品化にあたり新設されたICUモードでは，突然大きな音刺激を与えるより徐々に音量を上げたほうが内耳を傷害することが少ないことから，7秒間で音量が漸増するようにしてある。アンプにはCMRR 180 dBのノイズの少ない差動増幅器を用い，1〜220 Hzのバンドパスフィルタにて筋電図などの高周波ノイズを除去することで256回に制限した加算回数で，AEP記録を可能にしてある。その結果40秒程度でAEP波形を完全更新するとともに，移動平均法を用いて3秒ごとにAEP波形を部分更新し，変化をより早く検出できるよう設計されている[4]。なお220 Hz以上の周波数成分が除去されているため，ABRの各ピークは弁別できずV波を中心としたひとつの陽性波としてのみ観察できる。

aepEXは以下の式で算出する。

$$aepEX = k \sum_{i=1}^{256} \sqrt{|X_i - X_{i+1}|}$$

2. 聴性誘発電位（auditory evoked potential：AEP）

144 ms の AEP 波形を 256 のセグメントに分割し，隣り合うセグメントの電圧差の絶対値の平方根を足し合わせた値に，係数 k をかけて求める。完全な平坦波形で 0 となり，完全覚醒時 AEP を模した振幅 2.2 μV，55 Hz の正弦波で 100 を示すよう k を選択している。aepEX は BIS と同様に麻酔深度を 0 ～ 100 の単一数値で表示するので，麻酔中モニターとして取り扱いが容易であるが，アーチファクトによって値を大きく誤表示する可能性がある。ノイズ除去機能や加算によって消去できないアーチファクトの混入を判断するためには，aepEX の値に加えて AEP 波形を観察することが重要である。特に後耳介筋筋電図は特有の潜時に出現するので見落とさないよう注意する。

正常波形

正常の MLAEP 波形の一例を図 6 に示す。前述のように，個体差も大きく，フィルタの条件によっても得られる波形は変化する。Na，Pa，Nb の 3 つが主要なピークである。中枢神経活動が抑制されると一般的に，各ピークの潜時が延長し電圧が減少する。

1 年 齢

ABR と同様に，MLAEP も新生児，乳児は潜時が長く，発現しづらいピークもある。特に刺激頻度が 5 Hz 以上の速さであると Pa が記録できないことがある。年齢とともに潜時は短縮し振幅も大きくなり，10 歳程度で成人と同様になる。10 歳以下の小児の MLAEP で麻酔深度を評価するときには注意が必要である。高齢者では，MLAEP の主要ピークの潜時が延長し，振幅が増加する。

2 性 差

女性に比べて男性のほうが，主要ピークの潜時が長く，振幅が小さい傾向があるが，麻酔深度評価では大きな違いとはならない。

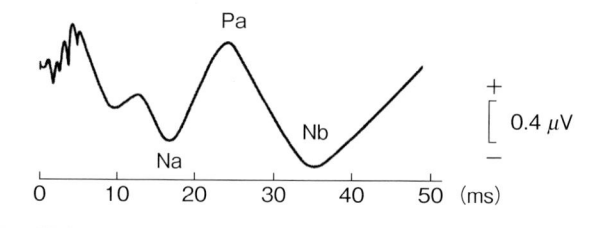

図 6　中潜時聴性誘発電位（MLAEP）の概略図

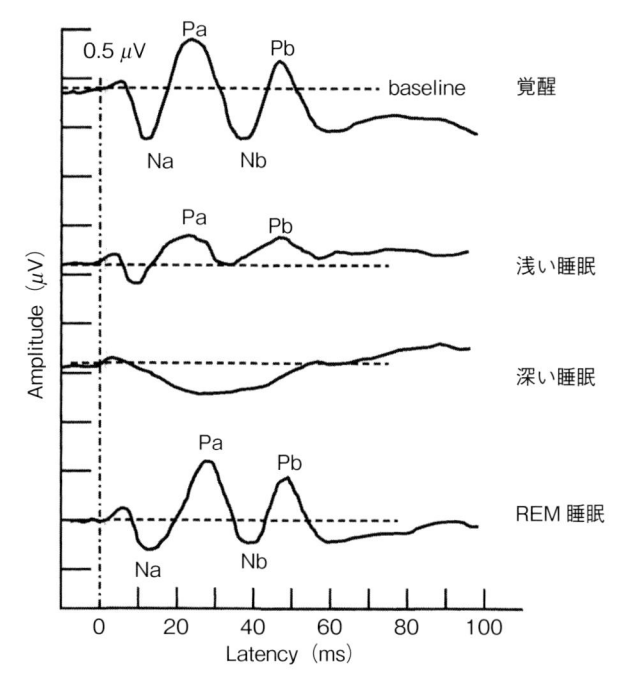

図7 睡眠時のMLAEP波形
(Hall III JW. New handbook of auditory evoked responses. Boston：Allyn and Bacon；2007 より改変引用)

3 睡 眠

　自然睡眠では，睡眠が深くなるに従ってMLAEPの振幅が小さくなるが，REM睡眠では覚醒時と類似した波形を示す（図7）。

麻酔深度指標としての評価

1 麻酔薬濃度と意識の有無の判別

　ABRは，麻酔薬によりほとんど影響を受けないが，MLAEPの主要ピークはほぼすべての麻酔薬で用量依存性に潜時が延長し，振幅が減少する。麻酔用中枢神経モニターとしてもっとも強く期待される能力は，意識の有無を明確に判別できることであり，これが可能ならば術中覚醒の防止に大きく貢献できる。また催眠の深さを定量できれば，患者が容易に覚醒する状態か否か評価することが可能となり，覚醒遅延を防ぐうえで有用な情報を得ることができる。
　呼気終末セボフルラン濃度の上昇に伴ってMLAEP波形が平坦下し，ピークの潜時

2. 聴性誘発電位（auditory evoked potential：AEP）

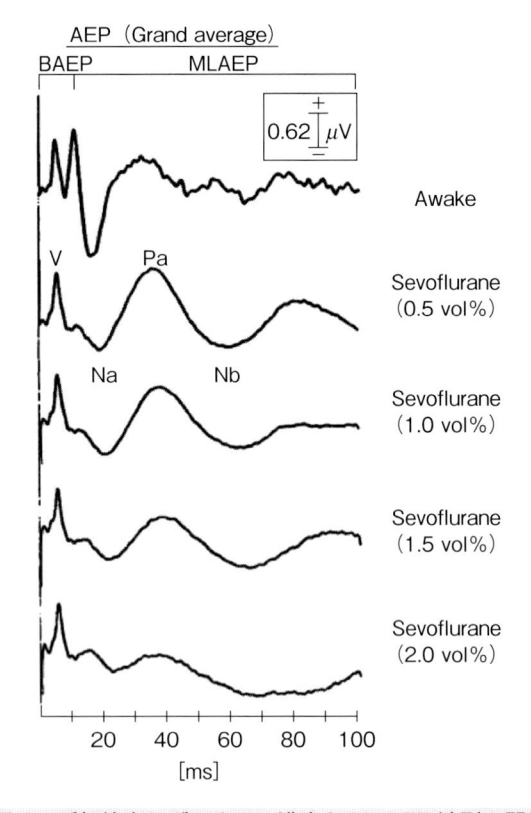

図8 呼気終末セボフルラン濃度とMLAEP波形の関係
(Schwender D, Conzen P, Klasing S, et al. The effects of anesthesia with increasing end-expiratory concentration of sevoflurane on midlatency auditory evoked potentials. Anesth Analg 1995；81：817-22より引用)

が延長する（図8）。MLAEPの主要ピークNa，Pa，Nbの潜時と呼気終末セボフルラン濃度には強い相関関係が認められるが，ABRのピークVはほとんど影響を受けない（図9)[9]。セボフルランのみならずハロタン，イソフルランとMLAEPとの関係も同様である。

　静脈麻酔薬のプロポフォールについても同様に，血中濃度の上昇に伴って，MLAEPピーク潜時の延長と波形の平坦化を認める（図10）。血中プロポフォール濃度とNa，Nb潜時の関係を図11に示し，睫毛反射陽性者を○で表す。Nb潜時は低い血中プロポフォール濃度で大きく延長し，Nb潜時53 msを閾値とすると睫毛反射の有無を98％の精度で予測できた[10]。

　麻酔深度モニターaepEXと，プロポフォールの血中濃度との関係を図12に示す。プロポフォール麻酔からの覚醒過程で開眼前のaepEX値（○）と，予測血中濃度との間に直線的な関係があるが，開眼直後（●）ならびに麻酔導入前（×）の意識がある状態では著しく高いaepEX値を示し，aepEXは意識の有無を判別する能力が優れていることが示唆された[11]。

　脊髄くも膜下麻酔下に下肢手術を行う症例を対象にプロポフォール目標血中濃度を上下させ，意識の消失と出現を3回繰り返したときのBISとaepEXの変動を記録し

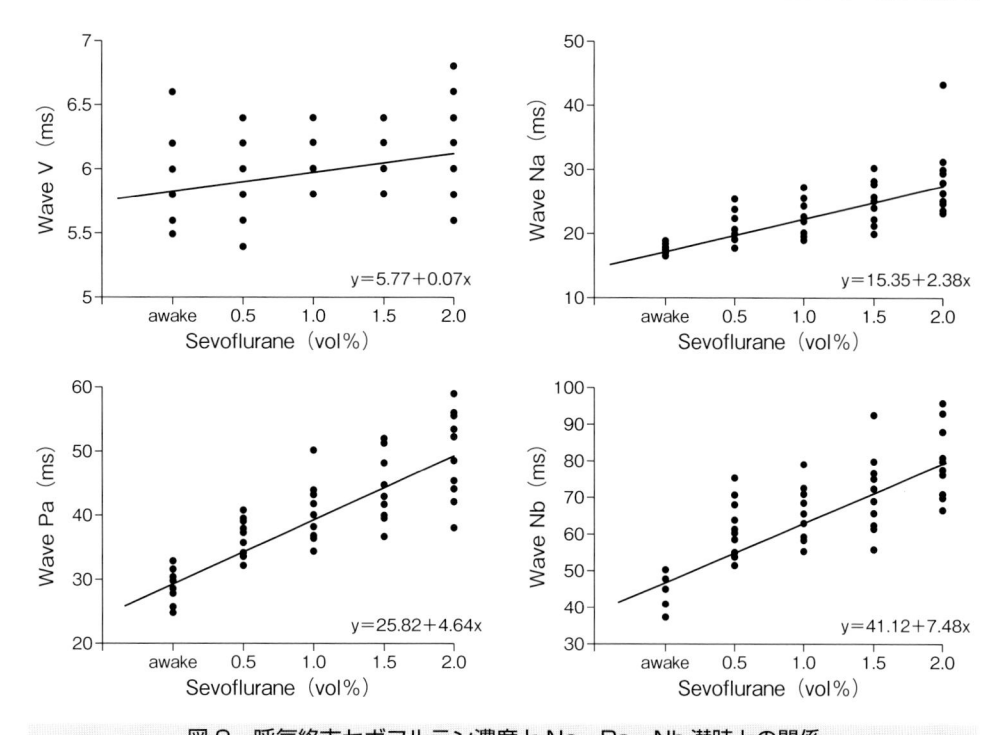

図9 呼気終末セボフルラン濃度とNa, Pa, Nb潜時との関係
(Schwender D, Conzen P, Klasing S, et al. The effects of anesthesia with increasing end-expiratory concentration of sevoflurane on midlatency auditory evoked potentials. Anesth Analg 1995;81:817-22より引用)

た[12]。ここでは，指示に従い手をにぎれるか否かで意識の有無を定義している。図13は代表的な症例の時間的経過であるが，BISもaepEXも意識の出現とともに値が急激に上昇し，意識の有無を判別することができたが，aepEXのほうが反応が速かった。12症例の各時期の全測定値の平均値の推移を図14に示す。BISもaepEXも意識の有無を判別することができたが，判別能力はaepEXのほうが高かった。

人工呼吸下にプロポフォールで鎮静中の40症例を対象に，RamsayスコアとaepEX，BIS，spectral edge frequency（SEF）95%（SEF95）との関係を図15に示す[13]。aepEXはBIS，SEFに比較してSpearman相関係数が大きく，Ramsayスコアの順位を予測する能力（prediction probability）が高かった。聴性誘発電位由来のaepEXは皮質脳波由来のBIS，SEFよりも鎮静度の定量に優れていることが示された。鎮静度評価に関して，aepEXはBISと同等以上の能力を持つ。

2 オピオイドの作用

フェンタニルなどオピオイドは，AEPの波形を変化させないと報告されてきた。0.9 MACの浅いイソフルラン，亜酸化窒素麻酔下に，レミフェンタニルを1 μg/kgまたは3 μg/kg投与すると非侵襲下ではPa振幅は不変であったが，レミフェンタニル投与直後に気管挿管刺激を加えるとPa振幅の増大がレミフェンタニルの用量依存性に抑

2. 聴性誘発電位（auditory evoked potential：AEP）

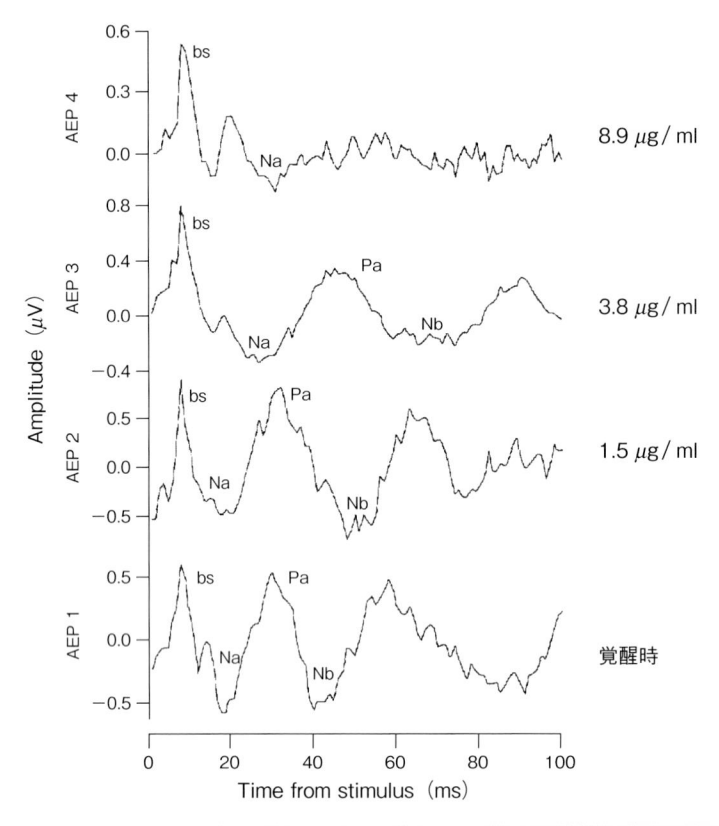

図10 血中プロポフォール濃度とMLAEP波形の関係
(Tooly MA, Greenslade GL, Prys-Roberts C. Concentration-related effects of propofol on the auditory evoked response. Br J Anaesth 1996 ; 77 : 720-6 より引用)

制された[14]。侵襲によって覚醒しようとする力（arousal）が増大するとAEP波形の潜時が短縮し振幅が大きくなるが，レミフェンタニルの鎮痛作用がarousalを抑制することによってAEP波形を変化させる。したがってarousalが小さい場合にはオピオイドはAEP波形を変化させず，arousalが大きいときにはAEPを抑制すると理解する。

レミフェンタニルとプロポフォールのaepEXへの相互作用を検討するために脊髄くも膜下麻酔群を対照に，レミフェンタニルの目標血中濃度を3 ng/mlと8 ng/mlの3群を比較した。レミフェンタニル単独ではaepEXの値は変化しなかった（図16)[15]。プロポフォールを追加投与して意識を消失させたが，レミフェンタニル投与量に依存して，プロポフォールの必要が少なく，aepEX値が高く個体差が大きかった。プロポフォール麻酔にレミフェンタニルを大量に併用するとaepEXの麻酔深度モニターとしての精度が低下する。

3 反応の予測

麻酔中の体動など生体反応を予測できることは，麻酔深度モニターにとって望ましい能力のひとつである。イソフルラン麻酔中の体動のないときのMLAEPと，イソフル

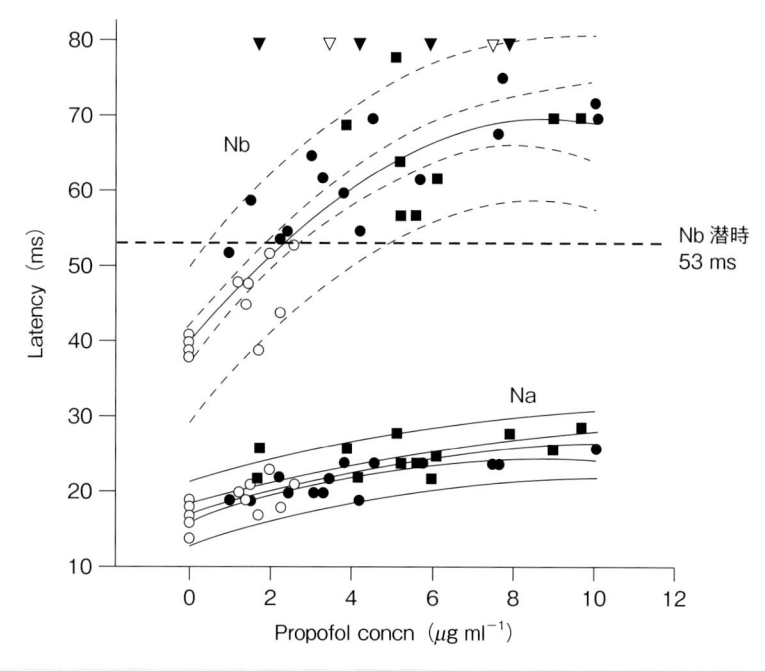

図11 血中プロポフォール濃度とNa, Nb潜時との関係
○：睫毛反射陽性
(Tooly MA, Greenslade GL, Prys-Roberts C. Concentration-related effects of propofol on the auditory evoked response. Br J Anaesth 1996；77：720-6 より引用)

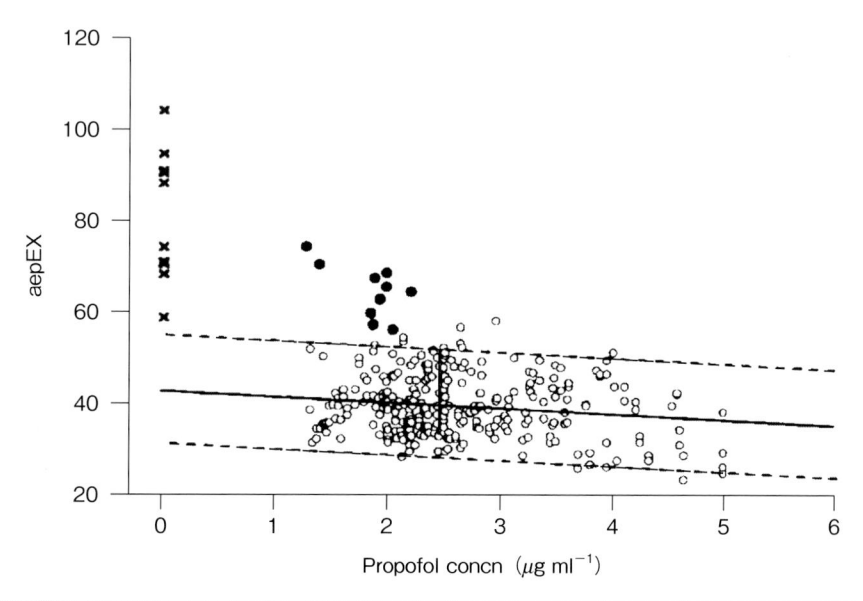

図12 予測血中プロポフォール濃度とaepEX
○：麻酔覚醒前，●：開眼後，×：麻酔導入前
(Doi M, Gajraj RJ, Mantzaridis H, et al. Relationship between calculated blood concentration of propofol and electrophysiological variables during emergence from anaesthesia：Comparison of bispectral index, spectral edge frequency, median frequency and auditory evoked potential index. Br J Anaesth 1997；78：180-4 より引用)

2. 聴性誘発電位（auditory evoked potential：AEP）

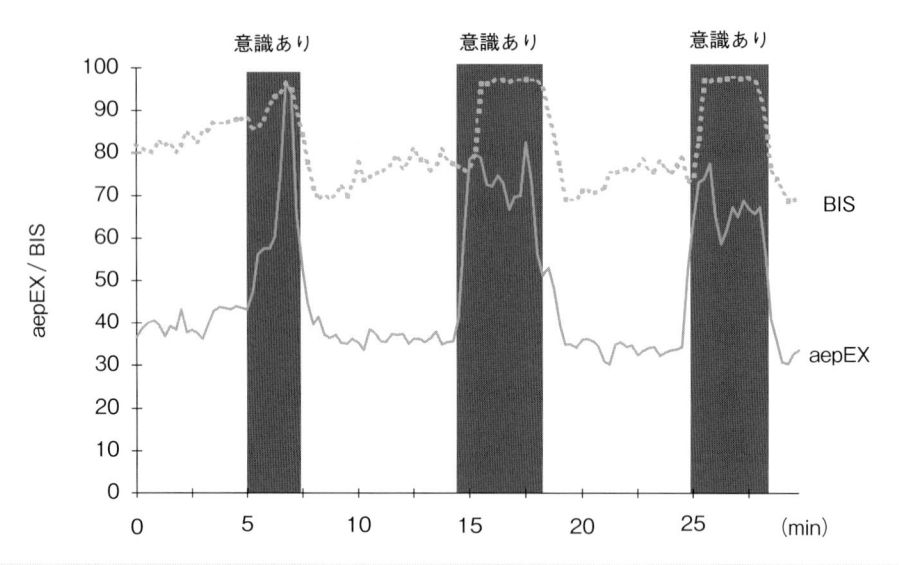

図13 脊髄くも膜下麻酔中にプロポフォール投与速度を増減し，催眠と覚醒を3回繰り返した1症例の aepEX と BIS の変化

（Gajraj RJ, Doi M, Mantzaridis H, et al. Analysis of the EEG bispectrum, auditory evoked potentials and the EEG power spectrum during repeated transitions from consciousness to unconsciousness. Br J Anaesth 1998；80：46-52 より引用）

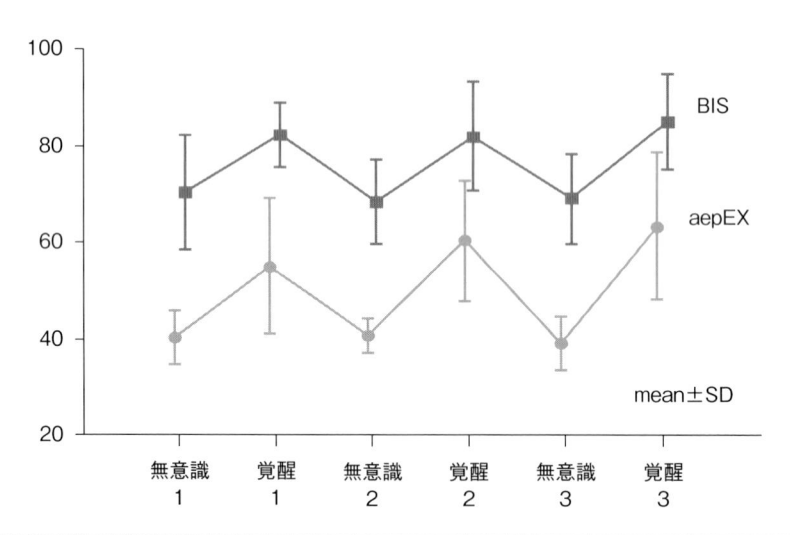

図14 脊髄くも膜下麻酔中にプロポフォール投与速度を増減し，催眠と覚醒を3回繰り返した12症例の意識がないときと覚醒時の aepEX と BIS の平均値（SD）

（Gajraj RJ, Doi M, Mantzaridis H, et al. Analysis of the EEG bispectrum, auditory evoked potentials and the EEG power spectrum during repeated transitions from consciousness to unconsciousness. Br J Anaesth 1998；80：46-52 より引用）

ラン濃度が薄くなって体動が起きる8分前から1分ごとに記録した波形を図17に示す。体動がないときに比べて体動8分前には，MLAEP の主要ピークが明らかになり，体動が近づくにつれて各ピークの振幅が大きくなり潜時が短縮した[16]。セボフルラン麻酔下に皮膚切開に誘発される体動の有無と aepEX の関係を図18に示す。直前に測定した

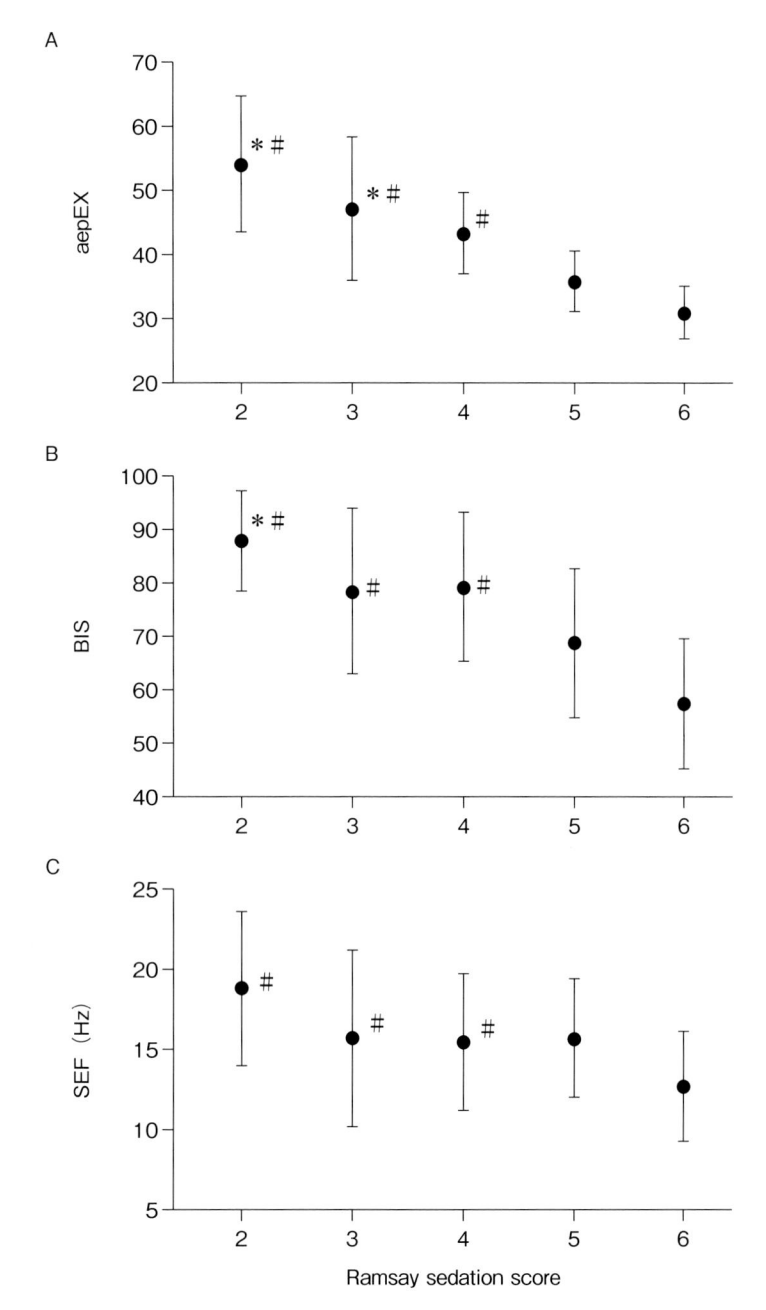

図15 Ramsayスコア2〜6におけるaepEX (A), BIS (B), SEF95% (C) の平均値±SD
＊：P＜0.05, スコア5と比較, ＃：P＜0.05, スコア6と比較
(Doi M, Morita K, Mantzaridis H, et al. Prediction of response to various stimuli during sedation：A comparison of three EEG variables. Intensive Care Med 2005；31：41-7より引用)

2. 聴性誘発電位（auditory evoked potential : AEP）

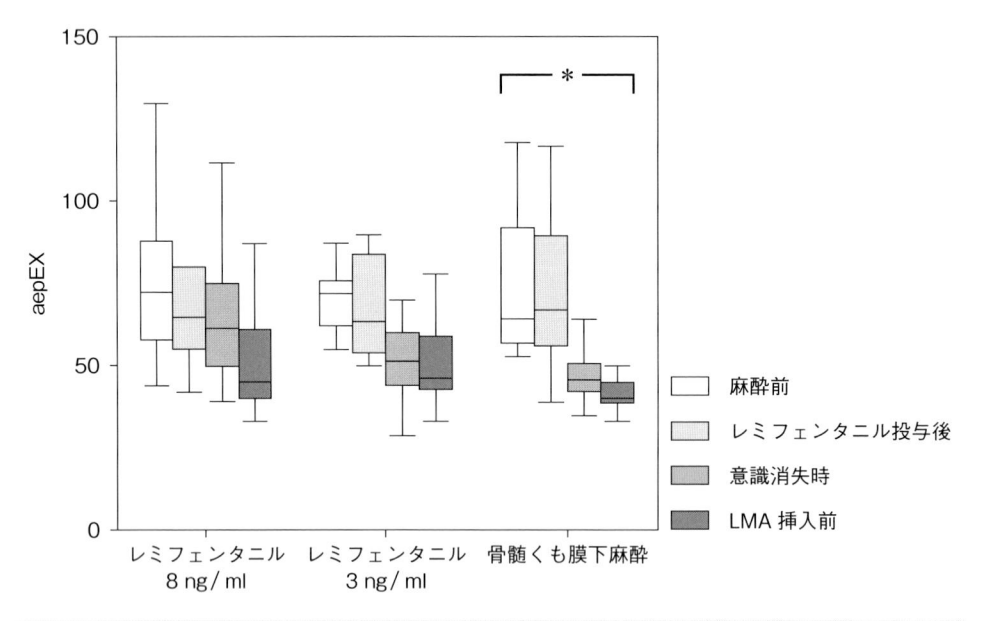

図 16　aepEX に対するレミフェンタニルとプロポフォールの相互関係
麻酔前：覚醒時対照値。レミフェンタニル投与後：予測血中レミフェンタニル濃度 8 ng/ml，3 ng/ml で平衡に達したとき。脊髄くも膜下麻酔群はレミフェンタニル投与なし。意識消失時：プロポフォールを加えて意識が消失したとき。LMA 挿入前：意識消失後，LMA を挿入する直前
（Schraag S, Flaschar J, Schleyer M, et al. The contribution of remifentanil to middle latency auditory evoked potentials during induction of propofol anesthesia. Anesth Analg 2006 ; 103 : 902-7 より引用）

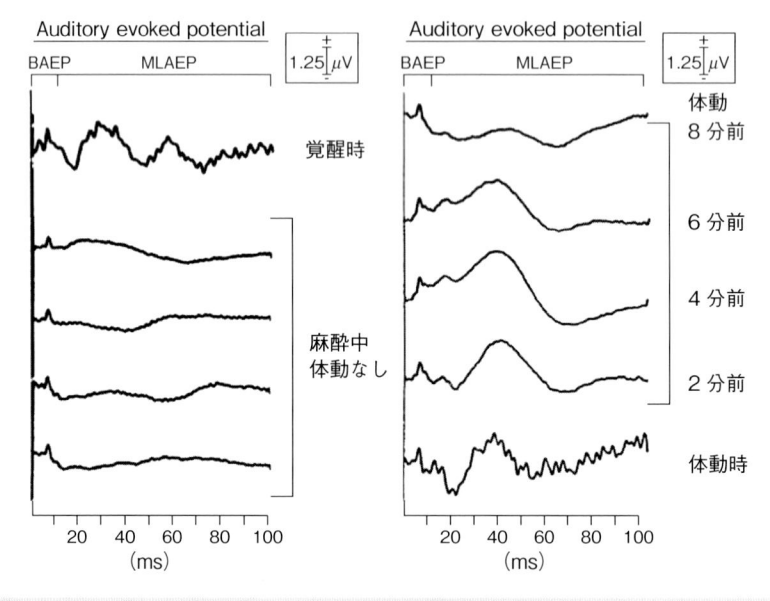

図 17　イソフルラン麻酔時の MLAEP
左：上段麻酔前，以下麻酔中体動なし。右：体動 8 分前から体動時までの AEP の変化
（Schwender D, Daunderer M, Mulzer S, et al. Midlatency auditory evoked potentials predict movement during anesthesia with isoflurane or propofol. Anesth Analg 1997 ; 85 : 164-73 より引用）

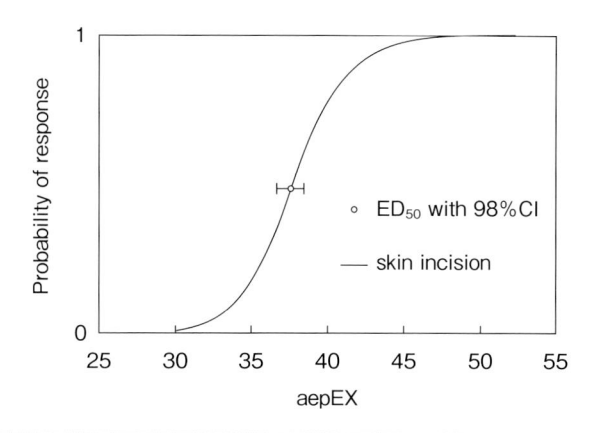

図18 セボフルラン麻酔にて，皮膚切開による体動の有無を直前の aepEX で予測可能
(Kurita T, Doi M, Katoh T, et al. Auditory evoked potential index predicts the depth of sedation and movement in response to skin incision during sevoflurane anesthesia. Anesthesiology 2001；95：364-70 より引用)

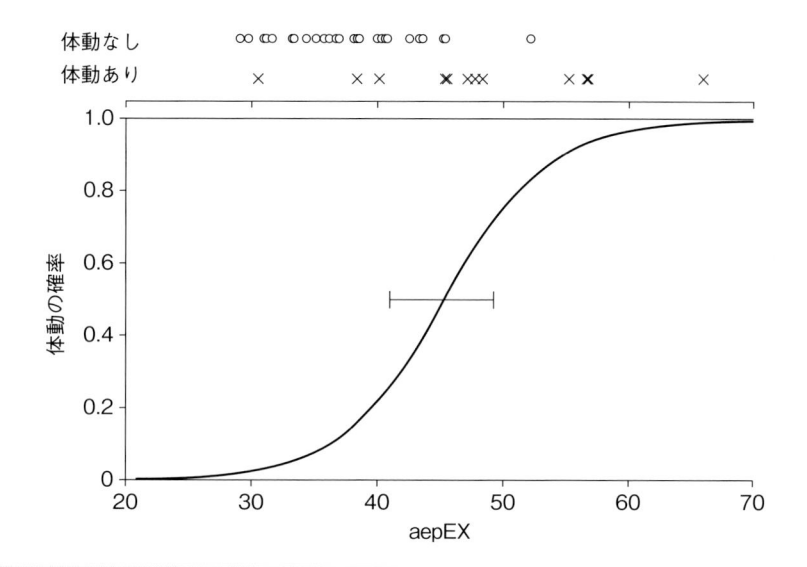

図19 プロポフォール麻酔にて，LMA 挿入による体動の有無を直前の aepEX で予測可能
(Doi M, Gajraj RJ, Mantzaridis H, et al. Prediction of movement at laryngeal mask airway insertion；A comparison of auditory evoked potential index, bispectral index, spectral edge frequency and median frequency. Br J Anaesth 1999；82：203-7 より引用)

aepEX の値により体動を予測できた[17]。またプロポフォールによる麻酔導入時のラリンジアルマスク挿入に対する体動出現の有無に関しても，直前の aepEX の値で予測が可能であった（図19）[18]。これらの体動反応は，BIS をはじめとする皮質脳波の指標では予測困難である。BIS が大脳皮質の活動性の情報のみを評価の対象としているのに対して，AEP では皮質下を含めたより広範囲の中枢神経の抑制の程度を反映することが，侵襲に対する生体反応の予測能力の差となって現れた可能性がある。

4 aepEX モニターの臨床的評価

現在もっとも普及している BIS モニターを比較対照として，aepEX モニターを臨床的に評価する（表2）。

麻酔深度モニターとして臨床で広く受け入れられるためには，評価が容易な単一数値として結果を提示することが必須である。両者とも 0 ～ 100 の数値で麻酔深度を表示するが，両者の値の意味づけは異なるので注意が必要である。また，数値と臨床的印象に差がある場合など，波形そのものを観察し異常なノイズなどと鑑別する必要があることも両者に共通である。

両モニターとも，完全に連続的ではなく演算のための時間遅れがあるが，臨床的には許容できる頻度で情報を提供できる。侵襲性に関しては BIS のほうが優れている。90 dBA の AEP 測定は BBC のデータより 8 時間以内ならば安全であるとされているが，音刺激を長時間（数日にわたって）与え続けると内耳を傷害する可能性がある。ただし BIS もスパイク状の電極や，ディスポーザブルプローブのテープの端で皮膚を損傷する危険性があるので注意する。外来ノイズに関しても BIS のほうが有利である。AEP モニターは製品化にあたりノイズ除去機能が改善されたが，AEP は電位が小さいため除去すべきノイズが通過して加算されると測定値に影響を及ぼしやすい。取り扱いに関しては，イヤホンを正しく装着する手間の分だけ AEP モニターでの負担が大きい。イヤホンがずれると音圧が変わってしまうので，取り扱いには多少の慣れが必要である。鎮静レベルの定量能力は一長一短である。AEP では鎮静度による波形変化が少なく aepEX の値も 30 ～ 50 程度の狭い範囲で動くが，ほとんどすべての麻酔薬，鎮静薬において用量依存性の一相性変化を示す。BIS は，その反対に，鎮静レベルに応じて値が大きく変化するが，すでに多くの報告があるように時として麻酔深度と逆方向の動き

表2 AEP モニターと BIS モニターの臨床的評価

	AEP	BIS
評価が容易	◎	◎
連続的	◎	◎
非侵襲的	○	◎
外来ノイズに対して安定	○	◎
取り扱いが容易	△	◎
鎮静レベルを定量できる	○	○
意識の有無を識別できる	◎	○
刺激に対する反応を予測できる	○	△

◎：きわめて良好，○：良好，△：やや問題あり
（土井松幸．〈特集：モニタリングを検証する〉中枢神経系：脳．麻酔 2012；61：5-15 より引用）

をすることがある．意識の有無を識別する能力はaepEXのほうが優れている．術中覚醒の防止を麻酔深度モニターに期待するならばaepEXに利がある．刺激に対する反応を予測する情報は，BISをはじめ皮質脳波の指標からは得られがたく，aepEXのほうに可能性がある．

まとめ

聴性誘発電位を用いた麻酔深度モニターは，イヤホンを装着して持続的に音刺激を加える必要があり煩雑ではあるが，麻酔深度モニターとしては皮質脳波と同等以上の能力を期待できる．

■引用文献

1) Hall III JW. New handbook of auditory evoked responses. Boston：Allyn and Bacon；2007.
2) Thornton C, Sharpe RM. Evoked responses in anaesthesia. Br J Anaesth 1998；81：771-81.
3) Schwender D, Daunderer M, Mulzer S, et al. Midlatency auditory evoked potentials predict movements during anesthesia with isoflurane and propofol. Anesth Analg 1997；85：164-73.
4) Mantzaridis H, Kenny GN. Auditory evoked potential index：A quantitative measure of changes in auditory evoked potentials during general anaesthesia. Anaesthesia 1997；52：1030-6.
5) Bell SL, Smith DC, Allenv R, et al. The auditory middle latency response, evoked using maximum length sequences and chirps, as indicator of adequacy of anesthesia. Anesth Analg 2006；102：495-8.
6) Notley SV, Bell SL, Smith DC. Auditory evoked potentials for monitoring during anaesthesia：A study of data quality. Med Eng Phys 2010；32：168-73.
7) Bell SL, Smith DC, Allen R, et al. Recording the middle latency response of the auditory evoked potential as a measure of depth of anaesthesia. A technical note. Br J Anaesth 2004；92：442-5.
8) Urhonen E, Jensen EW, Lund J. Changes in rapidly extracted auditory evoked potentials during tracheal intubation. Acta Anaesthesiol Scand 2000；44：743-8.
9) Schwender D, Conzen P, Klasing S, et al. The effects of anesthesia with increasing end-expiratory concentration of sevoflurane on midlatency auditory evoked potentials. Anesth Analg 1995；81：817-22.
10) Tooly MA, Greenslade GL, Prys-Roberts C. Concentration-related effects of propofol on the auditory evoked response. Br J Anaesth 1996；77：720-6.
11) Doi M, Gajraj RJ, Mantzaridis H, et al. Relationship between calculated blood concentration of propofol and electrophysiological variables during emergence from anaesthesia：Comparison of bispectral index, spectral edge frequency, median frequency and auditory evoked potential index. Br J Anaesth 1997；78：180-4.
12) Gajraj RJ, Doi M, Mantzaridis H, et al. Analysis of the EEG bispectrum, auditory evoked potentials and the EEG power spectrum during repeated transitions from consciousness to unconsciousness. Br J Anaesth 1998；80：46-52.
13) Doi M, Morita K, Mantzaridis H, et al. Prediction of response to various stimuli during se-

dation ; A comparison of three EEG variables. Intensive Care Med 2005 ; 31 : 41-7.
14) Wright DR, Thornton C, Hasan H, et al. The effect of remifentanil on the middle latency auditory evoked response and haemodynamic measurements with and without the stimulus of orotracheal intubation. Eur J Anaesth 2004 ; 21 : 509-16.
15) Schraag S, Flaschar J, Schleyer M, et al. The contribution of remifentanil to middle latency auditory evoked potentials during induction of propofol anesthesia. Anesth Analg 2006 ; 103 : 902-7.
16) Schwender D, Daunderer M, Mulzer S, et al. Midlatency auditory evoked potentials predict movement during anesthesia with isoflurane or propofol. Anesth Analg 1997 ; 85 : 164-73.
17) Kurita T, Doi M, Katoh T, et al. Auditory evoked potential index predicts the depth of sedation and movement in response to skin incision during sevoflurane anesthesia. Anesthesiology 2001 ; 95 : 364-70.
18) Doi M, Gajraj RJ, Mantzaridis H, et al. Prediction of movement at laryngeal mask airway insertion ; A comparison of auditory evoked potential index, bispectral index, spectral edge frequency and median frequency. Br J Anaesth 1999 ; 82 : 203-7.

(土井　松幸)

II

呼吸器系モニター

II. 呼吸器系モニター

1 カプノグラム：測定原理と臨床での有用性

はじめに

　二酸化炭素（CO_2）濃度（分圧）を測定する機器を，カプノメータと呼ぶ。測定されたCO_2濃度を，時間や呼気量を横軸にトレースした波形がカプノグラム[1]で，特に全身麻酔時には必須のモニターである。正常な時間カプノグラムの波形を図1に示す。臨床で使用されるモニターでは，通常呼気終末二酸化炭素分圧（P_{ETCO_2}）とカプノグラムから計算された呼吸数が表示される。P_{ETCO_2}の値だけでなく，カプノグラム波形は，特に全身麻酔患者の病態やその原因の把握に非常に有用である。本項では，カプノグラムを理解するための基礎知識とカプノグラムの臨床での有用性について詳述する。

カプノグラム普及の歴史

　カプノグラムは，現在の手術室にはあたりまえのように常備されているモニターであるが，その有用性を再認識するためにもその普及の経緯を理解することは意義深いことである。1943年に初めてLuftら[2]が赤外線を用いたCO_2測定法を報告してから1960年代までは，機器のメンテナンスや価格などの問題のため実験室で使用されるのみであった。その後，機器の改良が進み，1970年代後半になりヨーロッパで，1980年代には米国で一部の施設が臨床応用を始めたところ，その有用性がたちまち明らかとなったのである[3]。

　当時，麻酔そのものによる致死的合併症の原因は，食道挿管などの低換気に麻酔科医

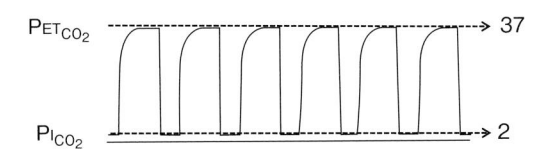

図1　時間カプノグラムモニターの一例
　臨床で使用される時間カプノグラムモニターでは，カプノグラム波形とそれから測定される呼気終末二酸化炭素分圧（P_{ETCO_2}），吸気二酸化炭素分圧（P_{ICO_2}）と呼吸数が表示される。

が気付かないことであった。麻酔科医は，胸部の呼吸音を確認していたにもかかわらず，食道挿管に気付かなかったのである。パルスオキシメータも普及し始めたころではあったが，食道挿管でも酸素飽和度はただちに低下するわけではなく，食道挿管の診断と対応が遅れることとなった。ところが，カプノグラムの標準モニター化により状況は一変したのである。Eichhornら[4]は，ハーバード大学関連施設の130万件を超す麻酔症例から麻酔事故の原因解析を行い，これらの施設でカプノグラムが標準モニターとなった1985年からは，その食道挿管などの合併症発生率が1/3以下になったと報告した。後ろ向きの解析であり，この報告には議論もあったが，カプノグラムの臨床的有用性は広く認識され，米国麻酔科学会が，カプノグラムを1991年に手術室での標準モニターとするに至ったのである。これらを受けて，日本麻酔科学会でも，1993年に"安全な麻酔のためのモニター指針"でカプノメータを必須のモニターと定めた。カプノグラムの臨床応用は単に食道挿管の発見にとどまらず，人工呼吸中の換気モニター，閉塞性肺疾患などさまざまな呼吸器疾患・病態の周術期管理，悪性高熱症の早期発見などその臨床的有用性は大きく拡大し，現在では，手術室や集中治療，救急領域では欠かせないモニターとなったのである。

二酸化炭素測定原理

これまでさまざまなCO_2測定方法が開発されたが，正確性，反応性，測定装置の大きさ，サンプル量，較正の容易さ，センサーの大きさ，他ガスの影響，測定開始までの時間，価格などがその測定原理によって大きく異なる（表1）。現在は低価格化と簡便さから赤外線分光分析法に集約された。

1 質量分析法[5]（mass spectrography）

ガスの分子量によって区別する方法である。ガスを高陰圧（10^{-5} mmHg）で吸引して，電子線でイオン化した後に磁力により加速する。このイオン化された混合ガスがその分子の重量と荷電状態との比率によって異なる位置に到達し，その濃度はおのおののセンサー部への到達頻度で測定が可能となる。

2 ラマン分光分析法[6]（Raman spectrography）

原理は，ガスに光子を当てると分子の振動や回転へとエネルギーが変化し，それに伴って光子はエネルギーと低周波数となって観測され（ラマン散乱），その散乱光を解析することでガス濃度を測定する。

表1 CO$_2$分圧測定方法の比較

	正確性	反応性	測定装置の大きさ	サンプル量	較正	他ガスの影響	価格
赤外線分光分析法	正確		非常に小さい	少ない	一定時間ごとに必要	特に亜酸化窒素で大きい	廉価
質量分析法	正確	反応は早いが数人の患者を順次測定するためやや時間がかかる	同時測定数によって機構が複雑に大きくなる	少ない	5秒間で流量計・ガス濃度両者が終了する	なし	非常に高価
ラマン分光分析法	非常に正確		大きい	少ない	較正ガスによって行う	なし	高価
音響振動分析法	非常に正確		小さい	少ない	必要なし	なし	高価
分子相関分光法	正確		小さい	非常に少ない	測定時に機器による較正	少ない	廉価

3 音響振動分析法(photoacoustic spectrography)

基本的には赤外線を利用しているが,赤外線をガスに照射するとガスが膨張し圧力が上がり,この照射を遮ると圧が下がる。回転板によって照射を振動させるとガスの膨張・収縮も同様に振動するので,それを音としてマイクで測定する[7]。

4 赤外線分光分析法(infrared spectrography)

赤外線は複数の核を持つ分子に吸収される(図2)。CO$_2$分子は,4,300 nmの波長の赤外線を特異的に吸収するので,この波長の吸光度を測定して気体中のCO$_2$濃度を測定する。光源が単波長のものと多波長のものがあるが,多波長のものがより正確であり信頼度は高いとされる[8]。非常にコンパクトで価格も安く作ることができるので現在の麻酔ガスモニターの主流である。

図2に示すように,亜酸化窒素ガスの赤外線吸収が4,500 nmとCO$_2$の吸収ピークと近接しており,測定誤差の原因となる。collision-broadening effectと呼ばれる,ガスの分子間作用で吸収のピーク値が広くなる現象が知られており[9)10],臨床的には亜酸化窒素濃度10%あたり1.3%高くなることが実験で示されている[11]が測定装置が補正している。近年,全身麻酔中に亜酸化窒素を使用しない場合が多いので,その有無の設定変更を忘れないように注意が必要である。同様に,測定装置内に混入した水蒸気も赤外線を吸収し,実際より高値に表示される可能性がある。サンプルライン内で水滴になると詰まりを引き起こし,センサー部分に結露すると測定が困難となる。ナフィオン®チューブにより大気に水蒸気を逃がす方法があるが,拡散時に気化熱による冷却が起きるため

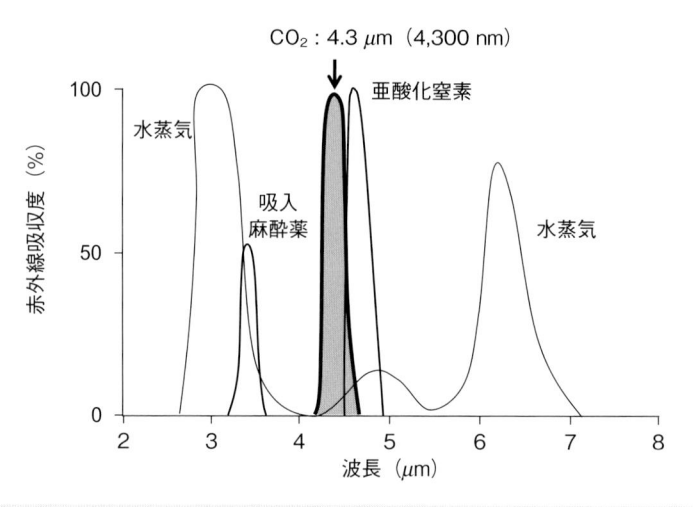

図2 さまざまな気体の赤外線の吸光スペクトラム

CO_2 と N_2O の吸光度のピークが近接していることが分かる。水蒸気も CO_2 と同一波長で赤外線を吸収する。亜酸化窒素以外の吸入麻酔ガスとは離れている。

水滴が付着しやすい。吸入麻酔薬の赤外線吸収領域は，CO_2 とは大きく異なるので吸入麻酔薬の存在で影響されることはない。

5 分子相関分光法 (molecular correlation spectrography)

赤外線分光分析法のひとつであるが，いわゆるマイクロストリーム方式という新しい技術である。CO_2 分子の波長 4,300 nm の赤外線吸収を利用した方法であるが，従来より 135 倍も幅の狭い (150 nm) の集束レーザー光を用いて吸光度を測定する。光路が短く CO_2 測定のためキュベットの体積を小さくできる利点がある。小さなキュベット (現在 15 μl) へ吸引するサンプルガス流量は，従来の 150 ml/min から 50 ml/min へと飛躍的に小さくなり，反応の遅れも少なくなった。さらに，低流量によって水蒸気の吸い込み量も少なくなり，それによる誤差やトラブルも少なくなった。ナフィオン® 膜で加工されたチューブを回路内に組み込むことによって，集中治療室などでの長期使用にも耐えられる仕様になっている。自発呼吸患者[12]や挿管された小児[13]，新生児[14]において良好な結果が出ている。特に新生児用のサンプルポートは，スプリングを使用した特殊構造により死腔量が 0.5 ml 以下となっている。

二酸化炭素測定方式

現在臨床で使用されている CO_2 測定装置のほとんどすべての測定原理は赤外線分光分析法であるが，測定方式にはセンサーの位置によってメインストリーム方式とサイドストリーム方式とがあり，それぞれに特徴がある (表2)[15]。臨床使用にあたっては，それぞれの長所・欠点を理解したうえで使用すべきである。図3には，同一患者からメ

II. 呼吸器系モニター

表2 CO_2分圧測定におけるメインストリーム方式とサイドストリーム方式の比較（一般的な両者の比較）

メインストリーム方式

利 点	欠 点
正確な波形描写 サンプリングチューブ不要	ヒータやモータによる加重（挿管チューブの折れ曲がりにつながる） 水滴の影響を受けやすい 上記のためヒーターによる加温が必要 センサーが衝撃に弱い センサー部分が死腔となりやすい 較正が必要である 非挿管患者では誤差が出やすい

サイドストリーム方式

利 点	欠 点
サンプリング部分が小型・軽量 装置を小型化する必要が少ない 水蒸気の影響が少ない サンプリング部分の死腔が少ない 大気での較正のみが多い 非挿管患者にも使用しやすい	サンプリングによる時間差が生じる ウォームアップが必要である サンプルラインの閉塞やねじれが起こる サンプリングによる回路内ガスの減少 頻呼吸での制限がある

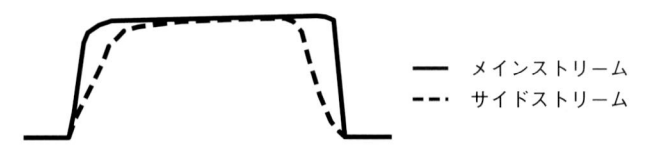

図3 時間カプノグラム：同一患者で同時期に測定されたメインストリーム方式（実線）とサイドストリーム方式（点線）によるカプノグラム波形

インストリーム方式とサイドストリーム方式で得られたカプノグラム波形を示す。

1 メインストリーム方式

　CO_2測定用のキュベットとセンサー部分が，患者と呼吸回路の間に位置するタイプである。サイドストリーム方式に比較して反応時間が早く，測定誤差も少ない利点がある。呼気ガス中の水滴がキュベットに付くと実際より高値となるため，必ずキュベットに接続するセンサー部分には加熱装置が付いており，センサー部が体温よりも高温（39℃）に保たれている。このため体表に長時間接触していると低温やけどの原因となりうるので注意が必要である。水蒸気以外の汚染（分泌物や吸入薬など）によっても誤差が大きくなる可能性がある。水蒸気の付着を防ぐためのヒーターやチョッパーの制御モーターなどのため重量が重くなり，挿管チューブが折れ曲がったり腹臥位でのチューブのずれを招いたりする危険性がある。また，センサー部分は衝撃に弱く取り扱いに注意が必要

である。呼気に外気が混入しやすい非挿管患者の呼吸モニターとしては，誤差が大きくなりセンサーの重量などのため勧められない。

メインストリーム方式の欠点を改善した機種も実用化されている。これは，センサー部分が非常に小型・軽量化されており装着が容易になっている。さらにキュベットの構造を工夫することで水滴が溜まりにくくなっており，防曇膜を用いて水分が水滴ではなく平面的に付着するようにすることで光の散乱を低下させる工夫がなされている。測定の精度を上げるために，1波長分光方式（透過光をハーフミラーで分光し，コントロール用のガスセルを通過させ補正値とする方法）を採ることで精度を上げており，術後の呼吸モニターとしても有用という報告もある[16]。1波長分光方式のため，通常必要な較正を行う必要もない。メインストリーム方式の欠点である非挿管患者の監視にも使えるように，鼻・口呼吸両方に対応できるようになっている。

2 サイドストリーム方式

CO_2測定用キュベットとセンサーへは，呼吸回路から細いチューブを通してサンプルガスが吸引される測定方式である。ガスのサンプリング量によって高流量（400 ml/min以上）と低流量（400 ml/min未満）に分けられるが，通常のサンプル流量は150 ml/min程度の低流量である。メインストリーム方式と比較して反応時間はガスの採取部とセンサー部までの距離が遠いため遅くなり，特に新生児など呼吸回数の多いときには低めに表示される場合がある[17)18]。採取したガスを手術室へ排出することによる環境汚染を防ぐため，排出ガスを呼吸回路か廃棄システムへ流す必要がある。サイドストリーム方式では，水滴による詰まりを予防するためにナフィオン®チューブによって水蒸気を外部へ逃がすものがあるが，サンプルガス内の水蒸気が測定装置へ到達する前に外気と平衡に達するため，水蒸気圧が下がってしまうことになる。サンプルポートの容量も換気量によって死腔負荷となるため注意が必要である[19]。前述のように，最近では，サイドストリーム方式でありながら分子相関分析法を用いることにより，その欠点を改善することに成功している。

カプノグラムの生理学的意義

1 カプノグラムに影響する因子

カプノグラムは，気管チューブの先端あるいは密着させたマスク内などで，呼吸に伴うCO_2分圧を測定するが，横軸を時間軸とする時間カプノグラムと呼気量を横軸とする呼気量カプノグラムが存在する。臨床的には時間カプノグラムが使用されている。カプノグラム波形は，体内でのCO_2の産生（代謝），運搬（循環），排出（呼吸）のすべての過程を反映するものである。通常はCO_2の産生（代謝）と運搬（循環）は短時間

ではほぼ一定であるため，CO_2分圧の変化は呼吸の変化を反映する。一方，人工呼吸器の条件が一定である場合，CO_2分圧の変化は，代謝あるいは循環が変動したことを示唆する。つまり，カプノグラムは代謝や循環のモニターにもなりうる（図4）。

呼吸は，肺容量の増加する吸気相と肺容量の減少する呼気相に分けられる。この肺容量の増減に関与するのは，気道と肺胞内に存在する気体である。呼気が開始されるとカプノメータのセンサー部分には，中枢気道に存在する気体から順次肺胞に存在する気体が到達しCO_2濃度が変化する。再呼吸をしていないかぎり上気道・下気道など解剖学的死腔に存在する気体にはCO_2は存在しないため，呼気開始からしばらくCO_2濃度はゼロのままである。これが，カプノグラムの第Ⅰ相を形成する。やがてCO_2を含む肺胞内ガスとCO_2を含まない解剖学的死腔内ガスの混合ガスがセンサーに到達するに至り，CO_2濃度が急速に上昇する。仮に肺のすべての肺胞内に存在するCO_2濃度が等しく，その肺胞内ガスが解剖学的死腔内ガスの流出した後に同時にセンサーに到達すれば，CO_2濃度は肺胞内CO_2濃度と等しくなりカプノグラム波形は完全に平坦となるはずである。しかし，実際には急激にCO_2濃度の上昇が止まるもののその後もゆっくりとCO_2濃度は上昇を続ける。これは，肺胞内CO_2濃度の不均一さや末梢気道抵抗や肺胞時定数の不均一さなどに起因する，換気血流不均衡が生理学的にも存在するためである。また，肺胞内へは常にCO_2が毛細管から流入し続けることも，CO_2の持続的増加の原

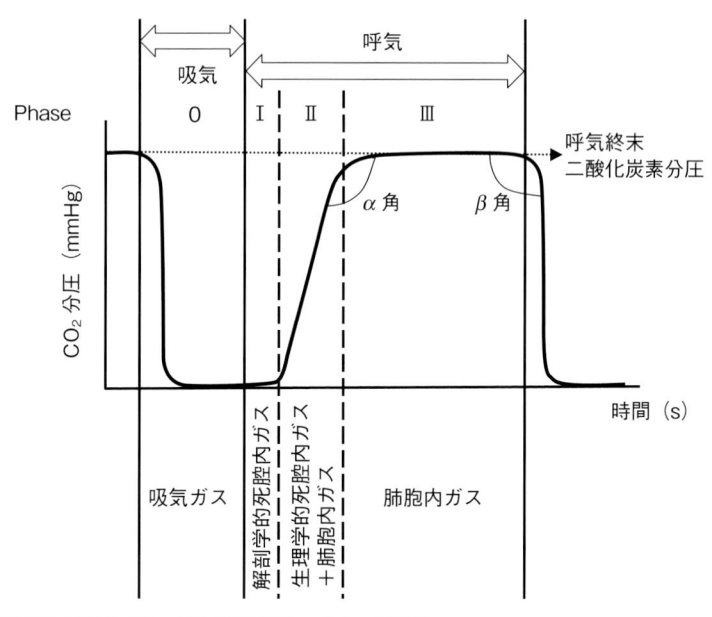

図4　時間カプノグラム

吸気時から0期が始まり，呼気の最初からⅠ期，Ⅱ期，Ⅲ期と進む。Ⅰ期は解剖学的死腔からのガスであり，ほぼ0に近い。Ⅱ期は急速に立ち上がる曲線で死腔と肺胞とのガスが混合されて呼出される。Ⅲ期はほぼプラトーとなっており肺胞からのガスが呼出されている。Ⅱ期とⅢ期との角度をα角，Ⅲ期の終わりの部分（吸気が始まる部分）の角度をβ角と呼ぶ。実際の呼気がⅢ期の終わりまで続いていないことに注意が必要である。

因と考えられている。CO_2濃度が増加し始めてからCO_2濃度上昇が急速に減速するまでを第Ⅱ相，その後吸気の開始とともにCO_2濃度が急速に低下するまでが第Ⅲ相と定義されている。第Ⅲ相終末のCO_2濃度は，呼気終末二酸化炭素（CO_2）分圧（P_{ETCO_2}）と呼ばれる。吸気の開始とともにセンサー部分には，CO_2を含まない吸気が流れ込むため，CO_2濃度は一気にゼロとなる。この吸気相は，カプノグラムの第0相と定義されている。

2 呼気終末二酸化炭素分圧の生理学的意義

P_{ETCO_2}は，動脈血二酸化炭素分圧（Pa_{CO_2}）を反映するため臨床的にも有用なカプノグラム波形測定値である。通常Pa_{CO_2}よりP_{ETCO_2}が低い値を表示し，P_{ETCO_2}とPa_{CO_2}とは相関して変化することが多い。ΔP_{CO_2}（$\Delta P_{CO_2} = Pa_{CO_2} - P_{ETCO_2}$）は，通常は第Ⅲ相がほぼ平衡に達していれば2〜5 mmHg程度で，ΔP_{CO_2}は1回換気量[20]，肺胞時定数分布などにも影響を受け，第Ⅲ相がほぼ平衡な場合は肺胞死腔を表しているといわれる。

3 時間カプノグラムにおけるα角，β角 （図4）

第Ⅱ相と第Ⅲ相とがなす角度をα角と呼ぶ。およそ100〜110度である。α角の変化は肺の換気血流比の変化を間接的に示している。気道狭窄や人工呼吸器の設定変更にも影響される。頻呼吸の場合もα角が大きくなり，これは機器が頻呼吸に対応できていない可能性が高い。新生児などでBrain回路使用時には同時に基線が上昇するなどによってβ角も上昇するとされる[21]。

第Ⅲ相の終末のほぼ90度で下降する部分の角度をβ角と呼ぶ。再呼吸によってこれに続く第0相と第Ⅰ相とが変形・上昇すると同時に，β角も増加する。α角やβ角などのように客観的に示すことができる指標は有用と考えられるが，手術室の日常業務として測定することは難しい。特に吸気相の情報が必要なβ角は，後述するようにサイドストリーム方式では，カプノグラム表示と気流量の測定値に時間差が生じやすいので，正確な計測は困難と考える。

4 第Ⅳ相の存在

第Ⅲ相終末にさらに上昇する場合があり，第Ⅳ相と呼ばれる。肥満患者や妊娠患者の全身麻酔中などに見られ，末梢気道の閉塞によるとされる。2つの機序が理由として考えられる。ひとつは低い時定数の肺胞が呼出し終わっても，時定数の大きな肺胞には，まだCO_2分圧の高いガスが残っているためその混合によって上昇するという理論であり，もうひとつは経時的に肺胞へのCO_2の排出が継続しているため第Ⅲ相の終末にさらに上昇するという理論である。特に肥満などで胸壁のコンプライアンスが低下している状態では呼出が早まるために，妊婦ではさらにCO_2産生が増加しているため，第Ⅳ相の上昇が見られるとされる[22]。

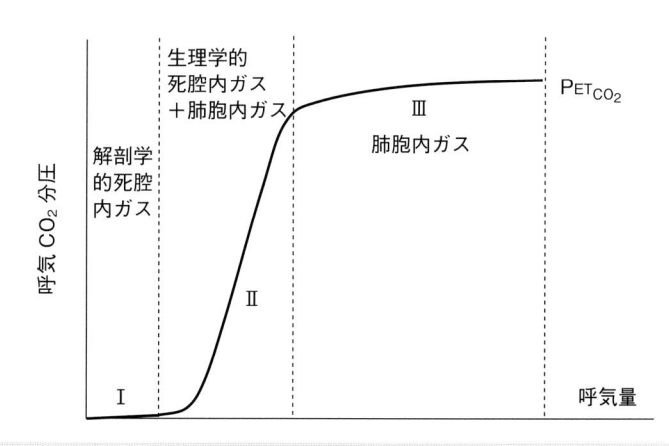

5 呼気量カプノグラム（図5）

　呼吸流量を同時に測定し，時間軸の代わりに横軸を呼気量，縦軸は CO_2 分圧として表示するのが，呼気量カプノグラムである。反応時間に遅れの少ないメインストリーム方式で CO_2 を測定すべきである。時間カプノグラムに比較して，この表現方法の利点は，第Ⅰ相の開始を明確に判別可能で，さらに，より正確に第Ⅱ相と第Ⅲ相を区別し，第Ⅲ相の傾きや α 角を正確に測定できる点である。これは，時間カプノグラムの第Ⅲ相の後半部分の測定が，呼気量の大きく低下した呼気ガスサンプルあるいは全く呼出が停止した状態での回路内サンプルで行われ，第Ⅲ相の傾きが不正確となるためである。第Ⅳ相の存在も明確に識別可能である。臨床的には経時的な評価が可能な時間カプノグラムのほうが簡便なため，普及している。後述のように CO_2 の総排出量や死腔を正確に求めることができる利点がある[23]。

6 呼気量カプノグラムによる死腔量の測定（図6）

　呼気量カプノグラムを用いて，解剖学的死腔を求めることができる。呼気量カプノグラム第Ⅰ相は純粋に解剖学的死腔由来のガスである。一方，第Ⅱ相は解剖学的死腔と肺胞からの混合ガスで形成され，第Ⅱ相の呼気量の半分は解剖学的死腔由来と仮定することができる。したがって，図6の呼気流量カプノグラム上の面積ＰとＱが等しくなるように引かれた垂線の交点が，解剖学的死腔を表すことになる（Flowerの方法）。しかし，第Ⅲ相が徐々に上昇していくような場合は死腔量を過小評価する可能性が高い。健常成人では 150 〜 180 ml といわれているが，PEEP や呼吸条件などで変化することが知られている[24]。

図5　呼気量カプノグラム
横軸を呼気量にとった CO_2 の呼出曲線であり，呼気の最初のほぼ０の部分をⅠ期，急速に立ち上がる部分をⅡ期，プラトーとなる，ないしは緩徐な上昇となる部分をⅢ期とする。呼気終末でさらに上昇する場合は，Ⅳ期と定義する。同時に呼出量の情報が得られるため，死腔などを求めるときに有用である。

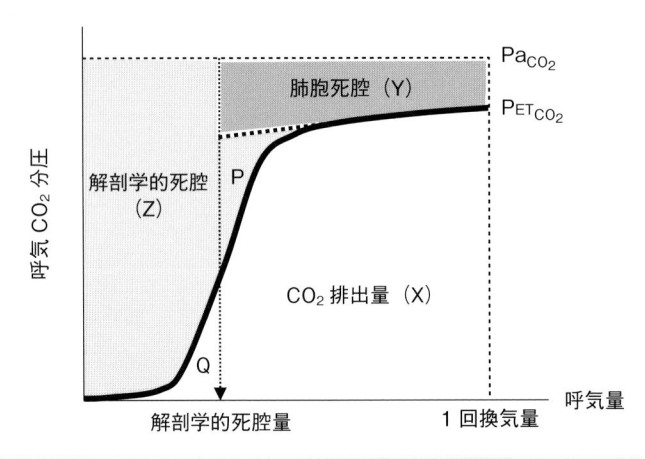

図6 呼気量カプノグラムを用いた死腔の求め方
詳細は本文参照

　さらに，同時に血液ガス分析を行い Pa_{CO_2} を測定すれば，生理学的死腔，肺胞死腔の測定も可能である[20]。図6の面積は，CO_2 量を示すことになり，Xの領域は1回の呼吸で呼出された CO_2 量を表す。肺胞内 CO_2 濃度と動脈血中 CO_2 濃度が平衡に達していると仮定すれば，Pa_{CO_2} 以下の領域（X＋Y＋Z）は，死腔が存在しない場合に本来肺胞内から呼出されるべき CO_2 量である。前述のようにZは解剖学的死腔を表すので，Yはそれ以外の死腔，肺胞死腔を表し，両者の和Y＋Zは生理学死腔を表すことになる。したがって，解剖学的死腔量は，Z/(X＋Y＋Z)×1回換気量として求めることができる。同様に肺胞死腔量はY/(X＋Y＋Z)×1回換気量として，生理学的死腔量は（Y＋Z)/(X＋Y＋Z)×1回換気量として求めることができる。

7 CO_2 分圧測定による心拍出量の測定[25]

　図7に示すように CO_2 の再呼吸を制御し，呼吸流量と CO_2 分圧の連続的測定が可能な装置を，気管挿管された患者の呼吸回路に組み込むことで，フィックの法則を用いた心拍出量を測定することが臨床応用されている（The NICO® Cardiopulmonary Management System)[26]。心拍出量が多い場合などは熱希釈法との相関が落ちるという報告[27]もあるが，低侵襲であり最近ではその精度を上げる工夫もなされている[28]。

　以下は，その測定原理である。

　1分間に呼出される CO_2 の総量は，動静脈の CO_2 含有量の差に心拍出量をかけたものである。

$$V_{CO_2} = CO \times (Cv_{CO_2} - Ca_{CO_2})$$

　となり，変形すると

II. 呼吸器系モニター

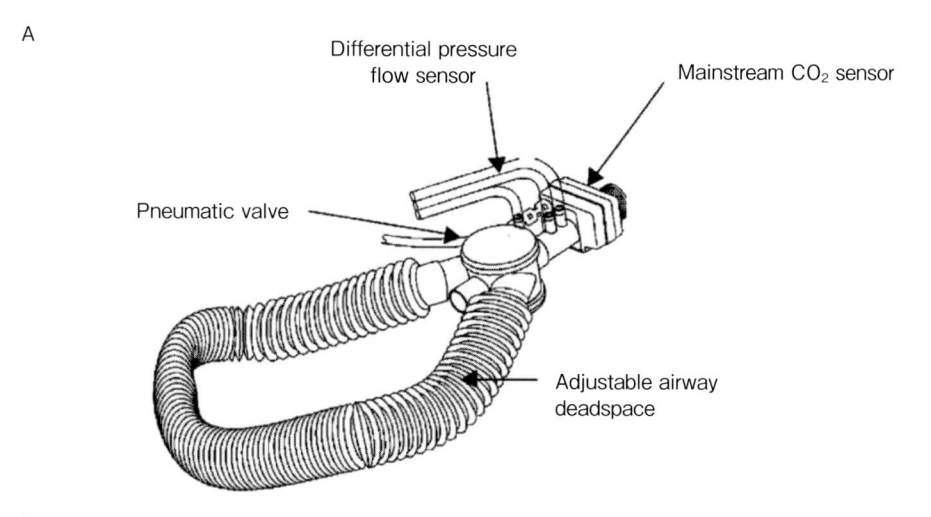

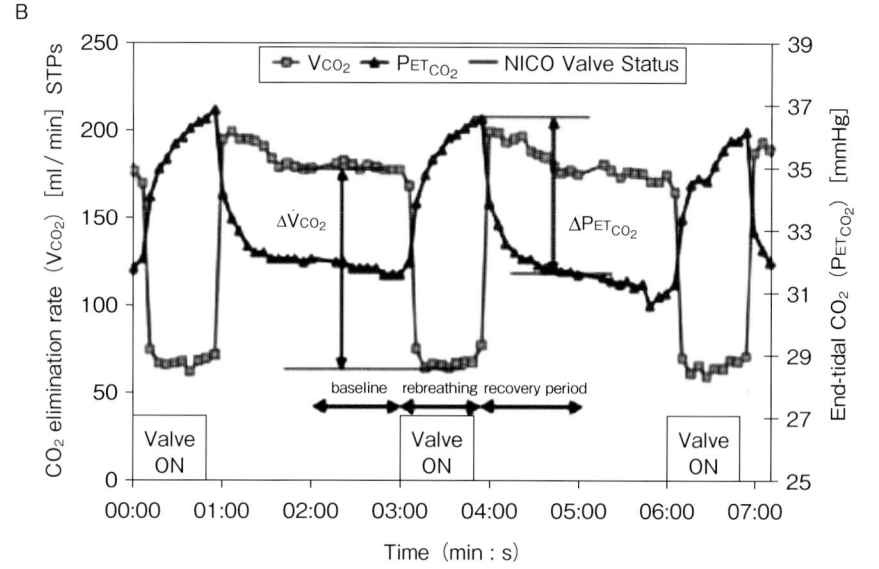

図7 CO₂ を用いた心拍出量測定（The NICO® Cardiopulmonary Management System）

A：人工呼吸中の患者に CO₂ を再吸入させ，その前後での CO₂ 濃度と呼吸流量を測定する装置

B：この装置で測定された 1 呼吸ごとの CO₂ 排出量（V_{CO_2}）と呼気終末 CO₂ 分圧（P_{ETCO_2}）の CO₂ 再吸入による変化

それぞれの変化量の比により，心拍出量が求められる。詳細は本文参照

(Haryadi DG, Orr JA, Kuck K, et al. Partial CO₂ rebreathing indirect Fick technique for non-invasive measurement of cardiac output. J Clin Monit Comput 2000；16：361-74 より引用)

$$CO = \frac{V_{CO_2}}{Cv_{CO_2} - Ca_{CO_2}}$$

となる。ただし心拍出量（CO），分時 CO₂ 排出量（V_{CO_2}），動脈血 CO₂ 含量（Ca_{CO_2}），静脈血 CO₂ 含量（Cv_{CO_2}）である。さらに正常時（N）と再呼吸時（R）の心拍出量が

同じと仮定すると

$$CO = \frac{V_{CO_2N}}{Cv_{CO_2N} - Ca_{CO_2N}} = \frac{V_{CO_2R}}{Cv_{CO_2R} - Ca_{CO_2R}}$$

という関係が成り立つ。さらにCO_2の拡散は非常に速いので，再呼吸による心拍出量の変化がほとんどないと考えると，2つの等式を変形することによって下記の式を求めることができ

$$CO = \frac{V_{CO_2N} - V_{CO_2R}}{(Cv_{CO_2N} - Ca_{CO_2N}) - (Cv_{CO_2R} - Ca_{CO_2R})}$$

そこから

$$CO = \frac{\Delta V_{CO_2}}{\Delta Ca_{CO_2}}$$

とすることができる。
さらにΔCa_{CO_2}は呼気CO_2分圧の差（ΔP_{ETCO_2}）にCO_2の解離曲線の係数（S）との積で書き換えることができる。結果として

$$CO = \frac{\Delta V_{CO_2}}{S \times P_{ETCO_2}}$$

とすることができる[29]。ΔV_{CO_2}とΔP_{ETCO_2}は，正常呼吸時とCO_2再呼吸時に連続的に呼気流量と呼気CO_2濃度を測定することで求めることができる。

臨床でのカプノグラム波形の解釈

1 P_{ETCO_2}とPa_{CO_2}の較差の解釈

ΔP_{CO_2}（$\Delta P_{CO_2} = Pa_{CO_2} - P_{ETCO_2}$）は，第Ⅲ相がほぼ平衡に達していれば，2〜5 mmHg程度である。心拍出量の低下に伴い，ΔP_{CO_2}は増加する（図8）。図6の呼気量カプノグラムからも明らかなように，心拍出量に変化なく第Ⅲ相がほぼ平衡にもかかわらずΔP_{CO_2}が高値あるいは増加した場合は肺胞死腔の増加，多くの場合，換気血流の不均衡の存在あるいはその増悪と解釈することができる[30]。しかし，心臓のバイパス術後に肺胞死腔が増加しているにもかかわらずこの較差に変化がないことが報告されており[31]，単純な相関関係ではない。この較差は年齢・喫煙・手術体位・胸部手術などで上昇する傾向があり，麻酔中の人工呼吸器の設定や妊娠などでは，この較差が減少したり負の値を示したりすることも知られている[22]。

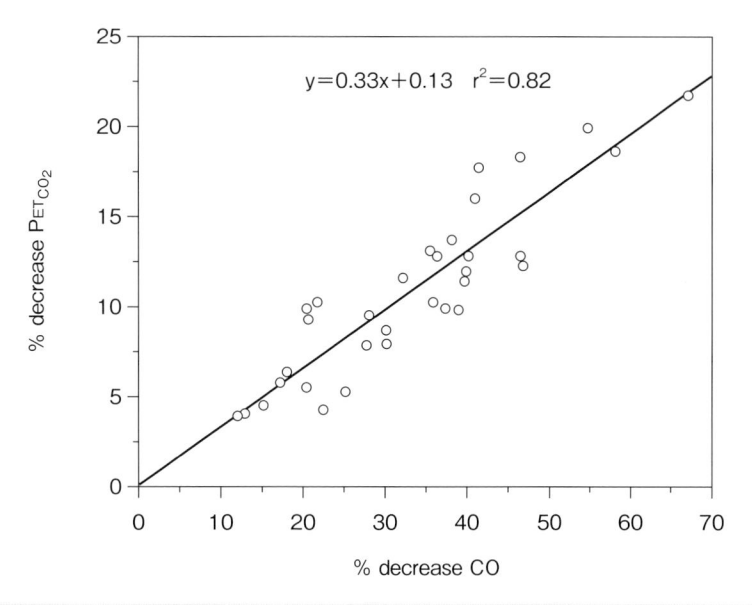

図8 呼気終末 CO₂ 分圧（P_ETCO₂）の変化と心拍出量変化の関係

呼吸の条件が一定である状態では，P_ETCO₂ の変化で，心拍出量（CO）の変化を類推することが可能である。例えば，P_ETCO₂ 40 mmHg が 36 mmHg（10％減少）に低下したときには，心拍出量が約30％低下したことが予想される。

（Shibutani K, Muraoka M, Shirasaki S, et al. Do changes in end-tidal PCO2 quantitatively reflect changes in cardiac output? Anesth Analg 1994；79：829-33 より引用）

2 カプノグラム波形の解釈：二酸化炭素を検出しない

カプノグラム波形がフラットな場合，呼気 CO₂ を検出できないことを意味する。通常，重大なイベント発生を示唆するので，他の情報と合わせて原因をただちに診断すべきである。気管挿管操作直後であれば食道挿管である。ただし，心停止患者では，気管挿管されてもカプノグラム波形はフラットであるので，食道挿管と診断してはならない。人工呼吸器は作動しているが気道内圧が上昇せず，麻酔器のベローズが上昇していない場合には呼吸回路の外れや気管チューブの事故抜管などを考える。人工呼吸器が作動していなければ呼吸停止，人工呼吸による気道内圧の異常上昇を認めれば気道の完全閉塞を疑う。もちろんカプノメータの不具合でも生じる。経管栄養を行う場合，胃管挿入後に胃管に接続したカプノメータで CO₂ を検出できないことで，胸部 X 線写真による胃管位置確認が不要であるという報告もある[32]。

3 カプノグラム波形の解釈：第Ⅲ相がほぼ平坦

正常肺で適切な呼吸がなされているときには，カプノグラム波形の第Ⅲ相はほぼ平坦となり，P_ETCO₂ は Pa_CO₂ の近似値と考えることができる。代謝・循環に変動がなければ，P_ETCO₂ 高値・低値はそれぞれ肺胞低換気・過換気を意味する。この波形の出現回数か

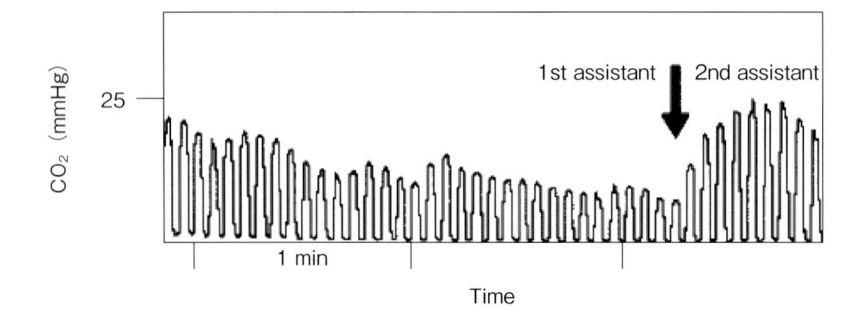

図9 心臓マッサージ時のカプノグラムの変化

矢印の時点で心臓マッサージの術者が交代した．疲労の少ない術者がより大きな心拍出量を作り出していることがカプノグラムから推測できる．
(Kalenda Z. The capnogram as a guide to the efficacy of cardiac massage. Resuscitation 1978；6：259-63 より引用)

ら呼吸数をモニターできる．人工呼吸中は呼吸器の設定によりP_{ETCO_2}を調節できる．規則的な大きな自発呼吸ではあるが，P_{ETCO_2}が高値，呼吸数が少ない場合には，麻薬による呼吸抑制などが考えられる．規則的な自発呼吸ではあるが，P_{ETCO_2}が低値，呼吸数が多い場合には，痛みによる頻呼吸の可能性を考える．

人工呼吸器の設定が同じであるにもかかわらず，体温の上昇・下降，麻酔深度の変化，甲状腺機能亢進，悪性高熱症などによる代謝（CO_2産生）の変化で，カプノグラムのP_{ETCO_2}は変化する．さらに，CO_2を使用する腹腔鏡手術，ターニケットの解除，重炭酸投与によってもP_{ETCO_2}は増加する．この場合も，P_{ETCO_2}はPa_{CO_2}の近似値と考えることができる．

換気量や代謝がほぼ一定である場合にP_{ETCO_2}が変動する場合は，心拍数や1回拍出量など循環（CO_2運搬）の変化を考えるべきである（図8）．実際，カプノグラムの情報から心拍出量を測定することも試みられている（図7）．心停止状態では，呼気CO_2を検出できないためP_{ETCO_2}はゼロである．心拍出量増加に伴いP_{ETCO_2}は徐々に増加してくるので，P_{ETCO_2}の値で心臓マッサージや蘇生の有効性を非侵襲的に判断することも可能である（図9）．肺動脈が，空気や血栓などで閉塞した場合も，P_{ETCO_2}は急速に低下するため，これらのリスクが存在する患者や手術での肺動脈塞栓の信頼できるモニターとなる．ただし，CO_2による肺動脈塞栓の場合には，一過性にP_{ETCO_2}は増加し，その後閉塞領域が拡大すればP_{ETCO_2}が低下する．循環不全がある場合には，たとえカプノグラムの第Ⅲ相が平坦であっても，換気血流の大きな不均衡のため，P_{ETCO_2}はPa_{CO_2}よりかなり低値で近似値とならない．

4 カプノグラム波形の解釈：第Ⅲ相を認めない

第Ⅱ相しか出現せず，平坦な第Ⅲ相は認めない波形は，自発呼吸であっても人工呼吸であっても，通常1回換気量が死腔量以下であることを意味することが多い．呼出流量も小さいので第Ⅱ相の立ち上がりも緩徐である（図10-A）．カフ漏れが多く1回換気量

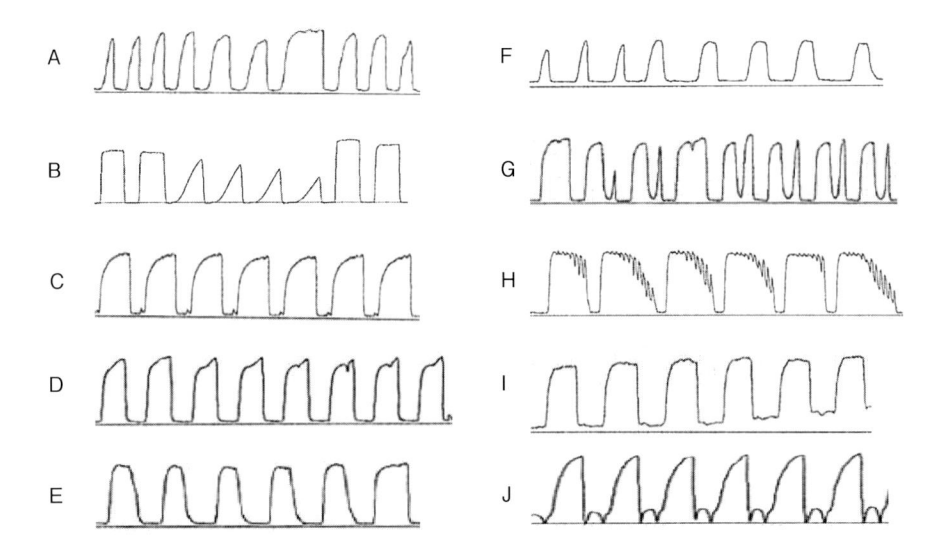

図10 さまざまなカプノグラム波形

A：全身麻酔覚醒時に不規則な自発呼吸パターンを示した患者。さまざまな呼吸様式を反映してさまざまなカプノグラム波形が出現する。呼吸の大小もカプノグラムから類推することができる。
B：気管チューブが折れ曲がったときのカプノグラム波形の変化
C：慢性閉塞性肺疾患患者のカプノグラム
D：片肺換気から両側肺換気に移行したときに認められたカプノグラム。第Ⅲ相が2相性となり，時定数の異なる大きな2つの肺領域からのCO_2排出が生じていることが示唆される。
E：カフ漏れ時のカプノグラム波形
F：細すぎるカフなしチューブを挿管された小児でのカプノグラム波形
G：人工呼吸中の患者で自発呼吸が出現したときのカプノグラム波形
H：心拍動に一致した変動を認めるカプノグラム。呼吸数の少ないときに認めることが多い。
I：ソーダライムを抜いた半閉鎖回路での自発呼吸時カプノグラム波形
J：非再呼吸式回路で新鮮ガス流量が小さい場合のカプノグラム波形

が小さい場合にも，これに類似した波形となる。大きめのマスクで人工呼吸を行う場合は死腔が増加するので，同様である。この場合Pa_{CO_2}はモニターに表示される$P_{ET CO_2}$よりも高値である。

5 カプノグラム波形の解釈：第Ⅲ相後半が増加

　緩徐な第Ⅱ相に引き続き第Ⅲ相を認めるものの，第Ⅲ相は平坦でなく右肩上がりである場合には，中枢気道あるいは末梢気道の閉塞による呼出障害を考えるべきである。気管チューブの折れ曲がり（図10-B），気道内分泌物増加，慢性閉塞性肺疾患（chronic obstructive pulmonary disease：COPD）（図10-C），喘息発作などさまざまな異なる原因で類似したα角の大きな波形となる。α角の大きさは，術前の呼吸機能検査データを反映するという報告もある。この場合も，Pa_{CO_2}はモニターに表示される$P_{ET CO_2}$よりも高値である。

　呼出障害が片側肺や肺葉，肺区域に限局し，呼気時定数の異なる部分が存在する場合には，それぞれの時定数に基づくカプノグラムが合成された波形となる。例えば，片肺

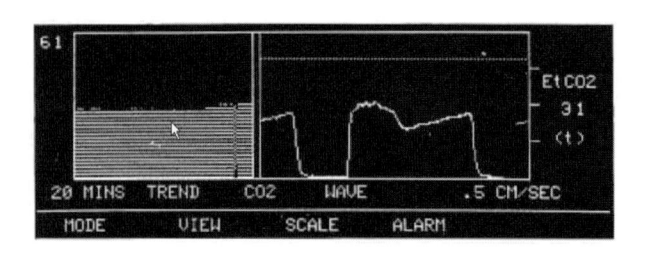

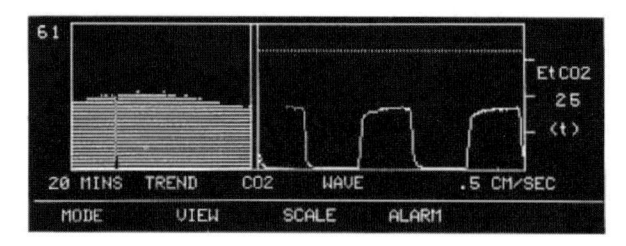

図11 片肺を移植した患者で認めたカプノグラム波形
(Williams EL, Jellish WS, Modica PA, et al. Capnography in a patient after single lung transplantation. Anesthesiology 1991；74：621-2 より引用)

麻酔直後の両側換気開始時や片側気管支が正常で反対側気管支は閉塞している場合，正常カプノグラムと右肩上がりカプノグラムの合成波形となる（図10-D）。片側肺移植患者でも同様の波形が報告されている[33]（図11）。第Ⅲ相前半が移植された正常肺，第Ⅲ相後半は病的気腫肺からの呼気肺胞ガスを反映すると考えられる。興味深いのは，呼吸数を増加すると第Ⅲ相が平坦な一見正常カプノグラムに変化することである。このカプノグラム波形は，時定数の小さな移植正常肺からの呼気ガスにより形成されている。気腫肺は呼吸数増加により過膨張となり肺胞構築破壊が進行する可能性もあり，必ずしも正常カプノグラム波形維持がこの患者にとり適切な換気方法ではない。

6 カプノグラム波形の解釈：第Ⅲ相が低下あるいは不規則

　第Ⅲ相の後半が右肩下がりの波形は，CO_2サンプルポートより患者側に新鮮ガスが流出する構造がある場合に，呼気後半でCO_2センサーあるいはサンプルポート部分に新鮮ガスが混入するために生ずることが多い。カフ漏れ（図10-E）や小児での細すぎるカフなしチューブを使用したとき（図10-F）にもしばしば遭遇する波形である。これに類似した波形で気胸を発見したという報告もある。カフ漏れでは気道内圧は低下するが，気胸の場合には気道内圧は上昇する。
　第Ⅲ相が平坦でなく不規則なカプノグラム波形も臨床ではしばしば遭遇する。ほぼ一定の周期でCO_2濃度が低下する場合は，"curare cleft"と呼ばれ人工呼吸中の自発呼吸出現を意味することが多い（図10-G）。これは自発吸気時にセンサー部分に新鮮ガスが流入しCO_2濃度が低下するためである。CO_2センサー部分の接続回路でリークが生じたため，類似したカプノグラム波形が生じたとする報告もあり，注意が必要である[34]。半閉鎖回路で吸気弁の作動不良で呼気途中に吸気弁が開放されても類似の波形と

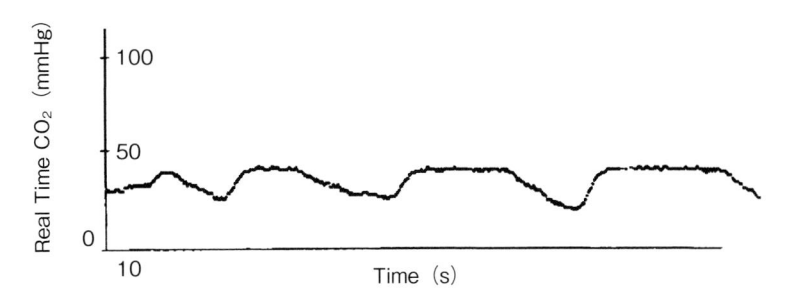

図12 半閉鎖回路で吸気弁が不良となったときのカプノグラム波形
(Pyles ST, Berman LS, Modell JH. Expiratory valve dysfunction in a semiclosed circle anesthesia circuit—verification by analysis of carbon dioxide waveform. Anesth Analg 1984 ; 63 : 536-7 より引用)

なる。

呼気終末に呼気流量がゼロとなる場合にはセンサー部分に新鮮ガスが流入するため第Ⅲ相が維持できず徐々に低下する。このとき，心拍動に一致してCO₂濃度の変化を認めることがある（図10-H）。これはcardiogenic oscillationと呼ばれ，心拍動による気道内圧変化で20〜30 ml程度の気道内ガスの移動が生ずるためである。

7 カプノグラム波形の解釈：基線の上昇，不規則な基線

通常吸気時にはCO₂を含まないガスを吸入することになるので，カプノグラムの基線はゼロとなる。基線上昇とともにP$_{ETCO_2}$が上昇するカプノグラム波形を認める場合，半閉鎖回路ではソーダライム劣化によるCO₂再呼吸を考えるべきである（図10-I）。ジャクソンリースやベイン回路など非再呼吸性呼吸回路を使用し，分時換気量に対し総流量が不足している場合には，吸気時にも呼気ガスを再呼吸するため，吸気時（第0相）基線の上昇とともに小さなCO₂波形を認めるようになる（図10-J）。半閉鎖回路であっても吸気弁が作動不良で呼気時に開放するようになると，呼気ガスが吸気側回路に流入するので類似のカプノグラム波形となる（図12）[35]。呼気弁の閉鎖不全が生じても再呼吸が生ずるが，このときのカプノグラム波形は，第Ⅱ相と第0相の傾きが緩徐となると報告されている[35]。

鎮静患者に対するモニター

術後の回復室でも過剰な鎮静による低換気・無換気を防ぐことがもっとも重要である。抜管後の呼吸のモニターにおいて，カプノメータは無呼吸をパルスオキシメータよりも早く検出できるが，抜管後は鼻呼吸と口呼吸とが混在することも多く，外気による希釈や呼吸経路の変化を低換気と解釈する可能性がある。さらに従来はセンサー部分の重量の問題で装着そのものが難しかったり，ネブライザ使用によりサンプルラインが詰

まったりしたため測定できなくなることも多く，呼吸系のモニターをパルスオキシメータや心電図による胸壁インピーダンスを用いた呼吸監視に頼っていた。しかし，近年の改良によって，メインストリーム方式でもサイドストリーム方式でも，ネブライザを使用していても長時間の測定が可能なモニターが市販されている。これらの機種は，アダプタの改良によって鼻呼吸と口呼吸のどちらも呼吸として測定できるため，無呼吸に対する感度と特異度が高い。

■参考文献

1) Mogue LR, Rantala B. Capnometers. J Clin Monit 1988；4：115-21.
2) Luft K. Uber eine neue methode der registrierenden gasanalyse mit hiffe der absorption ultraroter strahlen ohne spektrale zerlegung. Zeitschrift für Technische Physik 1943；24：94-104.
3) Birmingham PK, Cheney FW, Ward RJ. Esophageal intubation：A review of detection techniques. Anesth Analg 1986；65：886-91.
4) Eichhorn JH, Cooper JB, Cullen DJ, et al. Standards for patient monitoring during anesthesia at Harvard Medical School. JAMA 1986；256：1017-20.
5) Ozanne GM, Young WG, Mazzei WJ, et al. Multipatient anesthetic mass spectrometry：Rapid analysis of data stored in long catheters. Anesthesiology 1981；55：62-70.
6) Westenskow DR, Smith KW, Coleman DL, et al. Clinical evaluation of a Raman scattering multiple gas analyzer for the operating room. Anesthesiology 1989；70：350-5.
7) Adamowicz RF, Koo KP. Characteristics of a photoacoustic air pollution detector at CO_2 laser frequencies. Appl Opt 1979；18：2938-46.
8) Walder B, Lauber R, Zbinden AM. Accuracy and cross-sensitivity of 10 different anesthetic gas monitors. J Clin Monit 1993；9：364-73.
9) Arieli R, Ertracht O, Daskalovic Y. Infrared CO2 analyzer error：An effect of background gas（N_2 and O_2）. J Appl Physiol 1999；86：647-50.
10) Raemer DB, Calalang I. Accuracy of end-tidal carbon dioxide tension analyzers. J Clin Monit 1991；7：195-208.
11) Kennell EM, Andrews RW, Wollman H. Correction factors for nitrous oxide in the infrared analysis of carbon dioxide. Anesthesiology 1973；39：441-3.
12) Casati A, Gallioli G, Scandroglio M, et al. Accuracy of end-tidal carbon dioxide monitoring using the NBP-75 microstream capnometer. A study in intubated ventilated and spontaneously breathing nonintubated patients. Eur J Anaesthesiol 2000；17：622-6.
13) Singh S, Venkataraman ST, Saville A, et al. NPB-75：A portable quantitative microstream capnometer. Am J Emerg Med 2001；19：208-10.
14) Hagerty JJ, Kleinman ME, Zurakowski D, et al. Accuracy of a new low-flow sidestream capnography technology in newborns：A pilot study. J Perinatol 2002；22：219-25.
15) Block FE Jr, McDonald JS. Sidestream versus mainstream carbon dioxide analyzers. J Clin Monit 1992；8：139-41.
16) Kasuya Y, Akca O, Sessler DI, et al. Accuracy of postoperative end-tidal Pco2 measurements with mainstream and sidestream capnography in non-obese patients and in obese patients with and without obstructive sleep apnea. Anesthesiology 2009；111：609-15.
17) Brunner JX, Westenskow DR. How the rise time of carbon dioxide analysers influences the accuracy of carbon dioxide measurements. Br J Anaesth 1988；61：628-38.
18) From RP, Scamman FL. Ventilatory frequency influences accuracy of end-tidal CO_2 mea-

surements. Analysis of seven capnometers. Anesth Analg 1988 ; 67 : 884-6.
19) el-Attar AM. Modified sampling connection for sidestream end tidal CO_2 monitoring during pediatric anesthesia. Middle East J Anesthesiol 1989 ; 10 : 323-7.
20) Fletcher R, Jonson B, Cumming G, et al. The concept of deadspace with special reference to the single breath test for carbon dioxide. Br J Anaesth 1981 ; 53 : 77-88.
21) Badgwell JM, Kleinman SE, Heavner JE. Respiratory frequency and artifact affect the capnographic baseline in infants. Anesth Analg 1993 ; 77 : 708-12.
22) Shankar KB, Moseley H, Kumar Y, et al. Arterial to end tidal carbon dioxide tension difference during caesarean section anaesthesia. Anaesthesia 1986 ; 41 : 698-702.
23) Fowler WS. Lung function studies ; the respiratory dead space. Am J Physiol 1948 ; 154 : 405-16.
24) Hedenstierna G. The anatomical and alveolar deadspaces during respirator treatment. Influence of respiratory frequency, minute volume and tracheal pressure. Br J Anaesth 1975 ; 47 : 993-9.
25) Berton C, Cholley B. Equipment review : New techniques for cardiac output measurement —Oesophageal Doppler, Fick principle using carbon dioxide, and pulse contour analysis. Crit Care 2002 ; 6 : 216-21.
26) Neuhauser C, Muller M, Brau M, et al. Partial CO_2 rebreathing technique versus thermodilution : Measurement of cardiac output before and after operations with extracorporeal circulation. Anaesthesist 2002 ; 51 : 625-33.
27) van Heerden PV, Baker S, Lim SI, et al. Clinical evaluation of the non-invasive cardiac output (NICO) monitor in the intensive care unit. Anaesth Intensive Care 2000 ; 28 : 427-30.
28) Kotake Y, Yamada T, Nagata H, et al. Improved accuracy of cardiac output estimation by the partial CO_2 rebreathing method. J Clin Monit Comput 2009 ; 23 : 149-55.
29) Haryadi DG, Orr JA, Kuck K, et al. Partial CO_2 rebreathing indirect Fick technique for non-invasive measurement of cardiac output. J Clin Monit Comput 2000 ; 16 : 361-74.
30) Cinnella G, Dambrosio M, Brienza N, et al. Compliance and capnography monitoring during independent lung ventilation : Report of two cases. Anesthesiology 2000 ; 93 : 275-8.
31) Fletcher R. On-line expiratory CO_2 monitoring. Int J Clin Monit Comput 1986 ; 3 : 155-63.
32) Araujo-Preza CE, Melhado ME, Gutierrez FJ, et al. Use of capnometry to verify feeding tube placement. Crit Care Med 2002 ; 30 : 2255-9.
33) Williams EL, Jellish WS, Modica PA, et al. Capnography in a patient after single lung transplantation. Anesthesiology 1991 ; 74 : 621-2.
34) Tripathi M. A partial disconnection at the main stream CO_2 transducer mimics "curare-cleft" capnograph. Anesthesiology 1998 ; 88 : 1117-9.
35) Pyles ST, Berman LS, Modell JH. Expiratory valve dysfunction in a semiclosed circle anesthesia circuit—Verification by analysis of carbon dioxide waveform. Anesth Analg 1984 ; 63 : 536-7.
36) Shibutani K, Muraoka M, Shirasaki S, et al. Do changes in end-tidal PCO2 quantitatively reflect changes in cardiac output? Anesth Analg 1994 ; 79 : 829-33.
37) Kalenda Z. The capnogram as a guide to the efficacy of cardiac massage. Resuscitation 1978 ; 6 : 259-63.

(篠塚　典弘, 磯野　史朗)

II. 呼吸器系モニター

2 麻酔器・人工呼吸器付属の呼吸器系モニター

はじめに

　麻酔中の人工呼吸管理は麻酔薬，筋弛緩薬の使用により自発呼吸がないことが多く比較的容易である．しかし麻酔中は人工呼吸器，麻酔回路，気管チューブのトラブルが起きる可能性がある．これらは低酸素血症につながり，重大な結果をもたらす可能性がある．これらのトラブルを防ぐために人工呼吸器付属の呼吸監視モニターに精通し，アラームを適正に設定し，異常をいち早く検知し，適切に対処することが求められる．

概　略[1]

　1980年代後半まで麻酔用人工呼吸器は人工呼吸するだけの単なる麻酔器の付属品であったが，現在の麻酔器は人工呼吸器は性能の向上だけでなくモニター，アラーム機構が完備し，麻酔管理上重要な役割を担っている．すなわち麻酔管理上重大な事故の原因に気道，麻酔回路，人工呼吸器のトラブルが挙げられるが，気道内圧，1回換気量をモニターすることで，気道閉塞，回路の漏れ，人工呼吸器の不良，無呼吸などを監視し，事故を未然に防止できるようになった．初期のモニターとしては機械式気圧計とタービン型換気量計が用いられていたが，現在の麻酔器では換気量，気道内圧，呼吸数などがデジタル表示されるようになった．さらに圧曲線だけでなく流量曲線，肺容量曲線，圧–容量曲線，流量–容量曲線を表示する機種も見られる．これらによって肺および気道のさらに詳しい状態が判定できる．

基礎知識[2,3]

1 陽圧換気

　麻酔中，人工呼吸器により酸素，麻酔ガスが陽圧で肺に送り込まれるが，陽圧換気に

は大きく分けて2種類ある。すなわち従量式換気（volume controlled ventilation）と従圧式換気（pressure controlled ventilation）である。従量式換気では1回に肺に送り込むガス量，すなわち1回換気量と呼吸数を設定する。また吸気の終わりにポーズを設定できる機種では，ポーズの間，気道内圧は一定となり，肺胞を膨らんだ状態に保つことができる。従量式では1回換気量と分時換気量が保証されるが，コンプライアンスの低下，気道抵抗の上昇により気道内圧が上昇し，人工呼吸器による圧外傷が起きる可能性がある[3]。従圧式換気では吸気圧と呼吸数を設定するが，設定された吸気圧が吸気時間終了まで保たれる。従圧式換気では規定した吸気圧より大きい圧が加わることはなく，肺への圧外傷の可能性を軽減できる。しかし肺や胸郭コンプライアンスと気道抵抗によって換気量が変化することに注意しなければならない。つまり換気量を測定して，吸気圧を適正に調節しなければならない[4]。このように麻酔中の人工呼吸では気道内圧，1回換気量，呼吸数などをモニターし換気が適正に行われているかを診断する必要がある。

2 コンプライアンス（compliance）

気道内圧に対する肺容量で，肺，胸郭の膨らみやすさを表す。単位は ml/cmH_2O。コンプライアンス低下は肺が膨らみにくい状態で，肺の伸展性が低下している場合と肺が圧迫されている場合がある。肺の伸展性低下としては肺内水分量増加，急性肺障害，肺線維症などが挙げられる。肺が圧迫されている例として，気胸，胸水，腹圧上昇などが挙げられる。肥満腹臥位，筋弛緩が不十分などの理由で胸郭の動きが悪い場合は胸郭コンプライアンスが低下する。

本来コンプライアンスは肺への気流が止まっている状態で測定するが，人工呼吸中は吸気の最後の圧を用いてコンプライアンスを求めている。これを動的コンプライアンスといい次式で表される。

動的コンプライアンス＝1回換気量/（最大気道内圧－PEEP）

正常値は $40 \sim 80\ ml/cmH_2O$ である。

一方，肺への気流が停止するポーズ期のプラトー圧を用いると本来のコンプライアンス，静的コンプライアンスが求められる。

静的コンプライアンス＝1回換気量/（プラトー圧－PEEP）

正常値は成人で $50 \sim 100\ ml/cmH_2O$ である。

静的コンプライアンスの低下は無気肺，肺水腫，気胸，胸郭の圧迫，胸水貯留で起きる。動的コンプライアンスの低下は気道抵抗の上昇あるいは気管チューブの閉塞や屈曲によって起こる。すなわち本来のコンプライアンスは静的コンプライアンスである。

3 気道抵抗（resistance）

気道抵抗は気道に気流が生じているときに発生する。気道の内腔の太さにより，太ければ低く，細ければ高くなる。抵抗の構成因子として気道，気管チューブと呼吸回路の機械的抵抗がある。正常な抵抗は2～5cmH$_2$Oである。

測定原理[5)6)]

麻酔器には機械式の圧力計が装備されているが，これには記録装置，アラーム機能がない。新しいものでは電気的に気道内圧測定装置が麻酔器あるいは人工呼吸器に装備され，圧-時間曲線が画面表示される。また流量・換気量測定装置が装備され，それぞれの時間変化と流量-容量曲線（flow-volume curve），圧-容量曲線（pressure-volume curve）が表示される機種もある。

1 圧力計の種類と測定原理

a. 機械式圧力計

気道内圧あるいは回路内圧測定に，古くから用いられているものに機械式圧力計がある。これは圧による金属の変形を，歯車を用いて針の動きに変え圧力として表示する[7)]。麻酔器の機械式圧力計はダイアフラム（diaphragm）型（図1）で同心円のひだのついた金属製ダイアフラムの弾性を利用している。圧が加わるとダイアフラムの変位がアーム，歯車に伝達され指示針が回転する。気体の種類で表示値が変わらない点が優れている。ちなみに先端が盲端の曲がった金属管に圧を加え，管が伸びることを利用して圧を測定するブルドン管圧力計（Bourdon gauge）も機械式圧測定器であるが，酸素ボンベ

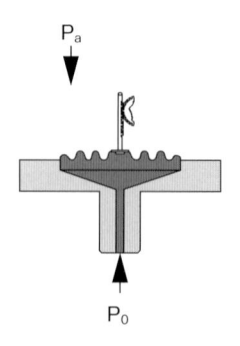

図1 ダイアフラム（diaphragm）型気圧計
ダイアフラムに加わった圧力によりダイアフラムが押し出され，中央に付着した棒が動き，歯車を回す。

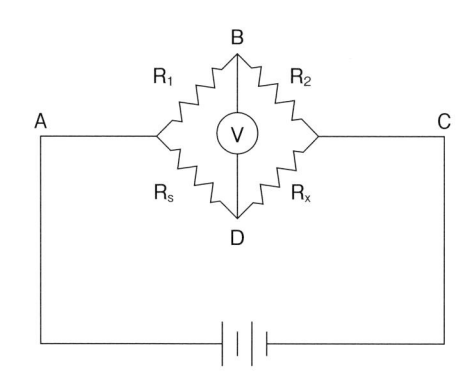

図2 ブリッジ回路図（Wheastone bridge）
4つの抵抗とAとCの間の起電力，BとDの間の電圧計（V）とによって構成される。この回路でBとDの間の電圧が0を示しているときは釣り合っていると表される。オームの法則（V = IR）により $R_x = R_s \times (R_2/R_1)$ のとき釣り合っている。R_s が調節可能な抵抗器で，R_1，R_2 が固定された既知の抵抗器であれば，ブリッジを釣り合わせることにより R_x を算出することができる。この原理はひずみゲージ式圧トランスデューサなどに広く応用されている。

内圧などの高圧の測定に用いられている。

b．ストレインゲージ（電気抵抗式圧力計）

絶縁体上に金属箔の抵抗体が取り付けられ，変形による電気抵抗の変化をひずみ量に換算する。ひずみ計が伸びると断面積が減り，長さが長くなることにより抵抗が増える。抵抗変化はブリッジ回路（図2）と電流増幅器を組み合わせたストレインアンプを用いて測定する。

2 換気量モニターの種類と測定原理

換気量モニターとして用いられるものには，測定原理からタービン型，差圧型，熱線型，超音波型などがある。

a．タービン型

タービンが管の中を通る気体の流量に応じて回転する。ライトレスピロメータがこれに相当する。測定値は高流量では高く，低流量では低くなる。サイズが小さく軽いことが利点であるが，欠点はアラームがなく，メンテナンスが悪いと不正確になることである。GEヘルスケア社には，タービンの回転数を赤外線の遮断により測定する機種がある。

b．差圧型

気体は圧力の高いほうから低いほうに流れ，単位時間に流れる気体の量は圧力差の関数で表される。差圧型流量計はこれを応用している。実際には回路内に抵抗体を設け，その前後の圧力差から流量を計測する。抵抗体の種類により，層流型，オリフィス型，

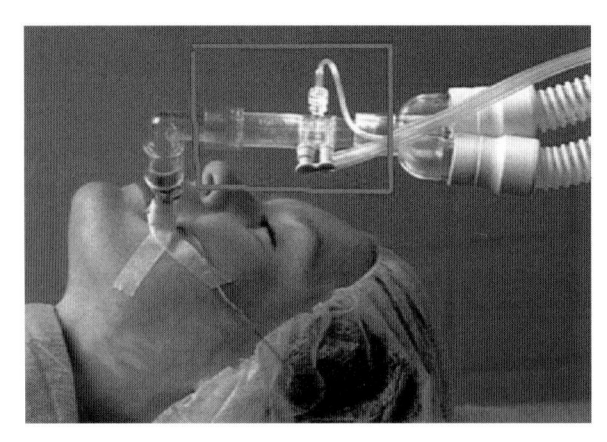

2. 麻酔器・人工呼吸器付属の呼吸器系モニター

図3 GEヘルスケアS5流量センサー
□で囲われた部分：D-lite™ flow sensor

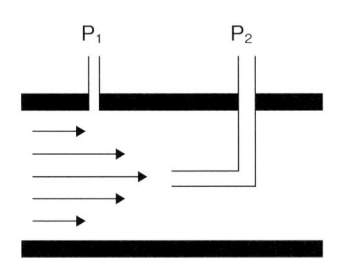

図4 ピトー（Pitot）管と流量測定

ピトー管は流れの中央の圧（総圧P_2）と壁圧（静圧P_1）との差（動圧）を測定し流量を算定する。流量算定にはベルヌーイの定理を用いる。ベルヌーイの定理は層流に関するエネルギー保存の法則で$P_a = 1/2\rho v^2 + \rho gz + p$と表される。この場合$P_a$は総圧，$\rho$は密度，$g$は重力加速度，$z$は高さ，$p$は静圧を表す。位置エネルギーが変化しない場合，右辺第2項が定数になるので，$P_a = 1/2\rho v^2 + p$と表される。これを図に当てはめると$P_2 = 1/2\rho v^2 + P_1$となる。モニターから$P_2 - P_1$が測定されるので流速が求められ，これから流量を算出できる。

バリアブルオリフィス型などがある。

1）層流型

層流型は，気流が層流と見なせる場合に，差圧と流量が比例関係にあることに基づいている。GEヘルスケアS5流量センサー（D-lite™ flow sensor, 図3）は層流型流量計の一例である。このセンサーにはピトー管（図4）が両脇についている。管を通る流量を差圧によって測定する。ガスフローが当たるピトー管で全圧（図4，P_2）を測定し，反対側の管で静圧（図4，P_1）を測定する。これら2つの差圧が動圧であり，ガス流速の2乗に比例する。センサー内の両側にピトー管があり，管腔内で左右90度に反対方向を向いているため，吸気，呼気の両方の流量を測定できる。測定量は混合ガス（酸素，亜酸化窒素，空気）の影響を補正して表示される。流量（分時流量，ピークフロー），圧（終末呼気圧，最小および最大圧）および換気量（分時換気量および1回換気量）からコンプライアンスと抵抗を算出し，流量-容量（抵抗）曲線および圧-容量（コンプラ

イアンス）曲線として表示する。

性能として小児（体重3kg以上）から成人まで使用可能，センサーの抵抗が少なく（30 l/min の流量で 0.5 cmH$_2$O），センサーの死腔は 9.5 ml，精度±10％，V$_T$ の測定範囲は 250〜2,000 ml，V$_E$ の測定範囲は 2.5〜30 l/min，圧測定範囲は－20〜＋80 cmH$_2$O，流量範囲は－100〜＋100 l/min などが挙げられる。利点は構造が単純で丈夫，軽量，死腔が少ない，動く部品がない，設置位置に影響されない，呼気・吸気両方向の流量が測定可能，少量の粘液や水分に影響されない，呼吸気量測定やガスサンプリングに必要なアダプタが1つのみ，循環回路でも Mapleson 回路でも使用可能，流量-容量曲線および圧-容量曲線がモニターできることなどである。

2）オリフィス型
中心部に穴があり，その前後の差圧が流量と相関関係にあることを利用している。

3）バリアブルオリフィス型
流量により開口部（ひずみ）の面積が変化するプレートを中央部に備えている。基本原理はオリフィス型と同じである。バリアブルオリフィス型はエスティバ，GE ヘルスケア 7900 スマートベントに装着され，蛇管とカニスタの接合部に取り付けられている。マイラーフラップが取り付けられた管の前後の圧力差を計測する。センサーとトランスデューサはフラップの前後に2か所ある。新鮮ガス流量の変化，カニスタやソーダライムによるコンプライアンスを補正する。呼吸回路のコンプライアンスや漏れは補正しない。測定範囲は1〜120 l/min，換気回数は無制限である。使用時はセンサーの入った管が上方を向き，ねじれや破損がないことを確認する。センサーを湿気から保護するためフィルタを付ける。キャリブレーションを毎週行う。ひと月に1度センサーに付属するチューブ類を交換する。利点として，新鮮ガス流量の変化をベンチレータが補正できる，欠点として，破損時センサーとフィルタが2つずつ必要となることなどが挙げられる。

c. 熱線型

1）熱線式流量計
回路内に設けられた熱線（白金あるいはタングステン）の気流による冷却が電気抵抗変化として検出され流量に変換される。

2）超音波型
回路外からの超音波の反射波や透過波を回路外で検知し，流速を測定する。音波が流体の流れる2点間を伝播するとき，流体の流れる方向では速くなり，逆の方向では遅くなるドプラー効果を利用している。

正常波形[2)3)8)]

1 気道内圧-時間曲線（pressure-time curve）

　縦軸は気道内圧，横軸は時間である。気道内圧は従量式換気と従圧式換気で異なる。従量式換気では吸気圧は最初急激に上昇した後，徐々に上昇し，吸気の終末でピーク圧である最高気道内圧（peak inspiratory pressure：PIP）に達する。吸気開始時の急激な圧上昇は気道抵抗によって生じる。それに続くなだらかな圧の上昇は，肺胞を膨らませるために要する圧変化である（図5中段左）。吸気ポーズの設定できる機種では，吸気の終末で送気を中止後，呼気弁を閉じたままにして吸気ポーズをかけて，これをプラトー圧あるいは吸気終末休止期圧（end-inspiratory pressure：EIP）と呼ぶ（図5中段右）。プラトー圧は，ピーク圧から気道抵抗によって生じる圧を引いた値になる。また肺胞に直接かかる圧はプラトー圧で，ピーク圧ではないことに注意する必要がある。気道内圧上昇による肺障害はプラトー圧で判断する。

　従圧式換気での気道内圧（図6中段）は急激な圧の立ち上がりの後，設定した吸気圧が維持され，呼気時に低下する。従圧式換気では最初の圧上昇は気道抵抗により生じる。その後徐々に肺胞が膨張し，肺胞を膨らませるための圧が増加するが，人工呼吸器は吸気流量を徐々に減少することにより設定圧を一定に保つ。

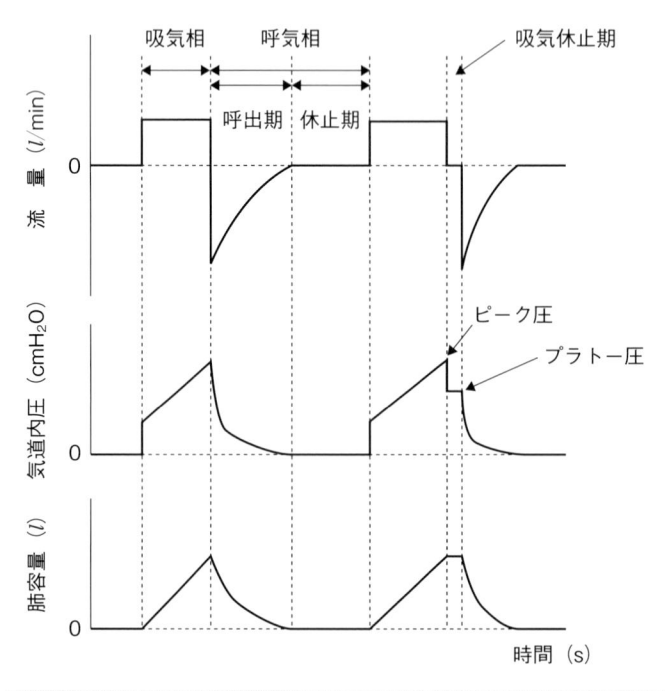

図5　従量式人工呼吸の流量，気道内圧，肺容量の経時的変化
左：吸気ポーズのない例，右：吸気ポーズのある例

2 流量-時間曲線（flow-time curve）

　縦軸は流量，横軸は時間である。縦軸の上を吸気，下を呼気として表す。従量式換気では吸気流量は一定で，患者ごとに変化しない（図5上段）。呼気は肺のしぼみやすさに従って，最初は最大呼気流量で呼出され漸減していく。従圧式換気での吸気流量は吸気の最初で多く，以後漸減してゼロまで下がる（図6上段）。吸気のパターンは患者ごとに変化する。呼気は従量式換気と同じである。

3 容量-時間曲線（volume-time curve）

　縦軸は肺容量，横軸は時間である。従量式換気では吸気量は直線的に上昇する（図5下段）。従圧式では，吸気は最初に多く入る（図6下段）。

4 圧-容量曲線（pressure-volume curve，コンプライアンス）

　縦軸は肺容量，横軸は圧である。自発呼吸下では時計回り，調節呼吸中は反時計回りの曲線を描く。縦軸の最大値は1回換気量（V_T）を示す。曲線の最大値から呼気部分が始まりゼロに戻る。PEEPは横軸のゼロと曲線最低値との差で示される。曲線内側の面積は呼吸仕事量を表す。曲線の傾きはコンプライアンスを示す。圧-容量曲線のパ

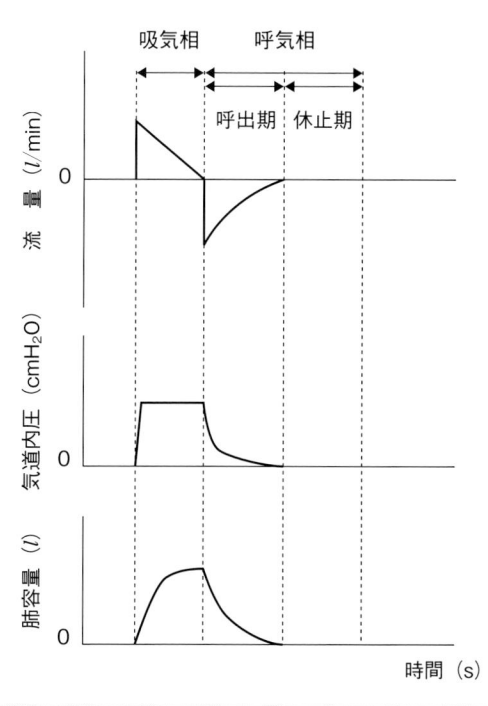

図6　従圧式換気時の流量，気道内圧，肺容量の経時的変化

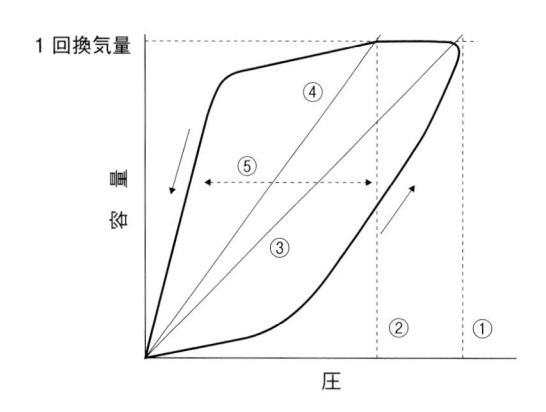

図7　従量式換気の圧-容量曲線
①ピーク圧，②プラトー圧，③傾き：動的コンプライアンス，
④傾き：静的コンプライアンス，⑤ヒステリシス

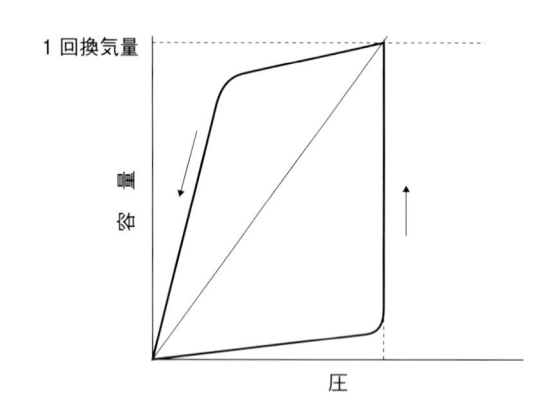

図8　従圧式換気の圧-容量曲線

ターンは従量式と従圧式で異なる。

　従量式換気（図7）の場合，最初に気道抵抗による圧の上昇の後，気道内圧と肺容量が同時に徐々に上昇する。吸気のある点から急激に容量が増加する場合は，虚脱した肺胞がある可能性がある。吸気の終了が曲線の頂点になる。頂点がとがっている場合，肺の過伸展の可能性がある。ピーク圧に達した後，容量の変化なしにプラトー圧に低下し，その後肺胞からの気流が排出され圧と容量が下がる。ループ全体の傾きは肺コンプライアンスを表す。ループの幅，ヒステリシスから気道抵抗を推定する。気道抵抗が上昇するとループの幅が広がる。

　従圧式換気の場合（図8），設定圧まで急速に圧が上昇するが，この間ほとんど肺容量は上昇しない。圧は上昇した後に一定となり，容量のみが上昇する。呼気は従量式と同じである。

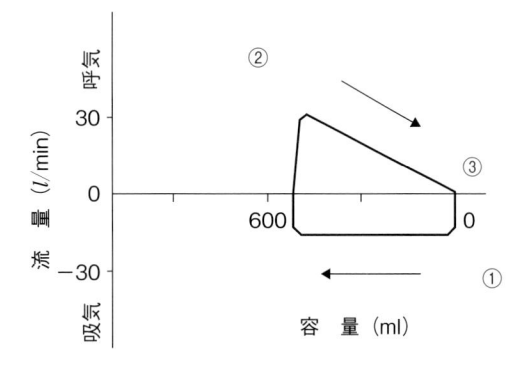

図9 流量-容量曲線（抵抗）
①吸気の初めの流速で換気モードが分かる。また吸気抵抗が推定できる。②呼気流速のピークは呼気直後にある。この流速で呼気抵抗の変化が分かる。③呼気流速は徐々に減速する。この減速も呼気抵抗によって変化する。

5 流量-容量曲線（flow-volume curve）

縦軸は流量，横軸は容量である。容量のゼロ点は，機能的残気量（functional residual capacity：FRC）にあたる。流量には吸気と呼気があり，縦軸の上下どちらが吸気なのかは機種によって異なる。図9では吸気流量は，横軸の下にプロットされ，容量の増加に伴って左側に移動し，吸気終末に流量がゼロになると垂直軸はゼロになり，このときの水平軸の移動距離は1回換気量を示す。呼気流量は水平軸の上にプロットされる。この形状は，肺の受動的な虚脱を示し，肺と胸壁の弾性，気管および気管支，気管チューブ，呼吸回路の総抵抗により決まる。正常な形状は，呼気早期に流速が急速に増加してピークに達した後に，流速は低下してゆっくりとゼロに戻る。

異常波形[2)3)8)9)]

1 気道内圧の上昇

従量式換気では，気道内圧は気道抵抗の上昇あるいはコンプライアンスの低下で上昇する。すなわち吸気が気道を通過しにくい気道狭窄か，肺の膨張障害である。気道狭窄の原因としては気管支攣縮，分泌物などによる気道直径の減少，気管チューブの内径減少，または呼吸回路の屈曲などが考えられる。肺のコンプライアンス低下，膨張障害は肺水腫など肺の伸展性が低下している場合と腹圧上昇，胸水などにより肺が圧迫されている場合がある。

2. 麻酔器・人工呼吸器付属の呼吸器系モニター

気道抵抗が上昇した場合

コンプライアンス低下の場合

図10　気道内圧の上昇

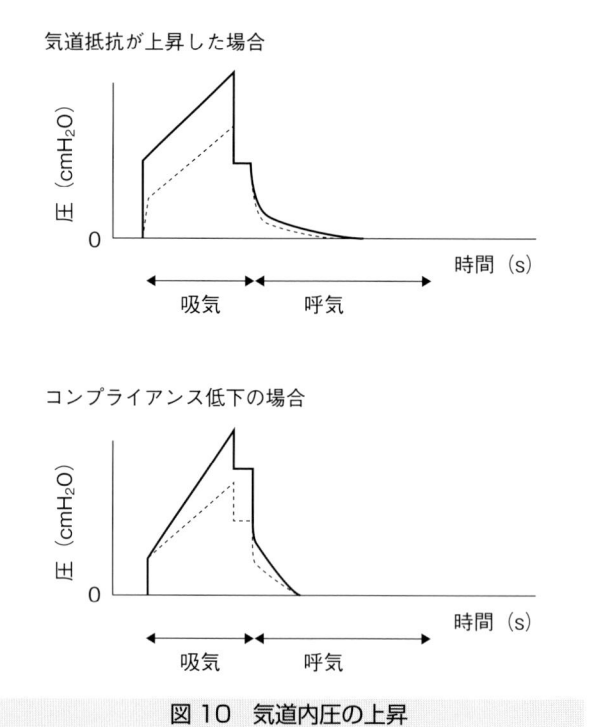

a. 気道内圧の変化

　気道抵抗上昇の場合，気道内圧の立ち上がりが上昇するが，プラトー圧は上昇しない（図10上段）。コンプライアンス低下の場合は，ピーク圧とともにプラトー圧も上昇する（図10下段）。

b. 流量の変化

　気道抵抗上昇の場合，最大呼気流量が低下し呼気時間が延長する（図11上段）。コンプライアンス低下の場合は最大呼気流量が増加し，呼気時間が短縮する（図11下段）。

c. 圧-容量曲線の変化

　気道抵抗の増加は，圧-容量曲線でも判明する（図12-A上段）。1回換気量は変わらないか，または減少するが，これに対し高い気道内圧を示すことが特徴的所見である。正常（点線）に比べて，吸気の最初の圧増加に対して容量の増加が少ないが，プラトー圧は変化しない。圧は正常より早く低下し，同じ圧での容量が正常より多く，吸気終末に肺容量は急速に低下する。この結果ヒステリシスは増加し，曲線内部の面積が増大する。

d. 流量-容量曲線の変化

　従量式換気では，吸気流量は気道抵抗が増加してもコンプライアンスが低下しても，変化しない。一方，呼気は気道抵抗が増加した場合，最大呼気流量が正常（点線）に比

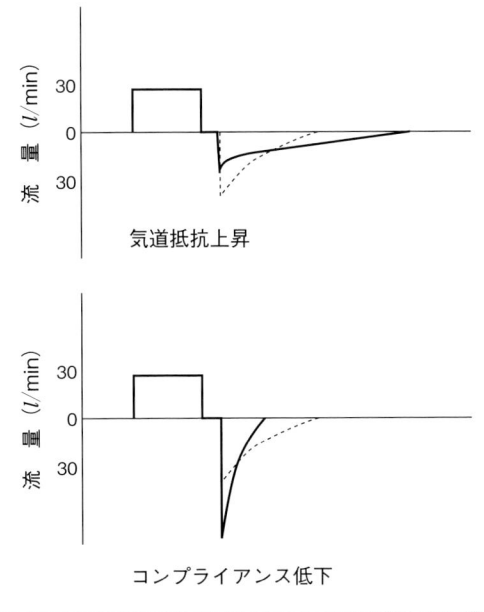

図11 気道内圧上昇時の流量

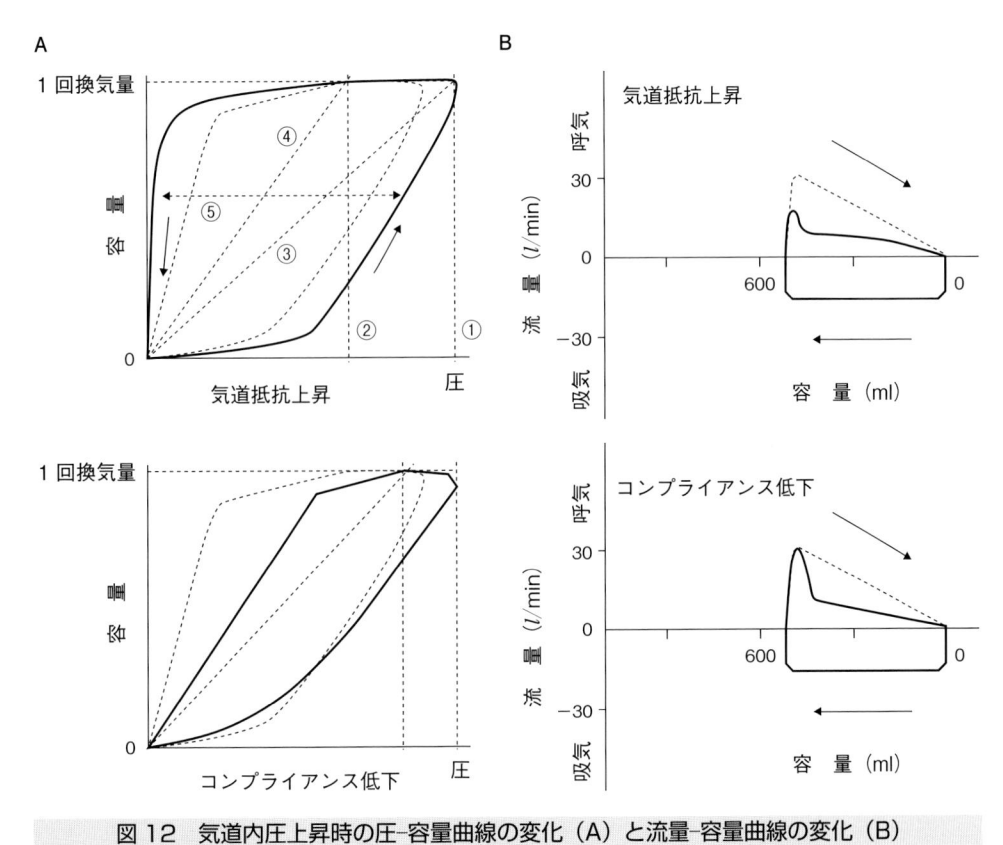

図12 気道内圧上昇時の圧-容量曲線の変化（A）と流量-容量曲線の変化（B）
①ピーク圧の上昇，②プラトー圧変化なし，③動的コンプライアンス低下，④静的コンプライアンス変化なし，⑤ヒステリシス増加

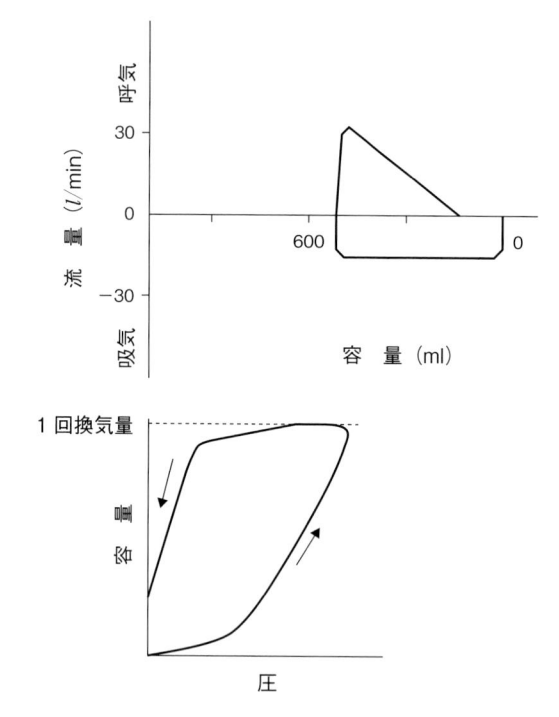

図13 流量-容量，圧-容量曲線が閉じない場合

べて減少し，呼気流量の減衰はゆっくりとなる（図12-B 上段）。コンプライアンスが低下した場合，最大呼気流速は正常か正常より多くなり，呼気流量の減衰は気道抵抗上昇の場合より速い（図12-B 下段）。

2 ループが開始位置に戻らない場合

カフ漏れ，チューブの抜けかかりなど，センサーよりも遠位でリークがあると呼気容量が吸気容量よりも少なくなり，圧-容量曲線，流量-容量曲線がともに閉じない（図13）。

■参考文献

1) Brockwell RC, Andrews JJ. 吸入麻酔薬の供給システム．ロナルド D. ミラー編，武田純三監訳．ミラー麻酔科学．東京：メディカル・サイエンス・インターナショナル；2007. p.217-50.
2) Moon RE, Camporesi EM. 呼吸モニタリング．ロナルド D. ミラー編，武田純三監訳．ミラー麻酔科学．東京：メディカル・サイエンス・インターナショナル；2007. p.1119-53.
3) Grabovac MT, Kim K, Quinn TE, et al. 呼吸管理．ロナルド D. ミラー編，武田純三監訳．ミラー麻酔科学．東京：メディカル・サイエンス・インターナショナル；2007. p.2167-82.
4) Campbell RS, Davis BR. Pressure-controlled versus volume-controlled ventilation：Does it matter? Respir Care 2002；47：416-24.

5) Dorsch JA, Dorsch SE. Airway volumes, flows, and pressures. In：Dorsch JA, Dorsch SE, editors. Understanding anesthesia equipment. 5th ed. Philadelphia：Lippincott Wiliams & Wilkins；2008. p.728-72.
6) Szocik JF, Barker SJ, Tremper KK. モニタリング装置の基本原理. ロナルド D. ミラー編, 武田純三監訳. ミラー麻酔科学. 東京：メディカル・サイエンス・インターナショナル；2007. p.925-51.
7) 釘宮豊城. 麻酔器の基本構造. 岩崎　寛編. 麻酔科診療プラクティス 19 麻酔器・麻酔回路. 東京：文光堂；2006. p.10-7.
8) 丸山一男. 人工呼吸の考えかた. 東京：南江堂；2009. p.175-88.
9) Bardoczky GI, Engelman E, D'Hollander A. Continuous spirometry：An aid to monitoring ventilation during operation. Br J Anaesth 1993；71：747-51.

（宮部　雅幸）

III

循環器系モニター

III. 循環器系モニター

1 血圧

A 血圧トランスデューサの基礎,構造,波形の正常と異常

はじめに

　血圧は，循環動態を把握するうえで，もっとも重要なパラメータのひとつである。
　侵襲的動脈圧（直接動脈圧）モニターは，間接法の聴診法や振動法が血流の乱流をとらえるのと異なり，血管内圧を直接測定する。このため，不安定な血行動態や低血圧時といった，間接法では測定の難しい場合にも連続的に測定でき，さらには反復して動脈血ガス分析を行うのにも有用である。圧波形は，回路の硬さ・長さ・太さと回路内気泡の影響を受けるため注意が必要である。

血圧とは[1]

　血圧は，血液を循環させる原動力の指標であり，循環動態を把握するうえでもっとも重要なパラメータのひとつである[2]。血圧は心拍出量と末梢血管抵抗の積によって決まる。収縮期血圧は，左室の1回拍出量とその駆出速度および動脈壁の伸展性によって決まり，拡張期血圧は拡張期における圧の低下速度と心拍数とによって決まる[3]。脈圧は，1回拍出量と脈波伝播速度に比例する。平均血圧は，収縮期血圧（最高血圧）と拡張期血圧（最低血圧）の算術的平均値ではなく，動脈圧を時間積分し単位時間で割ったもので，動脈圧曲線の下の面積を求めて平均の高さを計算したものに相当する。簡便法では，拡張期血圧に脈圧の1/3を加えて求められる[2]。

　血圧を理解するうえで，Windkesselモデルという概念が分かりやすい[4]（図1）。心臓から間欠的に拍出された血液は，一度太い動脈に蓄えられることによって，末梢側に対して連続的な血液の流れを作り出すことができる。この現象は，心室をポンプに，弾性線維を空気室に，抵抗血管はホースにモデル化される。この考え方を，Windkesselモデル（ふいごモデル，または空気室モデル）という。また，Windkesselモデルを電気的等価回路で表すと，血管のコンプライアンスを静電容量C，血管抵抗をR，心臓を電流源および大動脈弁をダイオードに置き換えられる。

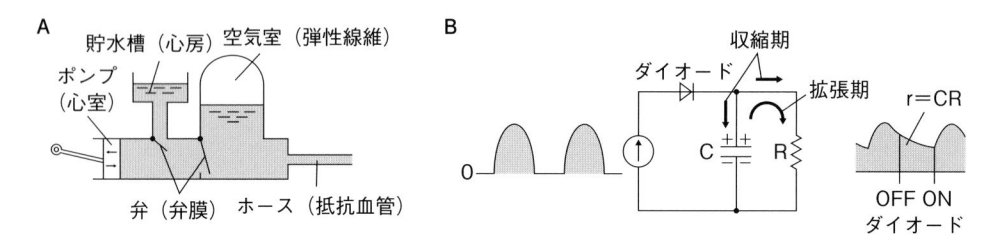

図1 Windkesselモデル（ふいごモデル，または空気室モデル）
A：空気室モデル，B：電気的等価回路
（中島章夫．血圧センサの最新動向：圧力トランスデューサ関連製品の現状．医機学 2010；80：38-42より引用）

血圧測定法の種類[1]

血圧測定法としては，直接法（侵襲法）と間接法（非侵襲法）がある。非侵襲法としては，マンシェットで動脈を圧迫して生じるコロトコフ音による聴診法，触診法，振動法（オッシレーション法）などがある。

マンシェットで得られた血圧を"実測の血圧"と称することもあるが，侵襲的動脈圧モニターで得られた血圧とマンシェットで得られた血圧のいずれが正しいか[5]は一概にいえない。

侵襲的動脈圧（直接動脈圧）モニターは，間接法の聴診法や振動法が血流の乱流をとらえるのと異なり，血管内圧を直接測定するものである。

歴史的には，1949年に，Eatherらにより麻酔中の患者の"動脈圧と圧波形"の直接モニタリングが初めて行われている[6,7]。

侵襲的動脈圧モニターの適応

侵襲的動脈圧モニターは，ショックのような不安定な血行動態や低血圧時に，間接法では測定できにくい場合にも連続的に血圧を測定できるのに加え，麻酔中や呼吸管理中などで反復して動脈血ガス分析を行う必要がある場合に有用である[1]。言い換えれば，動脈圧カテーテル挿入の適応は，連続血圧測定が必要な場合，頻回の動脈血採血が必要な場合，非侵襲的血圧測定が難しい場合などとなる[8]。また，人工心肺中の灌流圧の評価には侵襲的動脈圧モニターが不可欠である。

侵襲的動脈圧モニターから得られる情報として，①収縮期血圧/拡張期血圧，②脈圧，③圧波形の形状（末梢血管抵抗，循環血液量など），④不整脈，⑤心拍出量，⑥呼吸性変動（循環血液量など）がある[8]。

血圧トランスデューサ[4)9)]

　圧力トランスデューサは，血圧（物理エネルギー）を電気信号（電気エネルギー）に変換する。血圧トランスデューサでは，動脈圧，中心静脈圧，肺動脈圧，頭蓋内圧などから変換した電気信号を増幅・フィルタリングして，生体情報モニターに波形およびmmHg単位の数値として表示する（図2）。

　血圧トランスデューサの内部は，フラッシュ溶液と大気圧の間を"ダイアフラム"と呼ばれる弾性体膜で仕切られており，ダイアフラムが血圧と大気圧の差でたわみ，ダイアフラムの大気圧側に取り付けられたストレインゲージで，このたわみを検出し，電気信号に変換してモニターへ伝えることで，血圧を連続的にモニタリングすることができる（図3）。

　フラッシュ装置は300 mmHg（40 kPa）に加圧されたフラッシュ溶液（ヘパリン加生理食塩水）を1時間に3±1 mlずつ流すように設計されている。

　正確な血圧を得るためには，血圧トランスデューサシステムの正しいセットアップ，較正，およびモニターのメンテナンスが重要である。

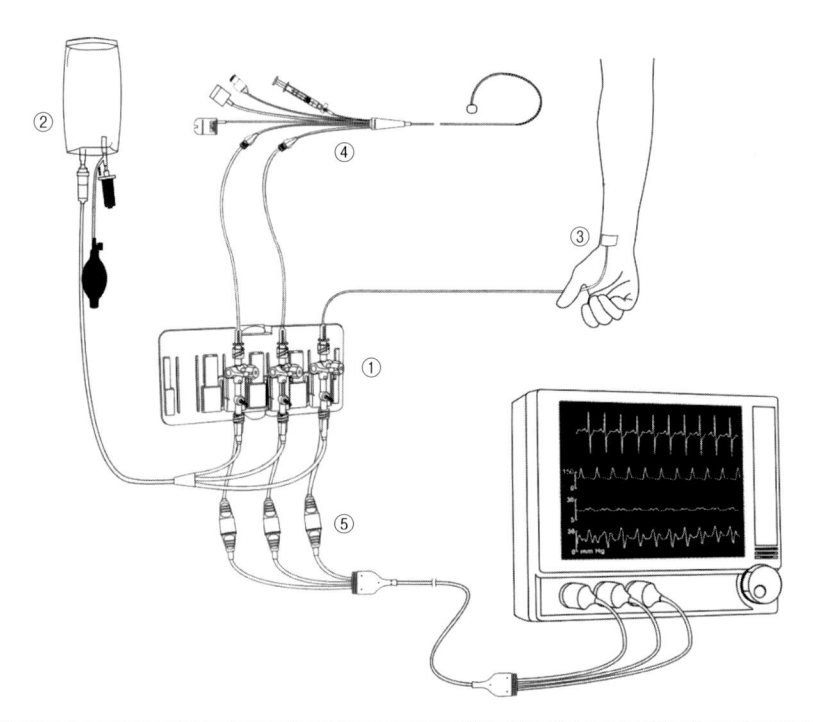

図2　血圧モニタリングシステム
　① TruWaveトランスデューサ，②加圧バッグを取り付けたフラッシュ溶液，③動脈カテーテル，④スワンツガンツ・サーモダイリューション・カテーテルのPAおよびRAポート，⑤TruWaveケーブル
　〔Basic monitoring（基本的血行動態モニタリング）．エドワーズライフサイエンス（株）資料．Quick guide to cardiopulmonary care. p.26-39 より引用〕

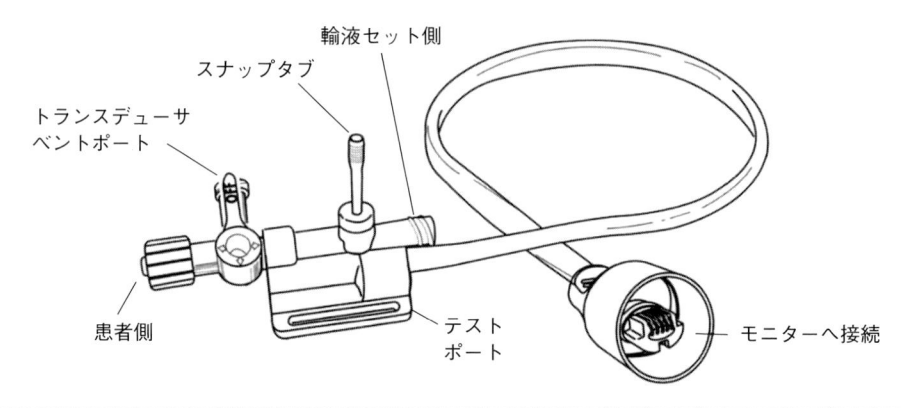

図3 ディスポーザブル血圧トランスデューサ
〔Basic monitoring（基本的血行動態モニタリング）．エドワーズライフサイエンス（株）資料．Quick guide to cardiopulmonary care. p.26-39 より引用〕

動脈圧波形[6)〜8)]

　動脈圧波形はフーリエ解析によって再現可能な周期波形である．フーリエ解析は，振幅と周波数の異なる一連の比較的単純な正弦波を重ね合わせることで本来の圧波形を再現する手法である．圧波形の基本周波数に加えて，基本周波数の倍数である二次高調波を含め，一般原則として，動脈圧波形をひずみなく再現するためには，6〜10個の高調波が必要となる．したがって，脈拍が120拍/min（すなわち2 Hz）の患者で正確な血圧を測定するためにはモニタリングシステムの動特性は12〜20 Hzである必要がある．

　モニタリングシステムの重要なパラメータとして，固有振動数とダンピング（減衰）係数がある．固有振動数はシステムの振動速度を定量化したもので，ダンピング係数はシステムに対する摩擦力を定量化し安定化する速度を決定するものである．モニタリングシステムの固有振動数（共振周波数）が低すぎると，モニターされた圧波形の周波数と近似することになり，共振して圧波形が本来の動脈圧に比べて増幅されることになる．頻脈や収縮期血圧の立ち上がりが急峻な場合には，波形の高周波成分が測定システムの固有振動数と近似して動脈圧波形がオーバーシュートする可能性がある（後述）．

血圧トランスデューサのセットアップ[9)]

　血圧測定システムのセットアップでは，基本的な手順として，各部の接続が確実に締まっていること，回路内の気泡の除去，ゼロ点較正に加えて，周波数応答のチェックを行うことで，回路の動特性が確認できる．

ゼロ点較正[1]

ゼロ点の高さは三方活栓の大気開放口の水面の高さであり，患者の右房の高さに合わせるが，その高さの目安として，通常，中あるいは前腋窩線と第4肋間の交点などが用いられる。ゼロ点のずれは，cmH_2O と $mmHg$ の換算から〔水銀の比重（13.6）と cm と mm の違い〕，血圧の値に1.36を乗じた違いが生じる。

最適な周波数応答[9]

周波数特性として固有振動数およびダンピング係数を求めるために，フラッシュデバイスを作動させて矩形波（スクエアウェーブ）テストを行うとよい。これにより圧波形のオーバーダンピング（過剰減衰）またはアンダーダンピング（過小減衰）を評価することができる。

矩形波（スクエアウェーブ）テスト[9]

フラッシュデバイスを作動させて圧を上昇させた状態からベースラインに戻る波形を観察する（図4）。

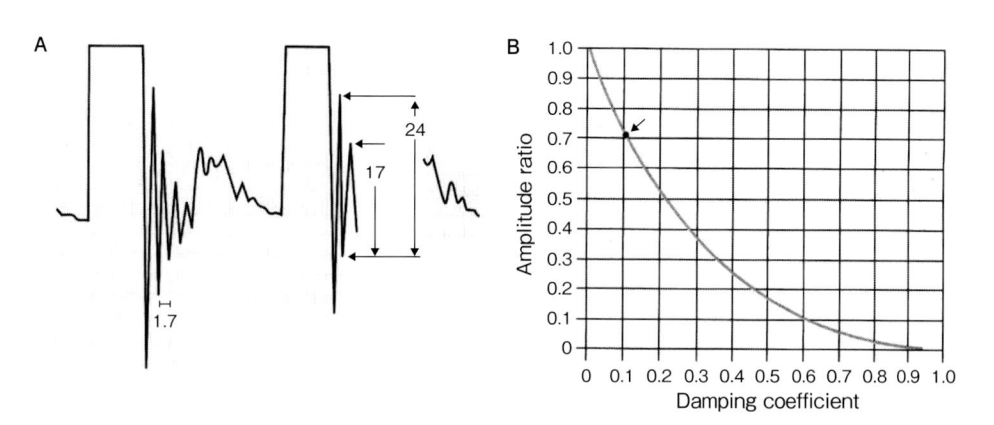

図4 矩形波（スクエアウェーブ）テスト：固有振動数と振幅比

振動幅が1.7 mmで紙送り速度が25 mm/sでは，固有振動数（f_n）は14.7 Hzになる。振幅比は17 mm/24 mmで0.71，それに対応するダンピング係数は0.11となる。

（Mark JB, Slaughter TF. 心臓血管モニタリング. ロナルド D. ミラー編，武田純三監訳. ミラー麻酔科学. 東京：メディカル・サイエンス・インターナショナル；2007. p.983-1057 および Schroeder RA, Barbeito A, Bar-Yosef S, et al. Cardiovascular monitoring. In：Miller RD, editor. Miller's anesthesia. 7th ed. Philadelphia：Churchill Livingstone；2010. p.1267-328 より引用）

1. 血圧

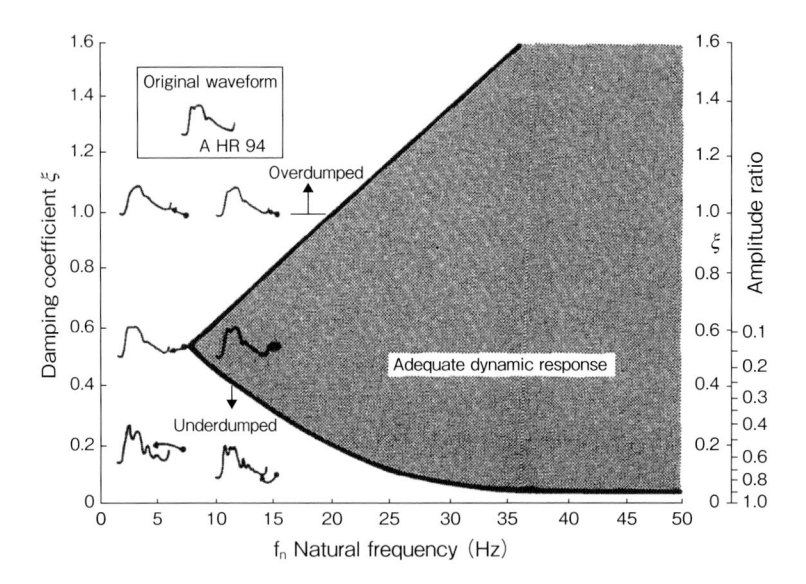

図5 周波数特性（動的応答）：ダンピング係数と固有振動数，振幅比

頻脈でないとき（この図では心拍数 94/min で）の周波数特性をダンピング係数（damping coefficient）と固有振動数（natural frequency）との関係で示す。右側の縦軸のスケールで，振幅比（amplitude ratio）をダンピング係数に変換できるようになっている。固有振動数が 7 Hz 以下では，ダンピング係数の値によらず適正な波形が得られない。固有振動数が 7 Hz 以上では，影のついた範囲で示されるようなダンピング係数の値の範囲でのみ適正な波形が得られる。ダンピング係数が大きすぎるとオーバーダンピングとなって波形が鈍り，ダンピング係数が小さすぎるとアンダーダンピングとなって波形がオーバーシュートして収縮期血圧が過大評価，拡張期血圧もやや過小評価される。

(Gardner RM. Direct blood pressure measurement—Dynamic response requirements. Anesthesiology 1981；54：227-36 より引用)

① 固有振動数（f_n）の計算：1回分すべての振動に要する時間（mm）を測定して推定する。f_n＝紙送り速度（mm/s）/振動幅（mm）として計算する。
② 振幅比の計算：連続する2つの振動の振幅（A_1，A_2）を測定して，振幅比 A_2/A_1 を求める。
③ ダンピング係数の決定：振幅比からダンピング係数を求める（図4）。周波数応答のグラフ[10]（図5，図6）でも，右の縦軸に示す振幅比との対応からダンピング係数が得られる。

ダンピングの程度が適正であるかどうかを知るための簡易的な方法としては次のような手順で行うとよい。

① フラッシュデバイスのスナップタブ（プルタブ）を引く。
② モニターに表示される矩形波（スクエアウェーブ）の後の振動の数をカウントする。

振動の数が 1.5 〜 2 回であれば，波形は最適であるといえる（図7）。

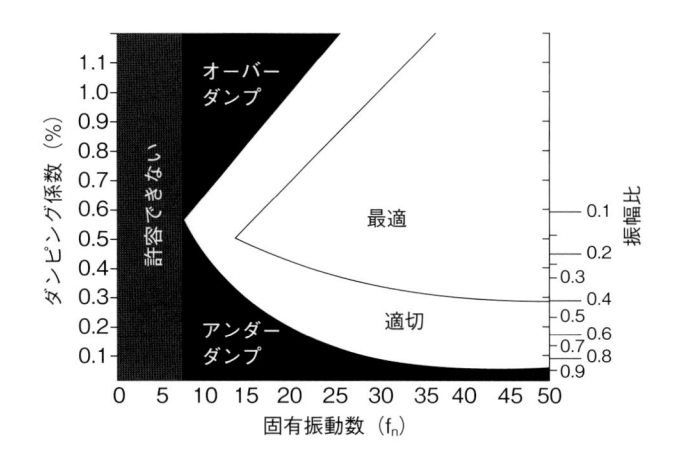

図6 周波数特性〔動的応答（改訂されたもの）〕：ダンピング係数と固有振動数，振幅比

周波数特性をダンピング係数と固有振動数との関係で示すグラフにおいて，頻脈時（Gardner[10]によれば118/min）では，適正な周波数応答のためには固有振動数が13Hz以上である必要がある。このことから，適正な周波数応答の範囲の中で，さらに最適となる範囲を示している。
〔Basic monitoring（基本的血行動態モニタリング），エドワーズライフサイエンス（株）資料. Quick guide to cardiopulmonary care. p.26-39 より引用〕

最適な波形
 1.5〜2回の振動
 得られる値は正確

アンダーダンプ
 振動が2回より多い場合
 収縮期血圧は過大評価
 拡張期血圧は過小評価されることがある

オーバーダンプ
 1.5回未満の振動
 収縮期血圧は過小評価
 拡張期血圧には影響しない場合もある

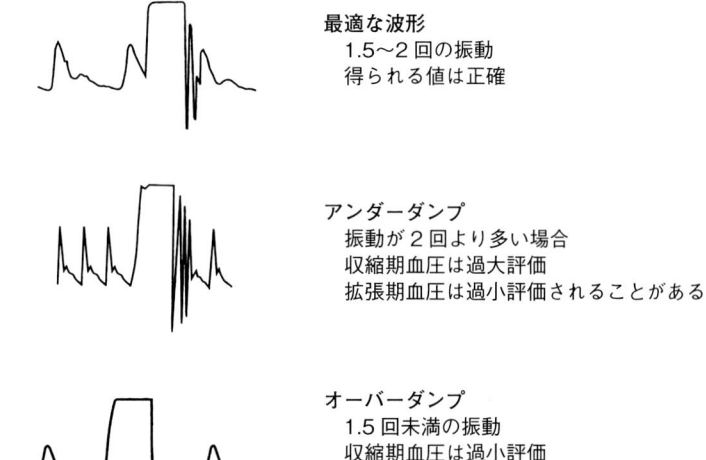

図7 最適な波形，アンダーダンピング，オーバーダンピング
〔Basic monitoring（基本的血行動態モニタリング），エドワーズライフサイエンス（株）資料. Quick guide to cardiopulmonary care. p.26-39 より引用〕

周波数特性の評価法についての批判

圧測定回路の周波数特性を評価する方法として，"ダンピング係数と固有振動数"を標準的パラメータとして使用することについては批判がある[8]。"ダンピング係数と固有振動数"のみで判断するのではなく，周波数特性曲線（図8）での周波数帯域が0〜15Hzの範囲内では，入出力比が1となるように維持することが重要であると考えられる[11]。

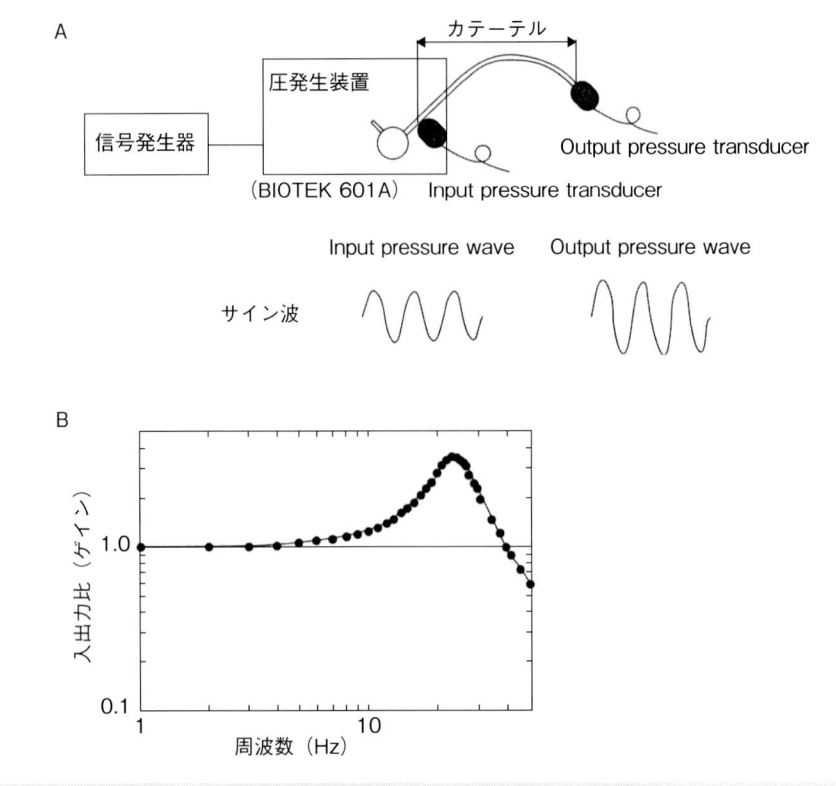

図8 周波数特性曲線（成り立ちと曲線）

A：周波数特性曲線の成り立ち。周波数特性曲線は，信号発生器から各周波数のサイン波を圧発生装置に入れるとサイン波の圧波形が得られる。この圧波形を圧測定回路（カテーテル）に通し，入力圧と出力圧をそれぞれのトランスデューサで記録する。

B：周波数特性曲線。1～5Hz間隔のサイン波の入力圧と出力圧の振幅を実測し，その比を周波数ごとにプロットした点をつないで描いている。

（渡辺廣昭．動脈カテーテル・動脈圧測定の適応：正確な動脈圧測定のための理論と実際．LiSA 2007；14：630-4より引用）

動脈圧波形（正常波形）[5]

動脈圧波形から，収縮期圧，重複切痕（dicrotic notch），拡張期圧，脈圧などが分かる（図9）。

大動脈弁が閉鎖し，血液の逆流により圧波形上にdicrotic notchが形成される。dicrotic notchは，測定する部位が心臓から遠ざかるほど大動脈弁への逆流の影響が小さくなることにより低くなる。

動脈圧波形は，遠位部の脈拍が増幅され，大動脈圧と比較すると末梢動脈の波形は収縮期血圧が高く拡張期血圧が低く脈圧の幅は広くなる（図10）[12]。

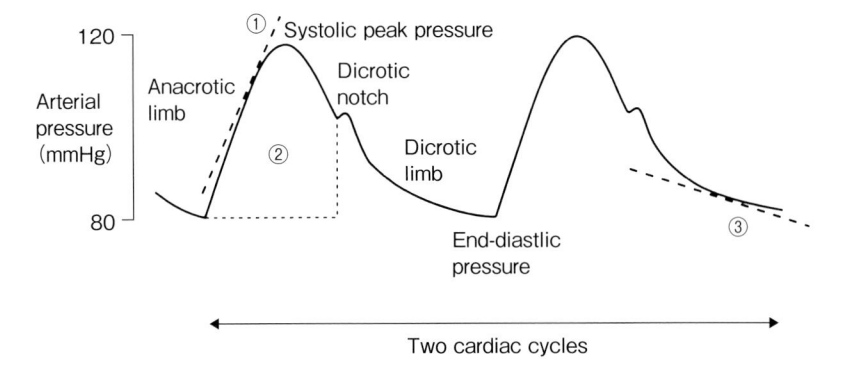

図9 侵襲的動脈圧モニター波形

①立ち上がり部分を上行脚（anacrotic limb）という。
②面積が1回拍出量と一致する。
③スロープの傾きは，体血管抵抗と相関する。

　収縮期血圧（systolic peak pressure）と拡張末期血圧（end-diastolic pressure）の差が脈圧である。平均動脈圧は，収縮期は心周期の1/3，拡張期は残りの2/3を占めることから，（収縮期血圧＋2拡張期血圧）/3として表される。dicrotic notch：重複切痕。

　〔Basic monitoring（基本的血行動態モニタリング），エドワーズライフサイエンス（株）資料．Quick guide to cardiopulmonary care. p.26-39 より引用〕

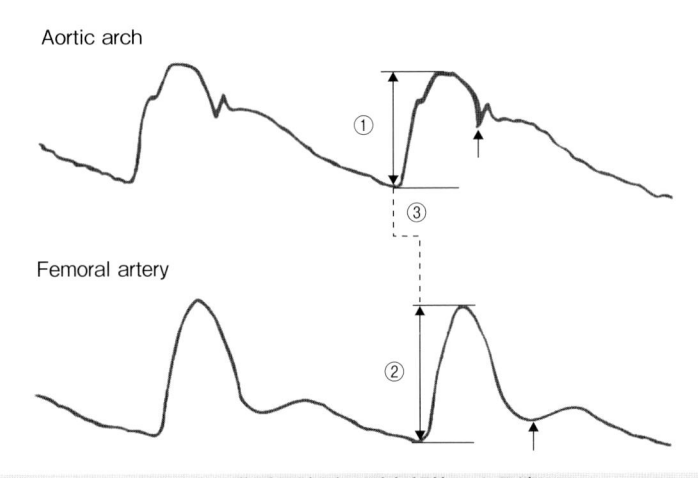

図10 動脈圧波形の測定部位による違い

　大動脈弓の圧波形に比べて，大腿動脈では，収縮期血圧ピークは高く，また拡張期血圧は低くなり，①と②を比べると脈圧がより大きくなっている。③で示すように収縮期血圧の立ち上がりが遅く，矢印（↑）で示すように重複切痕も遅れ鈍った波形になる。

　aortic arch：大動脈弓，femoral artery：大腿動脈

　（Mark JB, Slaughter TF．心臓血管モニタリング．ロナルドD．ミラー編，武田純三監訳．ミラー麻酔科学．東京：メディカル・サイエンス・インターナショナル；2007．p.983-1057, Schroeder RA, Barbeito A, Bar-Yosef S, et al. Cardiovascular monitoring. In：Miller RD, editor. Miller's anesthesia. 7th ed. Philadelphia：Churchil Livingstone；2010. p.1267-328, Mark JB. Atlas of cardiovascular monitoring. New York：Churchill Livingstone；1998 より引用）

動脈圧波形（異常波形）[5]

■ ダンピング（減衰）

センサーにおいて信号が過度に減衰しすぎることをオーバーダンピングといい，見かけ上収縮期血圧が低く，拡張期血圧が高く記録される。圧測定回路内に気泡や血栓，接続部の緩みなどがある場合に見られる。オーバーダンピング様の変化は，大動脈弁狭窄症，血管拡張薬の使用患者や心原性ショック，敗血症，循環血液量減少状態による低心拍出状態においても見られる。

モニター機器への信号入力の際，信号の減衰量が適切な量より少ないことをアンダーダンピングといい，見かけ上収縮期血圧が高く（オーバーシュート），また拡張期血圧も低く記録される。アンダーダンピング様の変化は，高血圧症，動脈硬化，血管収縮薬の投与，大動脈弁閉鎖不全および高心拍出状態などで見られる。

■ 圧波形に影響を及ぼす因子[8]

圧測定回路の硬さ・長さ・太さ，回路内気泡が，圧波形に影響する（図11）。もっとも大きく影響するのは気泡で，鈍った波形でなく尖った波形になることがほとんどである。収縮期血圧のように急峻な波形成分は高い周波数部分で，回路内の小さな気泡により，共振によって入出力比が大きくなる部分が左方に移動するとその影響を受け，収縮

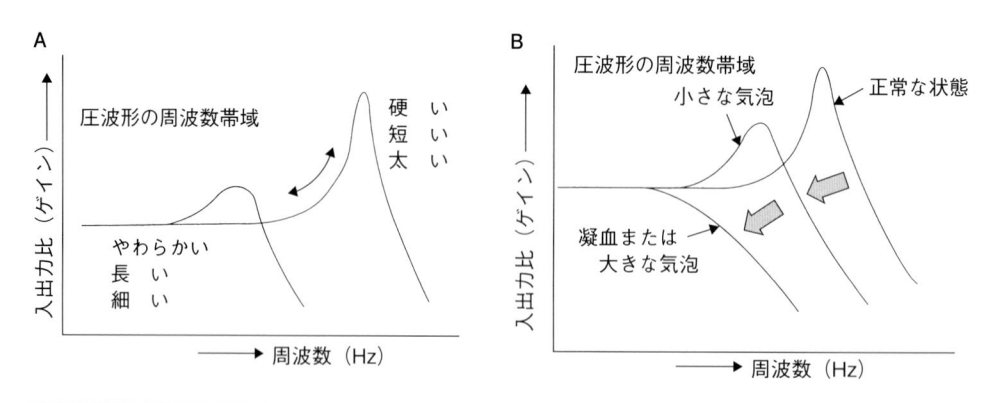

図11　圧波形の周波数帯域（回路の性状と気泡の影響）

A：圧測定回路は，硬く，短く，太いほうが圧波形の周波数帯域で圧を増幅させない，すなわち入出力比（ゲイン）が1になり，正しい圧波形が得られる。

B：回路内に気泡が入ると周波数特性曲線のピークが左方に移動し，圧波形の周波数帯域にかかってしまうため，圧の増幅が見られ尖った波形（高い収縮期圧）になってしまう。

〔Basic monitoring（基本的血行動態モニタリング），エドワーズライフサイエンス（株）資料．Quick guide to cardiopulmonary care. p.26-39 より引用〕

期血圧が高くなる。一方，拡張期血圧成分は低い周波数成分で構成されているため，このような影響を受けにくい。

正しい圧波形を得るための改良法[8]

1 圧アンプの電気的フィルタ

圧波形には 20 Hz 以上の成分は不要なため，圧アンプのローパスフィルタで，20 Hz 以上の成分をカットすることができる。

2 ダンピング装置

ダンピング装置は，圧測定回路内に装着する器械的フィルタのひとつで，周波数特性曲線のピークを低くし，共振による増幅を抑えてゲインを 1（入出力比が 1）に近づけることで，波形の変化を補正する装置である。よく使われているものとして，固定式の

表 1　動脈圧波形の異常

収縮期血圧の上昇	全身性高血圧 動脈硬化 大動脈弁閉鎖不全
収縮期血圧の低下	大動脈弁狭窄 心不全 循環器血液量減少
脈圧の拡大	全身性高血圧 大動脈弁閉鎖不全
脈圧の縮小	心タンポナーデ うっ血性心不全 心原性ショック 大動脈弁狭窄
二峰性脈	大動脈弁閉鎖不全 閉塞性肥大型心筋症
奇脈	心タンポナーデ 慢性閉塞性肺疾患 肺血栓塞栓症
交互脈	うっ血性心不全 心筋症

〔Basic monitoring（基本的血行動態モニタリング）．エドワーズライフサイエンス（株）資料．Quick guide to cardiopulmonary care. p.26-39 より引用〕

1. 血　圧

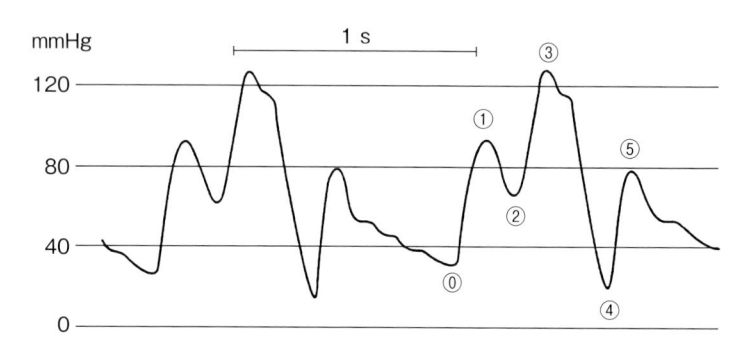

図 12　大動脈内バルーンパンピング（IABP）作動中の動脈圧波
IABP が 1：2 で作動しているときの波形を示す．
⓪：IABP 補助のないときの拡張終期血圧，①：IABP 補助のないときの収縮期血圧，②：重複切痕，③：IABP 補助で増加した拡張期血圧，④：拡張終期または収縮前に後負荷が軽減した血圧，⑤：IABP のバルーンを収縮させることにより後負荷が軽減した収縮期血圧
（Mark JB, Slaughter TF. 心臓血管モニタリング. ロナルド D. ミラー編，武田純三監訳. ミラー麻酔科学. 東京：メディカル・サイエンス・インターナショナル；2007. p.983-1057, Schroeder RA, Barbeito A, Bar-Yosef S, et al. Cardiovascular monitoring. In：Miller RD, editor. Miller's anesthesia. 7th ed. Philadelphia：Churchill Livingstone；2010. p.1267-328, Mark JB. Atlas of cardiovascular monitoring. New York：Churchil Livingstone；1998 より引用）

ローズ®™（日本ベクトン・ディッキンソン社）などがある．共振の影響を少なくし，臨床的に必要な周波数帯域においてゲインを 1 に近づけ，より正しい圧波形をモニター上に表示する．フィルタの効果は，微小管（抵抗成分の R）と空気室（容量成分の C）の 2 つの組み合わせによる R×C の時定数で決まる．使用により位相のずれは大きくなるが，臨床的に問題となるような影響はない．

疾患における動脈圧波形の異常[9]

表 1 に，動脈圧波形に影響を与える疾患を示す．
そのほか，大動脈内バルーンパンピング（intraaortic balloon pumping：IABP）作動中の圧波形では，重複切痕を目安に拡張期のバルーン拡張のタイミングが評価できる（図12）．

■参考文献

1) 瀬尾勝弘. 徹底ガイド　心臓麻酔 Q&A. Q5 血行動態モニタリング. 麻酔科学レクチャー. 2009；1：813-20.
2) 大塚将秀. モニタリング. 奥村福一郎編. 心臓・血管麻酔ハンドブック. 改訂第 3 版. 東京：南江堂；1998. p.66-123.
3) 清水禮壽, 熊澤光生. 心臓および血管の構造と機能. 天羽敬祐ほか編. 麻酔科学書. 東京：克誠堂出版；1991. p.31-48.
4) 中島章夫. 血圧センサの最新動向：圧力トランスデューサ関連製品の現状. 医機学 2010；80：38-42.

5) 中　敏夫, 篠崎正博. 観血式血圧モニタおよび中心静脈圧. 救急・集中治療 2006 ; 18 : 309-15.
6) Mark JB, Slaughter TF. 心臓血管モニタリング. ロナルド D. ミラー編, 武田純三監訳. ミラー麻酔科学. 東京：メディカル・サイエンス・インターナショナル；2007. p.983-1057.
7) Schroeder RA, Barbelto A, Bar-Yosef S, et al. Cardiovascular monitoring. In：Miller RD, editor. Miller's anesthesia. 7th ed. Philadelphia：Churchill Livingstone；2010. p.1267-328.
8) 渡辺廣昭. 動脈カテーテル・動脈圧測定の適応：正確な動脈圧測定のための理論と実際. LiSA 2007 ; 14 : 630-4.
9) Basic monitoring（基本的血行動態モニタリング）. エドワーズライフサイエンス（株）資料. Quick guide to cardiopulmonary care. p.26-39.
10) Gardner RM. Direct blood pressure measurement—Dynamic response requirements. Anesthesiology 1981 ; 54 : 227-36.
11) Watanabe H, Yagi S, Namiki A. Recommendation of a clinical impulse response analysis for catheter calibration—Dumping coefficient and natural frequency are incomplete parameters for clinical evaluation. J Clin Monit Comput 2006 ; 20 : 37-42.
12) Mark JB. Atlas of cardiovascular monitoring. New York：Churchill Livingstone；1998.

〈瀬尾　勝弘〉

III. 循環器系モニター

1 血 圧

B 動脈ライン,中心静脈ラインの基礎・解釈:基本波形,異常波形

はじめに

　侵襲度の高い手術や,高リスク患者では動脈ライン,中心静脈ラインの挿入がしばしば行われる。その数値から得られる情報は多く,循環管理に有用である。さらにその評価の過程で,正常な波形と異常波形について,その意味するところを理解することで,より効率的な患者の状態把握が可能となる。
　本項ではそれぞれの正常波形を示し,解説するとともに,代表的な異常波形を提示する。

動脈ライン確保の適応

1 連続血圧測定が必要な場合

　患者のバイタルサインの変動がめまぐるしい場合や,全身麻酔下の手術を行ううえで,患者に加わる侵襲が大きい場合など,持続的な観察が必要とされるときに適応となる。

2 頻回の動脈血採血が必要な場合

　心臓疾患,呼吸器疾患,代謝疾患を有する患者管理では,頻回の採血が必要となる。また,人工心肺使用の手術や,分離肺換気が必要な手術では呼吸条件を変更する必要があり,同様に採血は頻回になる。

3 非侵襲的血圧測定が難しい場合

　熱傷や外傷などで,血圧測定カフを装着できない場合に適応となる。

動脈ラインの確保

　人体において，動脈拍動の触知は多くの部位で可能である。代表的な部位として，総頸動脈，橈骨動脈，大腿動脈などが挙げられる。これらのうちで，もっとも動脈ラインの挿入に適しているのが橈骨動脈である。これは，手掌では尺骨動脈からの側副血行が発達しており，虚血を来しづらいためである。Slogoffら[1]は心臓血管外科患者1,700名に対し，橈骨動脈よりカニュレーションを行い，その抜去後に重大合併症が生じなかったことを示した。ただしこの研究では，25％以上の患者に橈骨動脈の狭窄，閉塞を生じており，十分な注意が必要である。

　これまで，動脈ラインの確保を行う際にAllen試験を行うことがよいとされてきた。この試験は，1929年にAllenが提唱した，血管炎患者に対し動脈狭窄の程度を評価するための手法である[2]。患者に強く拳を握らせ，術者は患者の当該側の橈骨，尺骨動脈を圧迫する。この後，患者の手を開くと尺骨動脈が開放され，通常10秒程度で手掌は紅潮する。これが見られない場合，尺骨動脈からの側副血行が低下していることを意味する。しかし現在では，この試験の結果と起こりうる事象の間には明確な因果関係がないことが多く報告されており，効果は疑問視されている。Allen試験に代わりうる評価法は確立されてないが，施行医は末梢循環不全の発生に常に注意を払うべきであり，発生事象に対し早期発見を心がけるべきである。

　橈骨動脈のカニュレーションに際し，成功率を上げるために重要であるのは，肢位の固定である。背屈の際に，柔らかいスポンジなどを用いるとよい。手首は軽く背屈させ橈骨動脈を触知する。このとき背屈が強すぎると伸展により動脈が圧迫され，触知が難しくなる。動脈を触知してその走行をイメージし，約45度の角度でカニューレ針を刺入する。刺入の速度が速いと，血液の逆流が確認できない場合があることを知る必要がある。また，この場合，動脈の前後壁を貫いているため，血腫を生じやすい。血液の逆流が確認できた後，カニューレ針をやや寝かし数mm程度進める。この操作はカニュー

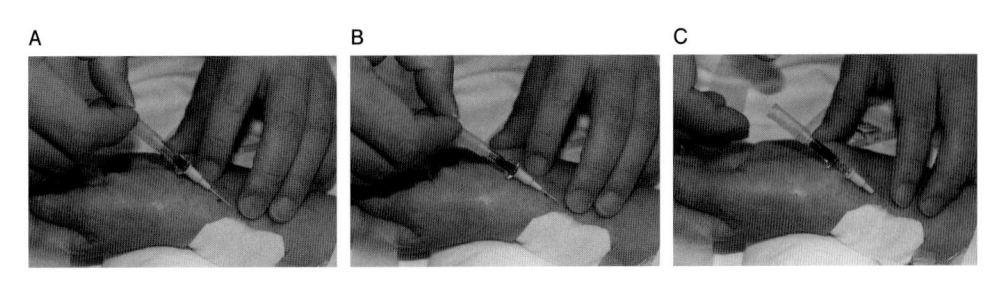

図1　橈骨動脈のカニュレーション

A：柔らかい布などで，手首を軽く背屈させ固定する。皮膚をアルコールで十分清拭し，30～45度の角度で穿刺する。
B：プランジャーに血液の逆流が見られれば，そのままやや角度を浅くし，内筒の距離だけ先進させ，外筒を進める。
C：血管を貫通した場合は，内筒を抜き，生理食塩液を少量入れたシリンジを装着し，逆流が見られる位置まで軽い陰圧をかけながら引き抜く。逆流が見られれば外筒を進める。

1. 血　圧

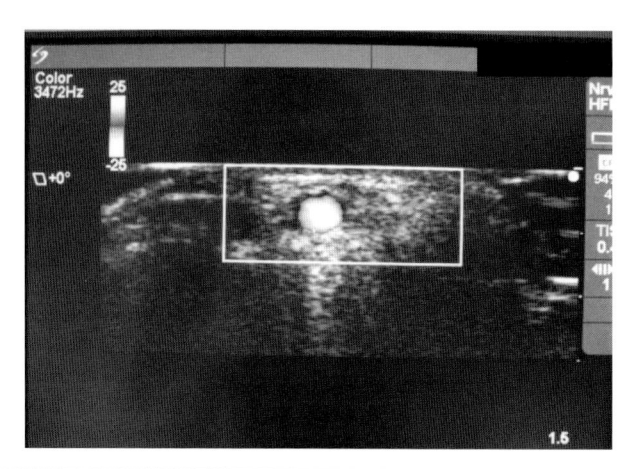

図2　エコーによる橈骨穿刺
2Dエコーによる右橈骨動脈の描出。カラードプラー法を用いると，より簡単となる。

レ針の外筒を血管内に進めるための手技である。さらに，血液の逆流が確認できればカニューレを進め，橈骨動脈を圧迫しながらモニタリングチューブに接続する（図1）。このとき，ライン内の空気を十分に吸引し，動脈内に気泡を送り込まないよう注意する。いったん血管を貫いた場合には，カニューレと内筒に段差をつけ，ゆっくりと引き抜く。カニューレが血管内に入った時点で血液の逆流が見られるため，この時点でカニューレを留置する。動脈の触知が難しい患者では，超音波ガイド下にカニュレーションを行う。カラードプラーを使用することで，比較的容易に橈骨動脈の同定ができる（図2）。

そのほかの動脈ラインの確保部位

前述のように，動脈の触知可能な部位は多くあるが，動脈ラインの確保に適しているのは，上腕動脈，足背動脈，浅側頭動脈，腋窩動脈などである。弓部大動脈置換術などでは，頭部の血流の指標として，浅側頭動脈のカニュレーションを行うことがある。ただし浅側頭動脈は外頸動脈の分岐であり，頭蓋内の血流を直接反映するわけではない。上腕動脈でのカニュレーションは臨床での安全性が確認されている。Bazaralら[3]は心臓血管外科手術患者に対し，3,000本以上の上腕動脈でのカニュレーションを行い，有害な後遺症は生じなかったことを報告している。いずれの部位でも比較的安全に施行可能であるが，カニュレーションが難しいことが多く，橈骨動脈でのライン確保，測定が不能もしくは適さない場合に用いられるべきであろう。

直接動脈圧の測定

直接動脈圧の測定では，動脈より導き出される波形が正確にモニター上に反映される

ことが必要となる。しかしながら，導出された波形は延長管やトランスデューサの影響を多大に受ける。特に手術室や集中治療室で用いられるモニタリングシステムは二次動的システムと呼ばれ，制動の少ないことが必要とされる。患者の移動や，測定回路のチューブなどに振動が加わることで，表示血圧の信頼度は著しく低下することがあり，このような事象について理解しておかなければならない。トランスデューサの基本原理については他項に譲る。

　直接動脈圧の測定開始の前に，トランスデューサを大気圧に開放し，ゼロ点較正を行う必要がある。このためにはトランスデューサを患者に対し適切な位置に合わせる leveling を行う。通常は患者の腋窩中線に合わせる。この位置は，ほぼ患者の右房の高さに一致する。トランスデューサの位置が高いと表示する血圧は低く，逆に位置が低いと血圧は高く表示される。ゼロ点較正の段階でカフによる測定を行い，誤差を確認するとよい。

正常な動脈圧波形

　近年では，マルチカラーモニターの普及により，動脈圧波形の形状が観察できる。この形状から得られる情報について関心が高まっている（動脈圧波形の解析による心拍出量の測定など）。このことを正確に理解するためには，正常な動脈圧波形がどのように

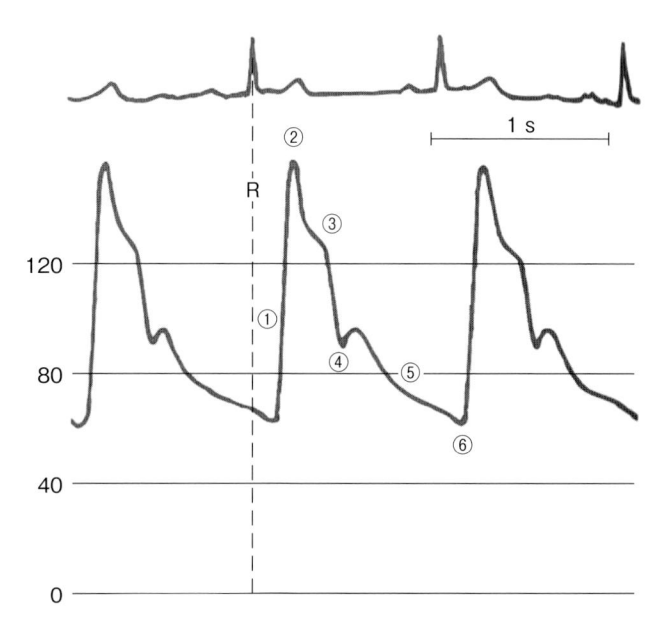

図3　正常な動脈圧波形

正常な動脈圧波形と心電図の関係。①収縮期の立ち上がり，②ピーク圧，③収縮期の低下，④ dicrotic notch，⑤〜⑥：拡張期

（Schroeder RA, Barbeito A, Bar-Yosef S, et al. Cardiovascular monitoring. In：Miller RD, editor. Miller's anesthesia. Vol 1. 7th ed. New York：Churchill Livingstone；2010. p.1267-328 より引用）

形成され，どのような形状を持つのかを知る必要がある。

　正常な動脈圧波形では，心臓の収縮により，まず，立ち上がりの波形が形成される。収縮期のピークの後，大動脈弁の閉鎖時に重複切痕（dicrotic notch）を形成する。立ち上がりから dicrotic notch までが心臓の収縮期を表し，1回拍出量を意味する。その後波形は下降する。この下降は拡張末期まで持続し，拡張期終末で最下点に到達する（図3）[4]。心臓収縮の脈波の伝播速度や測定部位により，動脈圧波形は大きく変化する。大動脈の基部より末梢に移行するに従い，収縮期血圧は高く，脈圧は大きくなるが，平均血圧は変化しない。また，dicrotic notch は不鮮明となる。

異常な動脈圧波形

1 測定上のアーチファクト

　動脈圧波形はモニタリングの回路（カニューレ，トランスデューサ，およびこれらの連結管）の影響を受け，ひずむことが知られている。これは，この回路内を圧が伝わる場合，周波数ごとに伝わり方が異なることによると考えられている[5]。動脈圧波形を大小のサイン波の複合としてとらえ，入力と出力の比が1となるのが望ましい[6]。また，実際の測定上，15～20 Hz までの帯域で測定が行われることが望ましい（図4）。入出力比が1以下である場合，波形の一部が損なわれ，緩やかななまった状態（overdumped）となる。逆に1以上であれば，波形は誇張され，実際の圧よりも高く表示され（underdumped），これが共振した状態，あるいは収縮期オーバーシュートと呼ばれる。トラン

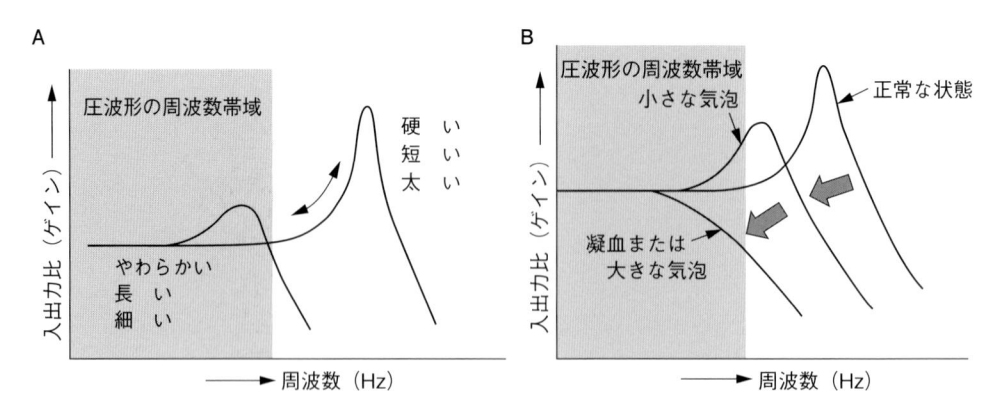

図4　動脈圧波形の周波数特性

A：使用する回路の諸条件（長さ，太さ，径のコンプライアンスなど）により，入出力比は大きく変化する。
B：回路内に小さな気泡が混入した場合，高周波数領域で入出力比が1を超えるため収縮期圧の過大評価が生じる。
（渡辺廣昭．動脈カテーテル・動脈圧測定の適応：正確な動脈圧測定のための理論と実践．LiSA 2007；14：630-5 および小竹良文．動脈圧波形．臨床麻酔 2008；32：999-1008 より改変引用）

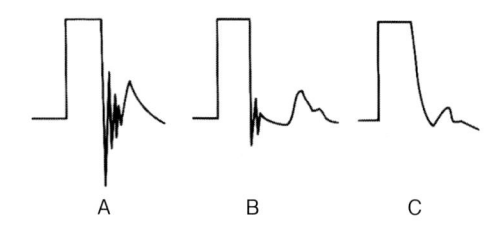

図5 フラッシュテスト
A：アンダーダンピング，B：適切，C：オーバーダンピング
フラッシュデバイスを短時間のうちに何度か使用することで，振動波形の数から固有振動数が，振幅比から減衰係数が求まり，回路の周波数特性が分かる。
(真下 節，槇田浩史，野村 実編．心臓血管麻酔マニュアル．東京：中外医学社；2004. p.124-5 より引用)

スデューサの近傍で細かな気泡が存在した場合，波形は共振によりオーバーシュートする。これらを防ぐためには，回路をできるだけ短く，素材を硬いものとする。また，回路内からできるかぎり気泡を除去することが重要である。動脈血の波形が，なまった状態か，オーバーシュートした状態かを判断するために，フラッシュテストを行う(図5)[7]。このテストにより，短時間フラッシュの後の振動数から固有振動数が，振幅比から減衰係数が算定でき，回路の周波数特性を知ることができる。

人工心肺離脱直後では，末梢の動脈圧波形は overdumped されることがあり，実測値より低値となることがある[8]。復温過程における末梢動脈の拡張によるシャントの出現などが原因として推察されているが，はっきりと解明されていない。この場合，大動脈圧や大腿動脈圧で測定することが望ましい。

2 動脈圧波形の呼吸性変動

陽圧換気中の患者の動脈圧波形では，その呼吸サイクルに合わせて変動が見られる。胸腔内が陽圧となることで，肺の血管床から左房への流入が増加し，左室前負荷が増加する。このことが，1回拍出量の増加を来し，一時的に収縮期圧が上昇する。呼気では逆に低下する。この変動から systolic pressure variation (SPV)，pulse pressure variation (PPV)，stroke volume variation (SVV) が算定される。これらの指標は輸液管理上有用であることが，多くの論文で報告されている[6]。

中心静脈ライン挿入の適応

1 中心静脈圧測定が必要な場合

危機的状況に置かれた患者や，心臓前負荷の厳密な管理が必要な患者では，中心静脈圧の測定により，適正な輸液管理が可能となる。また，in-out バランスの大きな手術で

の麻酔管理上，有効なことが多い．

2 循環作動薬の投与が必要な場合

循環作動薬を投与するルートとして適している．循環作動薬では，末梢血管での吸着が起こることや，血管炎を発症することがある．

3 高カロリー輸液など栄養管理が必要な場合

高カロリー輸液などでは，液体の粘性が高く，ラインの閉塞を来しやすい．中心静脈ラインよりの投与が望ましい．

中心静脈ラインの確保

中心静脈とは，上下大静脈と右房との合流部近傍を意味する．この部位にカテーテルの先端を留置することにより，中心静脈圧の測定が可能となる．また，循環作動薬を投与する場合，中心静脈カテーテルより投与を行うことが望ましい．アプローチの部位として多く用いられるのは，①左右内頸静脈，②鎖骨下静脈，③大腿静脈，④尺側皮静脈などである．いずれのアプローチ部位であっても，挿入後はカテーテルの先端の位置をX線写真で確認する必要がある．

1 内頸静脈アプローチ

内頸静脈のアプローチとして一般的なのはDailyら[9]の提唱したcentralアプローチである．

体位仰臥位で，右にカニュレーションする場合は左を，左にカニュレーションする場合は右を向かせる．右の穿刺のほうが左に比べ容易な場合が多い．これは，右内頸静脈では直線的に上大静脈に先進するのに対し，左内頸静脈では，いったん鎖骨下静脈に合流し，鋭角での屈曲を必要とするためである．また，超音波で確認すると，左側では内頸静脈と総頸動脈が重なっていることが多い（図6)[10]．頭部を少し下げるトレンデレンブルグ位とすると内頸静脈の拡張が得られ，成功率が上昇する．首の後ろに枕などを入れ，首を伸展させると総頸動脈と内頸静脈が交差することになり，失敗する場合が多い．患者に体を不用意に動かさないよう伝え，心電図，血圧計でモニタリングを行う．この後，十分な消毒を行い，滅菌の布で術野を確保する．

a. 試験穿刺

輪状甲状膜のレベルで総頸動脈の拍動を軽く触れ，そのすぐ外側を23G針を装着した2.5 mlまたは5 mlの注射器で約30〜45度の角度で穿刺する．この穿刺部位は胸鎖

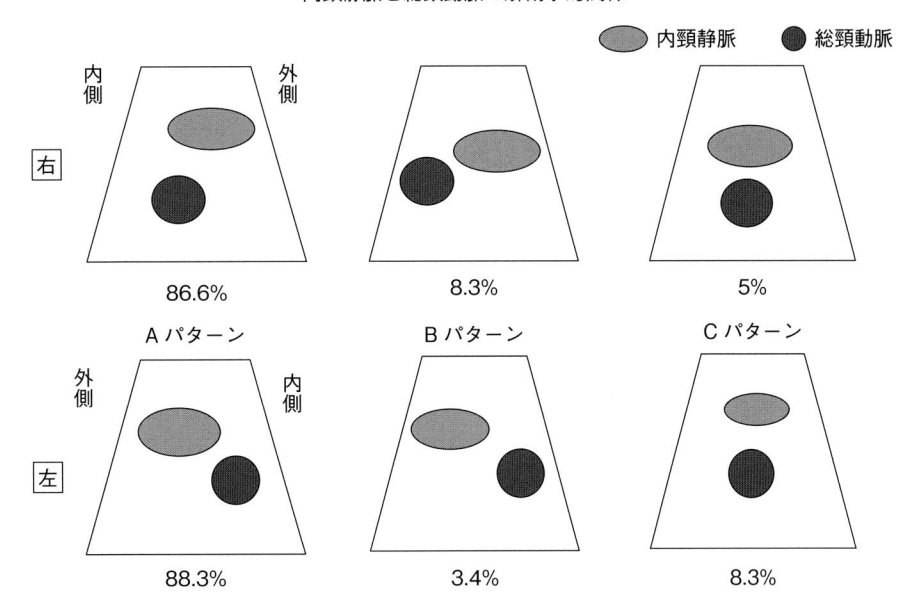

内頸静脈と総頸動脈の解剖学的関係

図6 エコーによる内頸静脈の左右差
右に比べ左では，総頸動脈と内頸静脈が重なることが多い。

乳突筋の2つの頭部で形成される三角形の頂点と一致する。このとき総頸動脈を触れる左手は過度の圧迫を行わないよう注意する。通常20 mmの深さまでで血液の逆流が確認できる。

b. 本穿刺

動脈を触れた左手はそのままの状態で，試験穿刺と同様の角度，深度で穿刺する。血液の逆流が確認できれば，やや角度を浅くし，数mmほど針を進める。この時点でも血液の逆流が見られれば，カテーテルまたはガイドワイヤーを挿入する。

c. 合併症

内頸静脈穿刺時の合併症としてもっとも多いのは，動脈誤穿刺である。この場合，頸部に血腫を形成することがあり，気道狭窄を来す。試験穿刺，本穿刺にかかわらず，一度でも動脈を穿刺した場合は手技の終了後の圧迫を十分に行うことに加え，患者の観察を怠らないことが重要である。

次に，ガイドワイヤー法による穿刺では，ガイドワイヤー挿入時に抵抗がある場合，決してガイドワイヤーのみを引き戻さず，穿刺針と一緒に抜去する必要がある。万一，ガイドワイヤーを引く抜くことが困難な場合には，なんらかの合併症を引き起こしている可能性があるため，躊躇なくX線写真の撮影を行うべきである（図7）。その場合は，ガイドワイヤーの屈曲や断裂などを起こしていることがある（図8）。

1. 血　圧

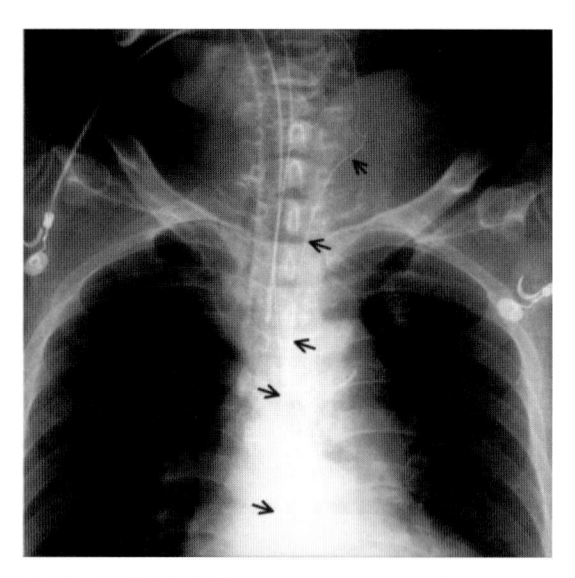

図7　ガイドワイヤーの異所性留置
左内頸静脈からの穿刺時にガイドワイヤーが頸部の皮下で屈曲し動脈内に迷入している。ガイドワイヤーは↑で示されている。

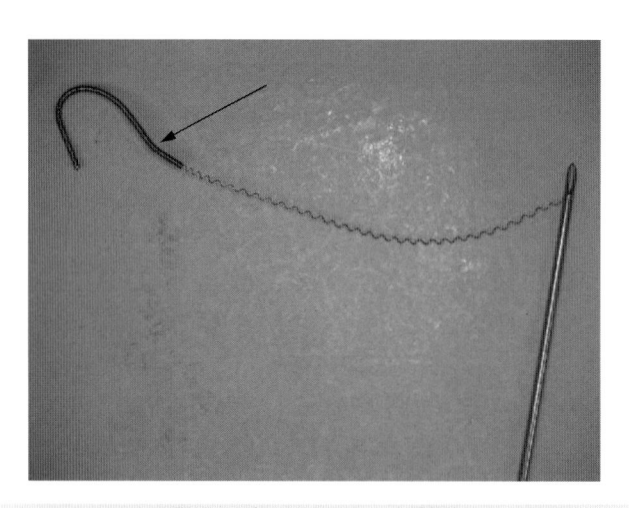

図8　ガイドワイヤーの断裂
断裂したガイドワイヤー。ガイドワイヤーを引き抜くときに抵抗を感じた場合は，ガイドワイヤーのみを抜去せず穿刺針とともに抜去すべきである。無理に抜去するとガイドワイヤーの断裂が起こり，抜去不能となる。

2 鎖骨下アプローチ

　　高カロリー輸液を行うなど，カテーテルの長期の留置が必要な場合，患者の体動制限が少なくなるため鎖骨下アプローチがよく行われる。もっともよく用いられる手法は，鎖骨下静脈アプローチである[11]。内頸静脈穿刺と同様にモニターを装着し，トレンデレ

ンブルグ位とし，患者の顔面は挿入部位の対側を向かせる。このとき，鎖骨下部位が完全に露出するよう，肩甲骨の下に枕などを挿入する。

a. 試験穿刺

鎖骨の中点から1横指尾側を刺入点とする。左手で鎖骨を確認しこの下を滑らせ，胸骨上切痕の方向に刺入する。1回の穿刺で逆流が見られない場合は，皮膚まで針を引き抜き，やや頭側の方向へ刺入すると成功する場合がある。

b. 本穿刺

試験穿刺時と同様の角度，深度で穿刺する。カテーテルは鎖骨の直下で屈曲しやすいため，カテーテルの挿入時に抵抗がある場合は，針のベベルを回転させると成功することがある。

c. 合併症

重要な合併症として，気胸と動脈の誤穿刺がある。発生率はそれぞれ，2％未満と5％未満とされている[10)11)]。また，穿刺回数と合併症の発生には因果関係があり，穿刺回数が多くなるほど合併症の発生は多くなる[12)]。穿刺時の注射器に空気が混入した場合や，患者が強い痛みを訴えた場合などは合併症の発生を強く疑い，胸部X線写真での確認を怠らないようにする。

3 大腿静脈アプローチ

頭部や頸部の手術や，これらの部位に外傷がある場合などに大腿静脈アプローチが選択される。気胸の合併症を発生しないため，比較的安全に行える。

a. 試験穿刺

鼠径靱帯より尾側で大腿動脈の拍動を触知し，そのすぐ内側が刺入点となる。

b. 本穿刺

試験穿刺と同様の位置，角度，深度で刺入する。カテーテルは40～60 cm程度の長いカテーテルを使用する。成人男性では45 cm程度の挿入が目安となる。

c. 合併症

そのほかのアプローチに比べて，血管までの距離が長いため，皮下の十分なダイレーションが必要となるが，このときダイレータで大腿動脈を損傷することがあるため，注意が必要である。

1. 血　　圧

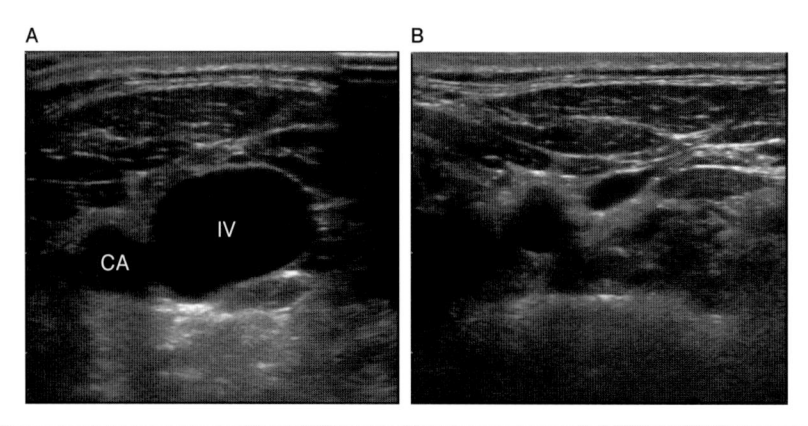

図9　エコーによる内頸静脈穿刺
A：内頸静脈の左側に総頸動脈が観察できる。プローブによる圧迫で内頸静脈は内腔が消失するため，同定は容易である。
B：圧迫により内頸静脈内腔の狭小化が見られる。
IV：内頸静脈，CA：総頸動脈

超音波ガイドによるカテーテルの挿入

　中心静脈カテーテルの挿入に際し，成功率を上昇させ，合併症を減少させるため，超音波ガイド下のカテーテル挿入が行われる。この方法では，カテーテル挿入までの時間が短縮し，合併症が減少したとの報告が多い[10)13)]。
　特に内頸静脈では，動脈と異なりプローブによる圧迫で静脈の内腔がつぶれることから，静脈であるとの同定が容易である（図9）。

中心静脈圧の測定

　心臓の充満圧は，心臓の血液の充満量を反映するため，左および右の心臓の前負荷の評価としてモニタリングされる。中心静脈圧では，右房への血液の推進力を反映する。
　測定の開始前に動脈圧の測定と同様にゼロ点較正および leveling を行う。中心静脈圧では，トランスデューサの位置で，その数値が大きく変動するのでより慎重に行う必要がある。モニター上に中心静脈圧が表示されれば，まずその呼吸性変動を確認する。患者に深呼吸を促すとより観察しやすい。呼吸性変動が見られない場合はカテーテルの先端が血管外に位置している可能性があり，ただちに胸部 X 線写真で確認する。

中心静脈圧の正常波形

　心周期の正常な機械的変化が，典型的な中心静脈圧波形に見られる一連の波を生む。

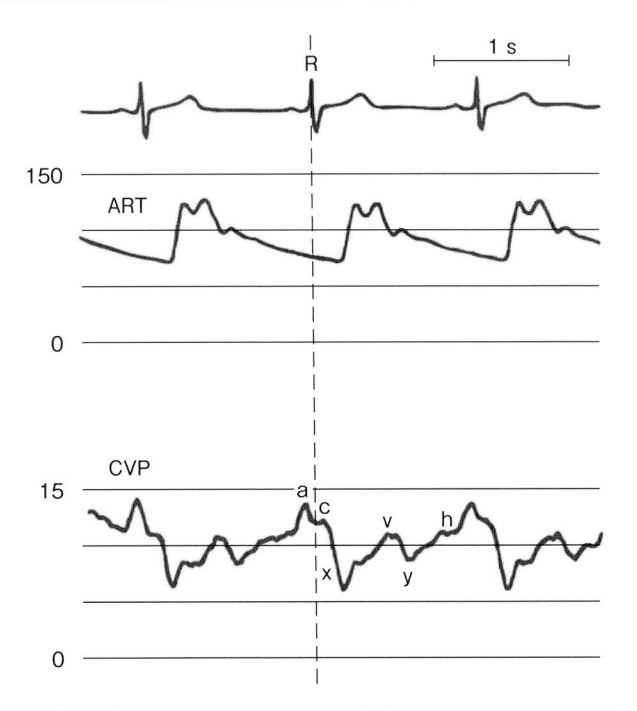

図 10 正常な中心静脈圧波形
拡張期および収縮期の構成要素がはっきり確認できる。
(Schroeder RR, Barbeito A, Bar-Yosef S, et al. Cardiovascular monitoring. In：Miller RD, editor. Miller's anesthesia. Vol 1. 7th ed. New York：Churchill Livingstone；2010. p.1267-328 より引用)

中心静脈圧波形では 5 相性の変化すなわち，3 つの陽性波（a・c・v 波）と 2 つの陰性波（x・y 谷）が見られる（図 10）。

① a (atrial contraction) 波：心房の収縮を表すもっとも大きな波で，心電図での P 波に続いて見られる。心房内圧は a 波の後，心房の弛緩とともに低下する。

② c (tricuspid valve closure) 波：右心室の収縮に伴う三尖弁の閉鎖が起こり，三尖弁が右房内へ陥入することにより，低下していた右房圧が上昇して発生する。これは等容性の心室収縮により生じる，心房内圧の一時的な上昇を表している。心電図では R 波の後に発生する。

③ v (ventricular ejection) 波：三尖弁は閉鎖しており，心室収縮末期の右房の充満により圧は上昇し，これにより v 波が生じる。心電図では T 波の後にピークを迎える。

④ x (atrial relaxation) 谷：心室の収縮と駆出により心房の弛緩は持続し，x 谷が生じる。

⑤ y (tricuspid valve open) 谷：三尖弁の開放により，右房から右室へ血液が流れ，右房内圧は下降する。これにより，y 谷が生じる。

このように，心周期と心室の機械的活動に関して，中心静脈圧波形は，3 つの収縮期

構成要素（c波，x谷，v波）と2つの拡張期構成要素（y谷，a波）を持つ。

中心静脈圧の異常波形

さまざまな病態が中心静脈圧波形の異常から診断できる（表1）。もっとも顕著であるのが，心房細動を含む不整脈である。心房細動，心房粗動では心房の収縮が無効になるため，拡張終期と収縮初期に心房容積が増大する。このためa波は消失し，c波は顕著となる（図11）。次に，中心静脈圧波形が変化する病態として，右心系の弁疾患が挙げられる。三尖弁閉鎖不全に伴う逆流では，弁を通じての異常な右房の収縮期充満が生じる（図12-A）。幅広く，高いc・v波（巨大v波）が見られる。また，x谷は消失する。三尖弁狭窄では，拡張期における心房の排出と心室の充満が欠落する。拡張期全体をとおして右房と右室の間に圧較差が存在し，心房からの血液流出が損なわれ，中心静脈圧が上昇するため，a波が異常に高くなり，y谷は不鮮明になる（図12-B）。また，肺動脈狭窄症や肺高血圧症でも，右室からの流出障害により結果的に右房圧が上昇し，三尖弁狭窄と同様の中心静脈圧波形をとる。

そのほか，心臓の拡張障害を来す疾患でも特徴的な中心静脈圧波形が見られる。収縮性心膜炎では，著明なa・v波と深いx・y谷が特徴で，M型を示す。心室の充満が途

表1 中心静脈圧波形の異常

病　態	特　徴
心房細動	a波なし 顕著なc波
房室解離	cannon a波
三尖弁逆流	波高の高い収縮期c・v波 x谷の損失
三尖弁狭窄	波高の高いa波 y谷の減弱
右室虚血	波高の高いa波とv波 急激なx谷とy谷 MまたはW形状
収縮性心膜炎	波高の高いa波とv波 急激なx谷とy谷 MまたはW形状
心タンポナーデ	顕著なx谷 減弱したy谷
自発的または陽圧換気中の呼吸の変動	呼気終末での圧測定

（中心静脈圧モニタリング．ロナルドD.ミラー編，武田純三監訳．ミラー麻酔科学．東京：メディカル・サイエンス・インターナショナル；2007より引用）

中で妨げられるため，拡張期に右室圧波形と同様の dip and plateau が見られる（図13-A）。心タンポナーデでは収縮性心膜炎と同様に圧は上昇するが，波形は一相性であり，y谷が消失する（図13-B）。

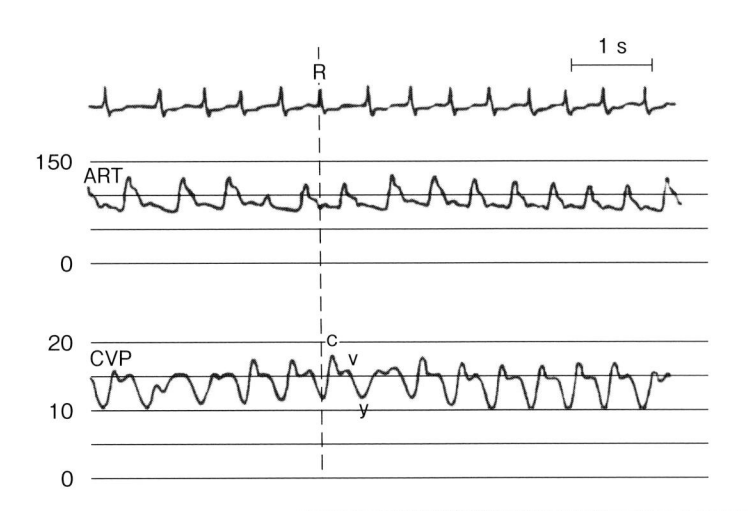

図11　心房細動での中心静脈圧波形

a波が消失し，c波が顕著となる。v波とy谷は保たれる。
(Schroeder RA, Barbeito A, Bar-Yosef S, et al. Cardiovascular monitoring. In：Miller RD, editor. Miller's anesthesia. Vol 1. 7th ed. New York：Churchill Livingstone；2010. p.1267-328 より引用)

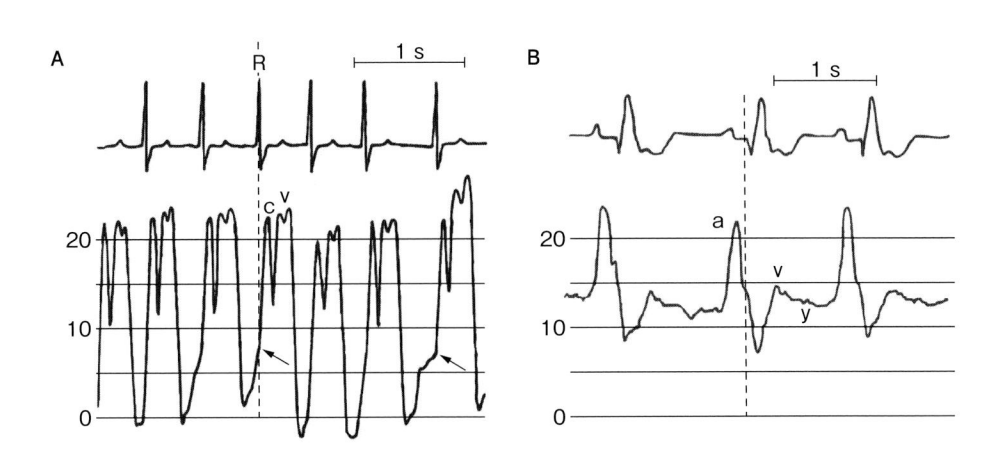

図12　三尖弁閉鎖不全（A）と三尖弁狭窄（B）

A：三尖弁閉鎖不全での中心静脈圧波形。中心静脈圧は上昇している。c・v波は漸高し，x谷は消失する。

B：三尖弁狭窄での中心静脈圧波形。平均中心静脈圧は上昇し，拡張期でのa波が顕著になる。
(Schroeder RA, Barbeito A, Bar-Yosef S, et al. Cardiovascular monitoring. In：Miller RD, editor. Miller's anesthesia. Vol 1. 7th ed. New York：Churchill Livingstone；2010. p.1267-328 より引用)

1. 血圧

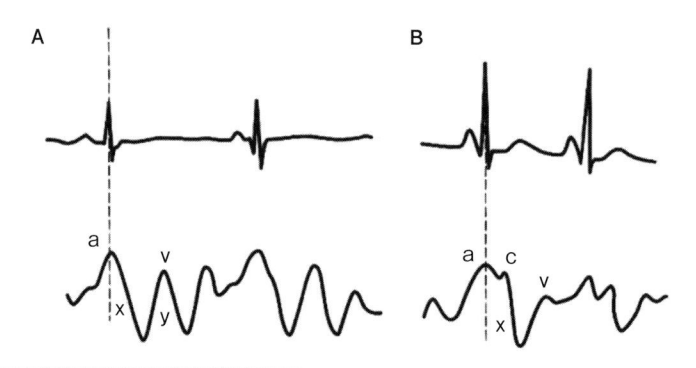

図13 収縮性心膜炎および心タンポナーデ患者での中心静脈圧波形

A：収縮期心膜炎。顕著な a・v 波と，深い x・y 谷が見られる。心室の充満障害である dip and plateau が見られる。

B：心タンポナーデ。中心静脈圧は上昇する。波形は一相性となり，y 谷が消失する。

■参考文献

1) Slogoff S, Keats AS, Arlund C. On the safety radial artery cannulation. Anesthesiology 1983；59：42-7.
2) Allen EV. Thromboangiitis obliterans：Method of diagnosis of chronic obstructive lesions distal to the wrist with illustrative cases. Am J Med Sci 1929；178：237-44.
3) Bazaral MG, Welch M, Golding LAR. Comparison of brachial and radial arterial pressure monitoring in patients undergoing coronary artery bypass surgery. Anesthesiology 1990；73：38-45.
4) Schroeder RA, Barbeito A, Bar-Yosef S, et al. Cardiovascular monitoring. In：Miller RD, editor. Miller's anesthesia. Vol 1. 7th ed. New York：Churchill Livingstone；2010. p.1267-328.
5) 渡辺廣昭. 動脈カテーテル・動脈圧測定の適応：正確な動脈圧測定のための理論と実践. LiSA 2007；14：630-5.
6) 小竹良文. 動脈圧波形. 臨床麻酔 2008；32：999-1008.
7) 真下 節, 槇田浩史, 野村 実編. 心臓血管麻酔マニュアル. 東京：中外医学社；2004. p.124-5.
8) Stern DH, Gerson JI, Allen FB, et al. Can we trust the direct radial artery pressure immediately following cardiopulmonary bypass? Anesthesiology 1985；62：557-61.
9) Daily PO, Shumway NE. Percutaneous internal jugular cannulation. Arch Surg 1970；101：534-6.
10) 松田光正, 伊藤健二, 鈴木利保ほか. 超音波診断装置を用いた, 内頸静脈の左右差についての検討. 日臨麻会誌 2005；25：331-7.
11) Hoyt DB. Internal jugular vein cannulation versus subclavian vein cannulation. A surgeons view：The subclavian vein. J Clin Monit 1985；1：61-3.
12) Mansfield PF, Hohn DC, Fornage BD, et al. Complicatipon and failures of subclavian-vein catheterization. N Engl J Med 1994；331：1735-8.
13) Randolph AG, Cook DJ, Gonzales CA, et al. Ultrasound guidance for placement of central venous catheters：A meta-analysis of the literature. Crit Care Med 1996；24：2053-8.

（伊藤　健二）

III. 循環器系モニター

1 血　　圧

C 非侵襲的血圧

はじめに

　血圧にはさまざまな顔がある。115年前頃に発明された非侵襲的な血圧測定を振り返って考察することで血圧の持つ意味を再考したい。また，われわれの生命活動が血液によって運搬される酸素と栄養の化学反応によって成り立っていることを念頭に置いて血圧の意味を考える。さらに，平均血圧の算出では脈圧の1/3を加える意味を検討することから血圧の意義を証明する。近年よく利用される自動血圧計の原理から，拡張期血圧測定の意義についても考察する。

観血的と侵襲的

　"非観血的"の"観血的"は，英語表記ではinvasiveと書かれる。invasiveを和訳すると侵襲的とも表記されることから，観血的は侵襲的とほぼ同義に使用されている。侵襲は医学用語であり，百科事典では"生体を傷つけること全般"と定義されている。具体的には，手術，投薬などがそれにあたり，この反対の非観血的/非侵襲的というのは，"生体を傷つけることなく"といった意味になる。非侵襲的血圧測定は，"穿刺したり，投薬することなく血圧を測定する"ということである。本項では，非侵襲的血圧測定についてだけでなく，平均血圧の意味についても概説する。このために前項と重複するかもしれないが，まず血圧の意味について考える。

流体力学での血圧

　血圧，特に動脈圧とは動脈を流れる血液が動脈壁に及ぼす圧力である。圧力は単位面積あたりにかかる力であり，動脈に血流がなくても血管床に容積を上回る体積の血液が存在するために生じると考えられる静圧と，流れがあることで生じる動圧の2種類があ

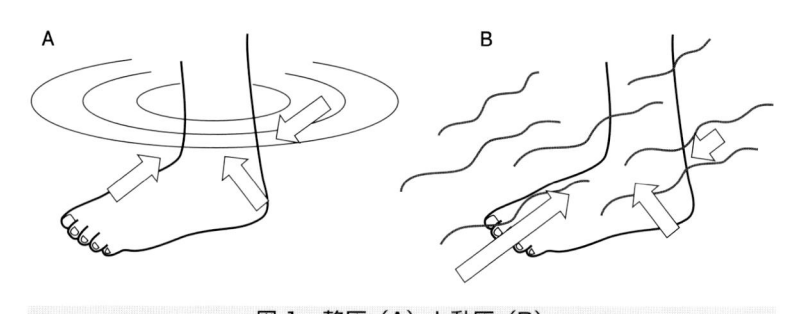

図1 静圧（A）と動圧（B）
足を池につけたとき（A）と川につけたとき（B）に足が感じる圧の差

る。池に足をつけたときに足が感じる水圧が静圧であり，川につけたときに感じるのが動圧である（図1）。ベルヌーイの定理によれば，位置エネルギーの変化が無視できるとき（心臓の高さと同じ位置で血圧を測定すれば）静圧と動圧の和は一定である。血圧を測定することは，静圧と動圧の和である全圧を測定することであるが，動圧が流れの方向に大きい圧であることを考えると，実際には静圧を測定していることになる。いちばん流れの速い心臓近傍でも動圧は 4 mmHg 程度である。

心臓から拍出された血液は，徐々に細くなる動脈系を臓器に向かって流れていくが，動脈血管の弾性と動脈総断面積の増加によって流速は徐々に落ちていく。このために臓器・組織において酸素を含む物質のやりとりが十分に行えるわけである。したがって血液流速は心臓に近いところでもっとも速いと考えられる。また，血管径は心臓に近いほど太いことから容量も大きく，心臓に近いほど静圧が小さく，動圧が大きい。

電気工学と対応させた血圧

動物の体で血液を電気にたとえるならば，心臓は流れを生み出す電池であり，全身の血管は流れを妨げる抵抗にたとえられる。電気回路では，抵抗が流れを妨げることでエネルギーが発生し，熱エネルギーや運動エネルギーに変換されることで有益に利用されている。この際，オームの法則を適用すれば電圧（電位差）が血圧となり，血圧を測定することは心拍出量と全身の血管抵抗および右房圧を同時に評価することになる（図2）。

電気回路では，電気エネルギーが他のエネルギーに変換されるのに対して，生体では血流の持つエネルギーを利用して酸素と栄養を各細胞に運搬し，化学反応によってATPという形でエネルギーが変換される。エネルギーの変換は英語では transduce であり，変換器は transducer である。こうした観点では，生体は一種の transducer であるが，前述の観血的動脈圧測定では，圧エネルギーを transducer で電気エネルギーに変換して測定していることは興味深い。

オームの法則　　　　　体循環

E＝I×R　　　　　　MAP－RAP＝CO×SVR

電圧＝電流 × 抵抗　　　平均動脈圧－右房圧＝心拍出量 × 血管抵抗

平均動脈圧＝心拍出量 × 血管抵抗＋右房圧

血圧＝ポンプ × 後負荷＋前負荷

図2　電気工学と血圧

生化学・生理学での血圧

　生命維持の基本は，全身の細胞が壊死・再生しながらも生き続けることである。生き続けることは，物質移動を継続的に起こすことであり，そのためにはエネルギーを必要とする。生体においてこのエネルギーは，栄養素（炭水化物，脂質，蛋白質）がビタミンやミネラル（サプリメント）の力を借りて酸素を使って燃焼することで高エネルギーリン酸（adenosine triphosphate：ATP）という形で得られる（図3）。

　細胞レベルでは，酸素と栄養素がミトコンドリアに到達することが重要であり，糖尿病では，インスリンの絶対的/相対的不足により，細胞がうまく糖利用できないことが問題となる。さらに，臓器・組織レベルでは，酸素と栄養素を運搬する血液が臓器・組

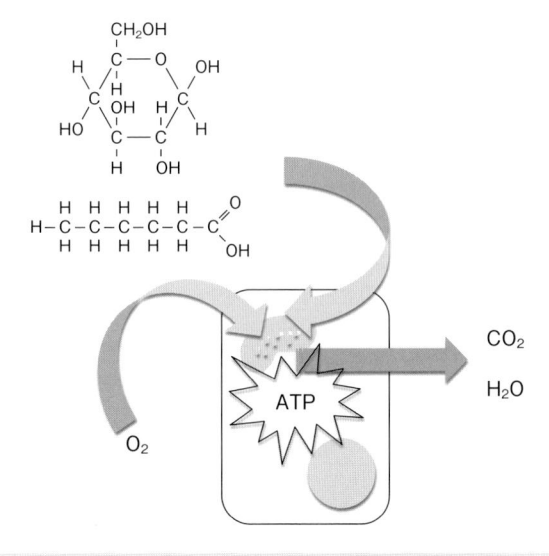

図3　炭水化物と脂質の，細胞内での代謝

織に到達することが重要である。全身性炎症反応症候群（systemic inflammatory response syndrome：SIRS）や播種性血管内凝固（disseminated intravascular coagulation：DIC）では，血管内皮細胞傷害によって組織に血液が届かないことが問題になるし，腫瘍などでは物理的に臓器に血液が届かないことがある。

いずれにしても臓器の血液灌流量と灌流圧を維持することが，生命維持につながることになる。この維持のために，自律神経系，内分泌系や免疫系の生体恒常性維持システムは一定量の血液が臓器に供給されるよう調節をしており，この系の破綻は臓器・組織への血液供給を障害する。

バイタルサインとしての血圧

恒常性維持システムがうまく作動し，臓器灌流量・圧が維持されているかどうかを定量するのがバイタルサインである。24時間×7日間評価の必要な量であるから，定量性が重要であり，同一の評価法は施術者が誰であれ同じ値を示す必要がある。

脳を窓口としたバイタルサインは意識レベルであり，Glasgow coma scale（GCS）やJapan coma scale（JCS）で評価される。腎を窓口としたものは尿量であり，腎後性の要因や腎自体の要因を除けば腎灌流量・圧と尿に関連する内分泌系を評価できる。感染を含む免疫系の問題は体温で評価される。脈拍数（心拍数）は，直接心拍出量を評価するサインであり，自立神経活動も評価することができる。

こうした中で血圧は，すべての臓器の灌流圧を評価できるが，大切なことは，図2に示したように構成要素に心臓のポンプ作用や左心室の前・後負荷が関連していることである。バイタルサインとしての血圧は前負荷，後負荷，ポンプ作用の変化の結果であり，変動は臓器灌流圧の変動を表すが，その要因は，常に血圧を3つの構成要因に分けて考察する必要がある。つまり高（低）血圧自体も臓器灌流維持の点で問題であるが，同時に高（低）血圧になった原因を考えることが大切である。

組織灌流量と血圧

心臓は拍動する臓器であるので，拍動流として生じる血流であるが，動脈系を下がるに従って動脈壁の弾性により拍動が減弱し，ついには組織レベルで一定の圧の流れになることは想像に難くない（図4）。

収縮期の血圧と拡張期の血圧の差は脈圧と呼ばれるが，脈圧のある動脈での血流量も脈圧のなくなった動脈の血流量も動脈は一連であるため同じであると考えられる。縦軸に血圧をとり横軸に時間をとれば，一般的な侵襲的動脈圧測定の波形が得られる。この波形の脈圧部分の曲線下面積は圧×時間であり，圧が力/面積（＝質量・長さ/面積）であることを考慮すれば，曲線下面積は質量/長さ/時間となり，単位時間あたりに移動する量，つまり流量を表すことが分かる。

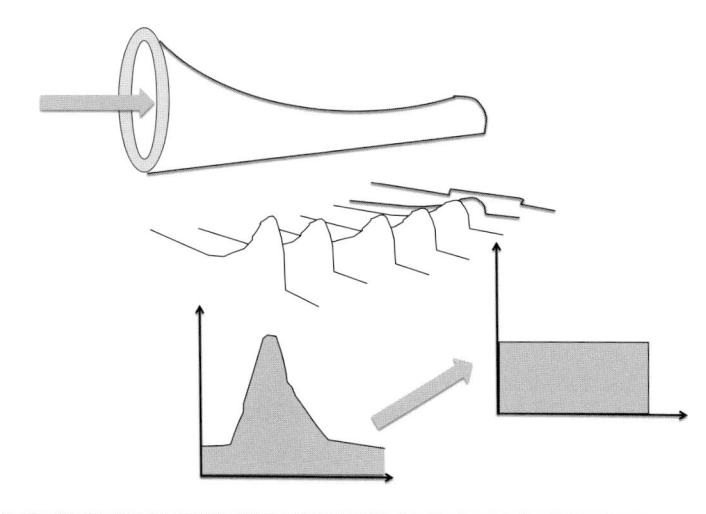

図4 動脈圧波形の近位から遠位に至る変化

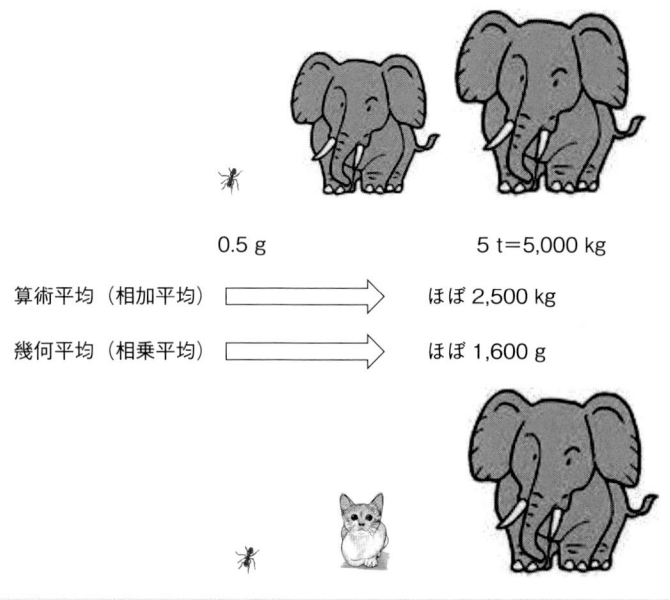

図5 算術（相加）平均と幾何（相乗）平均

つまり，血流は組織に移行するにつれて動脈圧波形の曲線下面積を変えないように波形が変化し，脈波が矩形に変わっていくことになる（図4）。臓器灌流圧を評価するときに重要なのは，この矩形変換した圧である。

平均血圧の意味

平均という言葉は"不ぞろいをなくす"や"均一にする"という意味があるが，よく例に出されるように，重さ0.5gのアリと5t＝5,000kgのゾウの体重の平均を考えてみ

ると（図5），ゾウに対してアリがあまりにも小さいので足して2で割れば2,500 kgとなり平均の意味があまり分からない（図5では小さめのゾウで示されているが）。このように飛びぬけた数値がある群の平均を求めるには，数値を足して数値の個数で割る算術（相加）平均（arithmetic mean）より，幾何（相乗）平均（geometric mean）のほうが実態を表しているといわれる。先のゾウとアリの例で幾何平均をとれば，ほぼ1,600 gになりネコ程度になる。これは，ゾウから見たネコとネコから見たアリが同じような感じということを表しているのかもしれない。

　イメージとしては，相加平均が長さを均等に割る一次元的なものに対して，相乗平均は面積変換する二次元的な値である。先に述べたように，平均血圧を組織での血圧と考えれば，収縮期血圧と拡張期血圧の算術平均ではなく，矩形変換を念頭に置いた幾何平均の意味での平均となろう。したがって平均血圧というときの平均は幾何平均であるともいえる。

平均血圧の計算

　図6に動脈圧波形の脈波部分だけを矩形変換するための考え方を示した。圧波形は両側（圧上昇部分と下降部分，図中矢印）内側に凸である（図6-A）。最終的には上に凸の関数が考えられるので，いちばん考えやすい二次の項がマイナスである二次関数を想定して，下降部分をさらに内側に，上昇部分を外に凸にもっていけば（図6-B）上に凸の放物線を半分にした形になる（図6-C）。これを積分して面積を求め，長辺を放物線とx軸が交わる長さにすれば，矩形変換で得られる平均血圧になる（図6-D）。矩形変換で求められる脈波部分の圧曲線の幾何平均は高さの1/3になる。

　脈波部分より下は拡張期血圧であるから，いわゆる平均血圧は拡張期血圧＋(収縮期血圧−拡張期血圧)/3で計算できることが分かる。この変換が正しいかどうかを数値解析で検討したのが図7である。拡張期血圧80 mmHg，収縮期血圧120 mmHgで動脈圧波形が生理的な圧曲線に見えるように11セットのデータセットを用意した（実際には圧波形を見ながらデータセットを調整した）。このとき波形部分の面積を台形公式で算出すれば933になり，横軸辺が10であることを考えれば，矩形変換したときの高さ（平均血圧）は93.3 mmHgとなる。すべてのデータセットから得られる算術平均は92.1 mmHgであり，幾何平均は91.5 mmHgになる。収縮期血圧が120 mmHgで拡張期血圧が80 mmHgだから，単純に（算術）平均すれば100 mmHg，2数の幾何平均は98.0 mmHgになる。これらの数値データを比較しても，定義に基づく平均血圧は拡張期血圧＋(収縮期血圧−拡張期血圧)/3で与えられることが分かる。

　以上のことは，動脈圧波形が橈骨動脈などで観察される圧波形のときの考え方である。大動脈においては，波形自体がもっと外側に凸になり，平均血圧は拡張期血圧＋(収縮期血圧−拡張期血圧)/2で得られることが知られている。また，侵襲的動脈圧測定においては，直接経時的な圧曲線が得られるので，適当な積分回路をおけば曲線下面積が実測される。この面積を1拍動の長さで割れば，平均血圧を得ることができる。

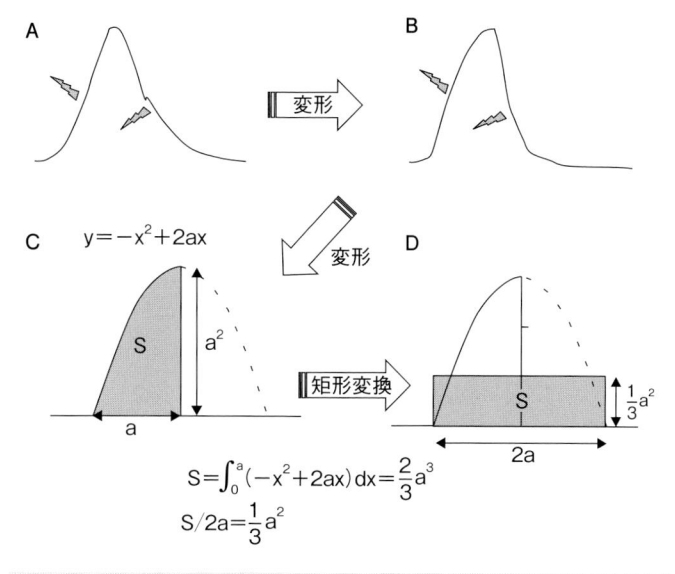

図6 動脈圧波形の矩形変換と区間積分

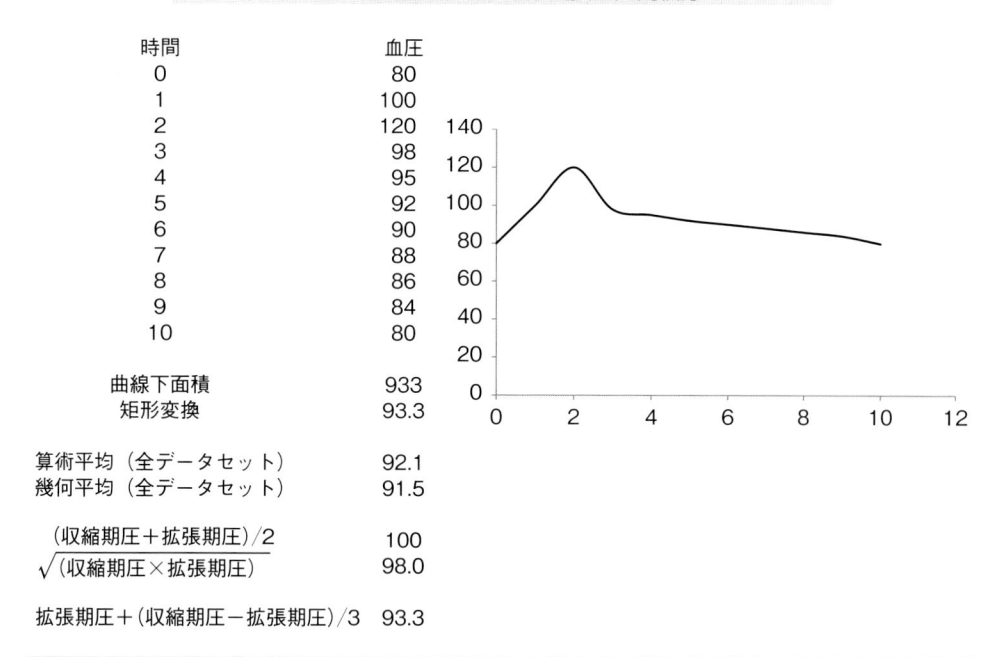

$$S=\int_0^a(-x^2+2ax)dx=\frac{2}{3}a^3$$
$$S/2a=\frac{1}{3}a^2$$

時間	血圧
0	80
1	100
2	120
3	98
4	95
5	92
6	90
7	88
8	86
9	84
10	80
曲線下面積	933
矩形変換	93.3
算術平均（全データセット）	92.1
幾何平均（全データセット）	91.5
（収縮期圧＋拡張期圧）/2	100
$\sqrt{（収縮期圧 \times 拡張期圧）}$	98.0
拡張期圧＋（収縮期圧－拡張期圧）/3	93.3

図7 平均動脈圧の意味に関する数値解析

触診法まで

　血圧を測定するということで単純な発想としては，直接血管に管を入れて吹き上がる血液の高さを測定すれば，cm bloodで測定できる。1733年，イギリス人牧師ステファン・ハーレスは，ウマの頸動脈に管を差し込み，血液がガラス管の中を上昇する高さを直接計測した（図8）。1828年には，ヒトの血管にカテーテルを挿入し血液の圧と釣り合う

1. 血　圧

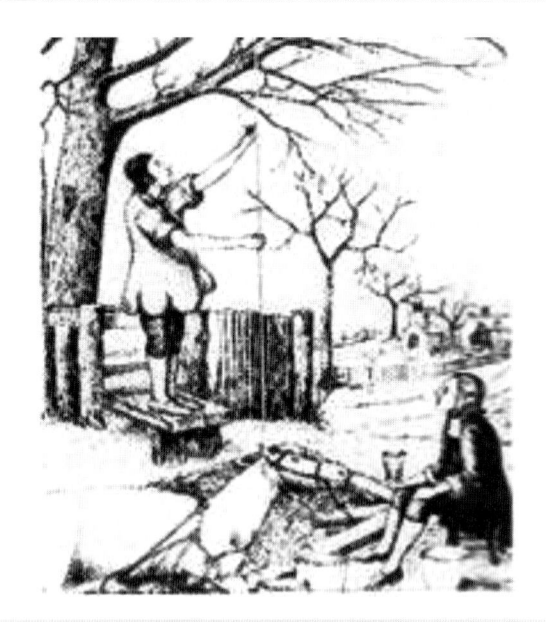

図8　ウマの血圧測定
(http://www.bandoheart.jp/aiironokaze/024/04.html より引用)

水銀の高さを計測することで血圧が測定された。観血的・侵襲的血圧測定が先に行われたわけである。

　動物の血流の特徴をもう一度考えてみると，心臓の収縮，拡張によって作り出される流れであるから一定の流れ（定常流）ではなく，流れの速さが変化する拍動流である。したがって収縮期には静圧が上昇し，拡張期には減少することを血管に触れることで拍動として感じることができる。また，ヒトには多数の関節が存在するが，この関節を機能させるためには関節の前後に筋肉が付着する必要があり，関節自体には筋肉はない。動脈が関節を通るときには覆うものは少ないので容易に動脈拍動を感知することができる。なんらかの方法でこの拍動を感知しながら，その心臓に近い部分で圧迫を加え拍動が触れなくなる圧を測定すれば，そのときの圧は血圧を表すであろう。

　注意すべきは，こうして測定された圧は，実際には圧迫を加えたものの圧であって，血圧そのものではないということである。実際の血圧を圧迫するものの圧に変換し，さらにその圧を水銀柱の位置エネルギーに変換するという2度の変換が行われている。非侵襲的血圧測定の誤差が，この変換過程で生じることは後述する。

　1896（明治29）年，イタリアの病理学者リヴァロッチは，手動のポンプを用いた空気の出し入れで風船のように膨らませられる帯状のもの（マンシェット，カフ，図9）と，そのカフ内部の圧と水銀柱を釣り合わせることで血圧を水銀柱で表現できる装置を発明した（図10）。この装置によって肘，手，膝，足関節の拍動を触知できる動脈を触れながら，その心臓に近い部分をマンシェットで加圧することで血圧を測定する触診法の非侵襲的血圧測定ができるようになった。また，水銀柱ではなく電子工学的な原理による空気血圧計であるアネロイド血圧計（タイコス型，図11）もあり，往診などでは持ち運びが便利である。

III. 循環器系モニター

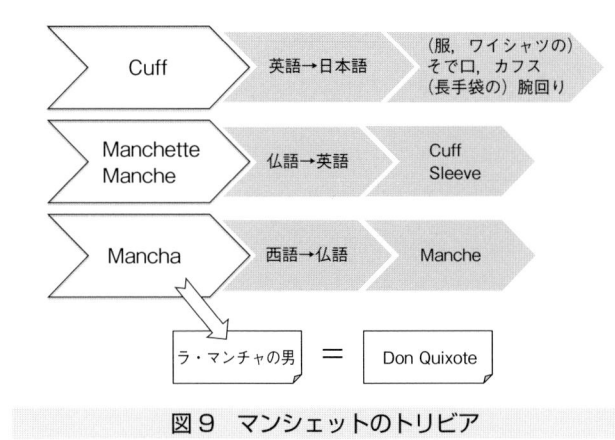

```
Cuff  →  英語→日本語  →  (服, ワイシャツの)
                         そで口, カフス
                         (長手袋の) 腕回り

Manchette →  仏語→英語  →  Cuff
Manche                    Sleeve

Mancha  →  西語→仏語  →  Manche
    ↓
ラ・マンチャの男  ＝  Don Quixote
```

図9 マンシェットのトリビア

図10 リヴァロッチ式血圧計
(Wikipedia より引用)

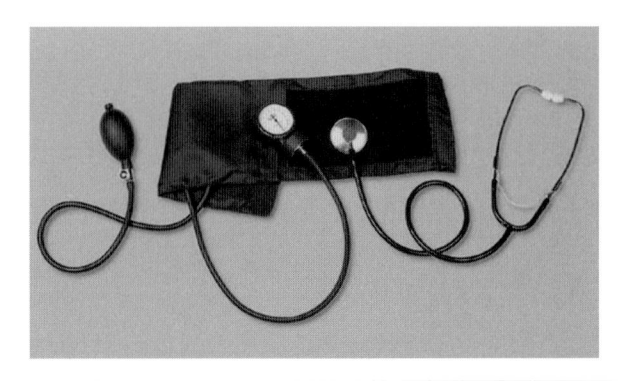

図11 アネロイド式血圧計
(Wikipedia より引用)

聴診法とオッシロメトリック法[1]

　四肢のどこかにマンシェットを巻いて加圧していった状況を想像してみると，最初は軟部組織を圧迫するだけであるが（図12-A），圧がある程度を超えると動脈壁を変形させる。動脈壁の一部が変形すれば，そこで血液の乱流が生じて音を発生したり，振動（oscillation）を起こしたりする（図12-B）。1905（明治38）年，ロシアの軍医ニコライ・コロトコフはこの音を発見し，以後この音はコロトコフ音といわれている（図13）。こうして，血圧を収縮期血圧（図12-C），拡張期血圧（図12-B）と分けて測定できるようになった。

　もし血管壁が動脈硬化で硬くなっていれば，最初に変形させる圧が普通より高く必要

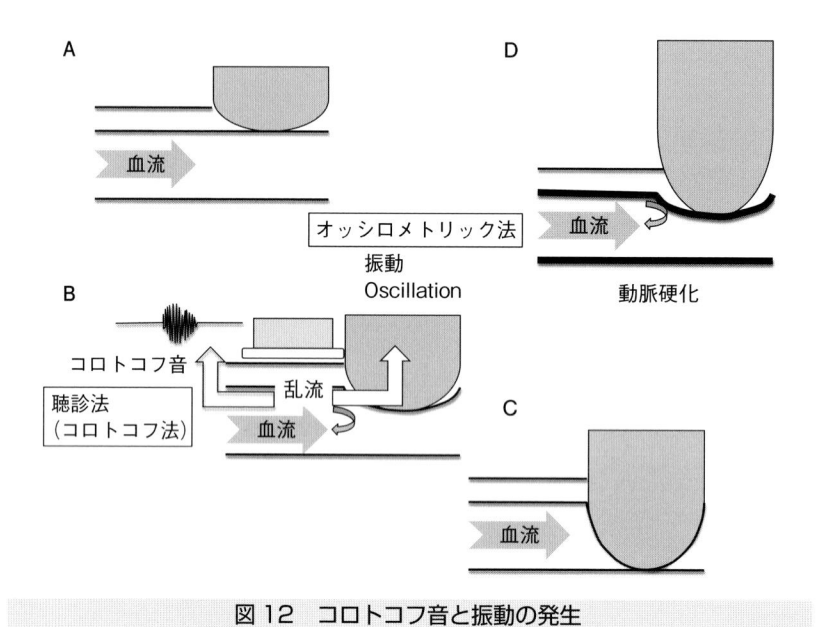

図12　コロトコフ音と振動の発生

Swan 第一点	・最初に聞こえる血管音 ・**収縮期血圧**
Swan 第二点	・濁音への変化
Swan 第三点	・鋭い清音への変化
Swan 第四点	・音が急に減弱
Swan 第五点	・音が消失 ・**拡張期血圧**

図13　コロトコフ音の変化

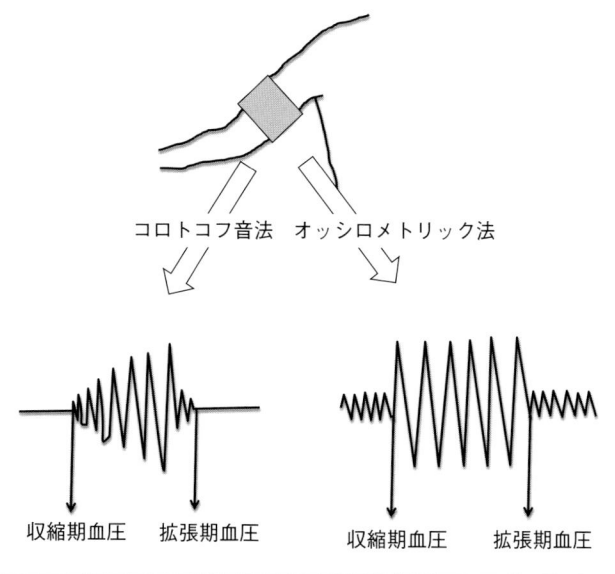

図14 コロトコフ法とオッシロメトリック法の比較

となることから，動脈硬化では拡張期血圧が増加すると考えられる。また，心拍出量が増えたり，末梢血管抵抗が増加したりすると血流量が増加し収縮期血圧が増加すると考えられる（図12-D）。

生じた振動を感知するようにしたのがオッシロメトリック法である。オッシロメトリック法は現在の自動血圧計の主流であるが，完全に動脈をつぶしても（コロトコフ法では何も聞こえない）動脈壁には血流が当たるので振動は生じる。したがって徐々に圧を下げていったときに急激に振動が増加する点を収縮期圧，急激に振動が減少する点を拡張期圧としている（図14）。

1970年頃，自動血圧計はカフに組み込んだマイクロフォンがコロトコフ音を拾うことで測定していたので基本的にはコロトコフ法であった。1980年になって加圧や排気を器械が行う自動血圧計が現れたが，測定の部分はコロトコフ法で変わりはなかった。1980年代半ばに振動を感知するオッシロメトリック法が採用されてから，多くの自動血圧計でオッシロメトリック法が使われるようになっている。

測定誤差

これまでの触診法，コロトコフ法，オッシロメトリック法で実際の血圧を測定できていない場合を考えると，先に述べた2か所の変換がうまく行われていないことが原因と思われる。最初の変換は実際の血圧をカフの内圧に変換する部分である。これらの方法の基本は，カフの内圧で血管を押さえ込んで血流を調節することであるから，血圧より高い圧がないと血流を調節できない状態となり，測定値は実際の圧より高くなることが理解できる。これは，腕の太さに対して細いカフを使ったときや，あまりにも緩くカフ

を巻いた場合が相当する。逆にきつく巻きすぎると低い圧で血流が変化して，実際より低い測定値になるかもしれない。次の変換部分である内圧から水銀柱への変換では，水銀柱が倒れていたり，水銀柱の開放栓（搬送時にオフにすることで水銀柱が動かないようにする栓）が十分に開いていなかったりすると，誤差を生じるであろう。

トノメトリー法[2]と容量補償法[3]

　トノメトリー法は，表在した動脈を体表面から軽く圧迫することで断面に平らな部分を作り，そのときの圧をセンサーで感知して経時的に圧の変化を描出する方法である（図15）。1963年にPressmanとNewgardが最初に報告した。後ろに橈骨があって圧迫が安定する橈骨動脈が選ばれる。圧力センサーが正確に動脈の平坦部に置かれる必要があるので，微小な圧力センサーを多数配列し，センサー群から得られる多数の出力のうち，最適の出力が血圧波形として選択される。1心拍ごとの圧変化波形が得られるが，原理からも分かるように体動の影響を受けやすく長時間使用には適さない。

　容量補償法は外部から液体または空気によって血管を圧迫し，血管の脈動を打ち消すようにカフ圧迫圧力を制御することにより，制御値を演算し連続血圧値と波形を得る方式である（図16）。測定部位が指尖部に限られる点と測定安定度が低い，などの問題点もあるが，安全性，簡便性などの利点は大きい。この方法も測定部位を圧迫して血流を閉鎖する必要があり，長時間の使用には適さない。

　最後に非侵襲（非観血）的血圧測定法の特徴を表に示す。

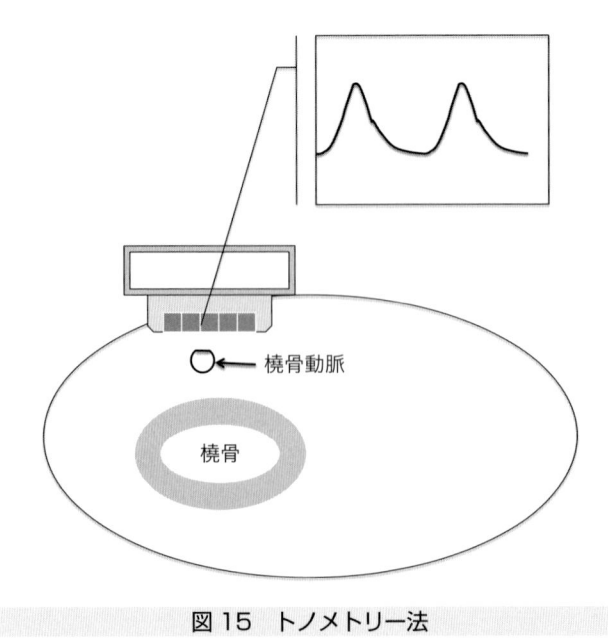

図15　トノメトリー法

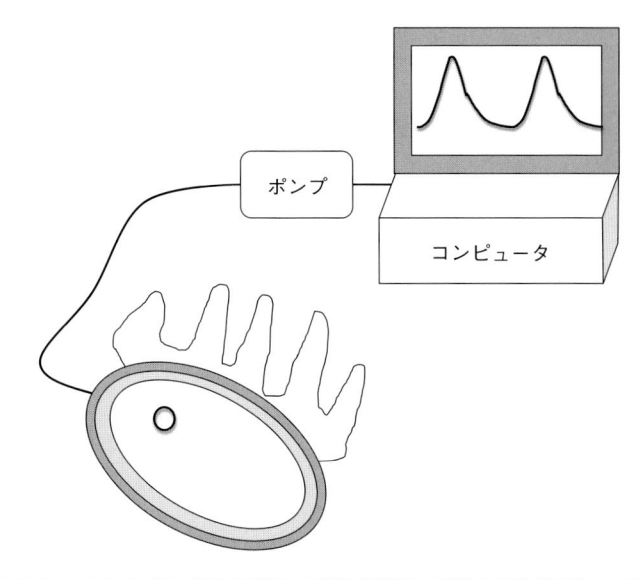

図16 容量補償法

表　非侵襲（非観血）的血圧測定法の比較

非侵襲的測定法	収縮期圧	平均血圧	拡張期圧	圧波形
触診法	○	×	×	×
聴診法	○	計算	○	×
オッシロメトリック法	○	実測	○	×
トノメトリー法	○	実測	○	○
容量補償法	○	実測	○	○

■参考文献

1) Geddes LA. Handbook of blood pressure measurement. The indirect measurement of blood pressure. New Jersey：Humana Press；1991. p.51-118.
2) Pressman G, Newgard P. A transducer for the continuous external measurement of arterial blood pressure. IEEE Trans Biomed Eng 1963；10：73-81.
3) Yamakoshi K, Shimazu H, Togawa T. Indirect measurement of instantaneous arterial blood pressure in the human finger by the vascular unloading technique. IEEE Trans Biomed Eng 1980；27：150-5.

（西　信一）

III. 循環器系モニター

2 肺動脈カテーテル

はじめに

　Harold James Swan と William Ganz により，スワン・ガンツカテーテルが肺動脈カテーテルとして N Engl J Med[1] に公表されたのは 1970 年である。Ganz ら[2] は，1971 年には 20 名の健常成人を用いた臨床研究で，熱希釈法による心拍出量の測定が色素希釈法による測定と近似することを示し，熱希釈法を用いた肺動脈カテーテルによる心拍出量測定法を提案した。こうして 1972 年には，肺動脈カテーテルが臨床使用された。さらに共同研究者であった Forrester とともに肺動脈楔入圧を横軸，心係数を縦軸として心機能評価を行う Forrester subset 分類[3]~[5] が提唱され，後に虚血性心疾患による心不全の治療概念として Forrester subset 分類が定着した。このようにして現在まで，肺動脈カテーテルは急性心筋梗塞の急性期循環管理をはじめ，周術期の循環管理に有益な情報を与えてくれている。本項では，肺動脈カテーテルの挿入，原理，測定パラメータについての解説を加え，肺動脈カテーテルの有効利用を論じる。

肺動脈カテーテルによるモニタリングの概要

　肺動脈カテーテル（図1）は，大静脈，右心房，右心室を介して，肺動脈に留置される。挿入された肺動脈カテーテルは，先端孔ルーメン・ハブを肺動脈圧測定用トランスデューサと接続し，側孔ルーメン・ハブを中心静脈圧測定用トランスデューサと接続し，大気圧でゼロ較正をした後に，三尖弁孔の位置に相当する右第 4 肋間・胸郭中心線に圧トランスデューサ孔の高さを合わせることで，肺動脈圧や中心静脈圧を持続測定できる。一方，肺動脈カテーテルのオプティカル・モジュール・コネクタ，サーマル・フィラメント・コネクタ，サーミスター・コネクタをビジランスヘモダイナミックモニター®（Edwards Lifesciences，図2）に接続することで，心係数（cardiac index：CI），混合静脈血酸素飽和度（mixed venous oxygen saturation：$S\bar{v}_{O_2}$）などの循環パラメータをモニターできる。この肺動脈カテーテルにより測定できる項目は，表1の内容を主とする。

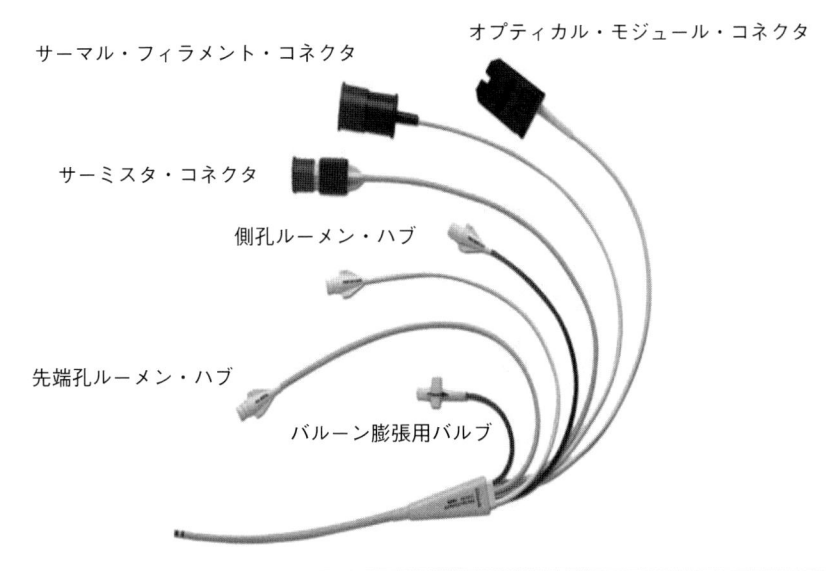

図1　肺動脈カテーテル

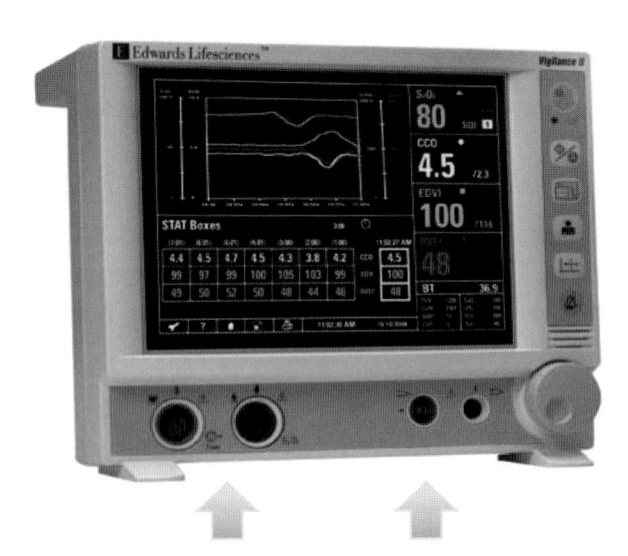

図2　ビジランスヘモダイナミックモニター® (Edwards Lifesciences)

肺動脈カテーテルの留置

　肺動脈カテーテルの留置には，内頸静脈，鎖骨下静脈，外頸静脈，上腕動脈，大腿動脈などが選択できるが，手術中や術後管理の操作性や固定性を考えると，一般に内頸動脈あるいは鎖骨下静脈が選択される。さらに安全面では，鎖骨下静脈は内頸静脈穿刺より気胸の発生率が高く，誤動脈穿刺による止血も難しいため，特に手術に際して挿入する場合には内頸静脈が第一選択である。一方，エコー下で内頸静脈穿刺することにより，

表1　肺動脈カテーテルで測定できる項目
右心内圧
■右心房圧（right atrium pressure：RAP）
■肺動脈収縮期圧（pulmonary artery systolic pressure：PASP）
■肺動脈拡張期圧（pulmonary artery diastolic pressure：PADP）
■肺動脈平均圧（mean pulmonary artery pressure：MPAP）
■肺動脈楔入圧（pulmonary artery wedge pressure：PAWP）
心拍出量（cardiac output：CO）と心係数（cardiac index：CI）
混合静脈血酸素飽和度（mixed venous oxygen saturation：$S\bar{v}_{O_2}$）
右室駆出率（right ventricular ejection fraction：RVEF）
右室拡張終期容量（right ventricular end-diastolic volume：RVEDV）
体血管抵抗（systemic vascular resistance：SVR）

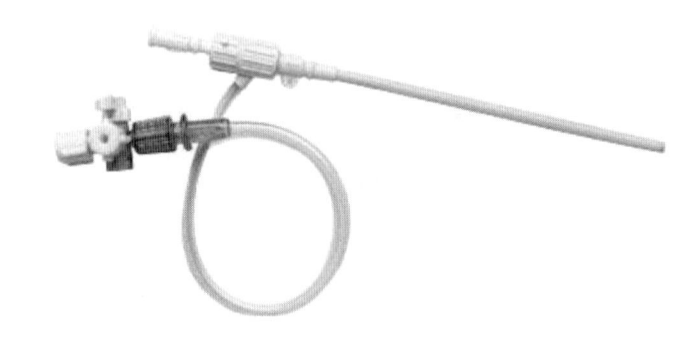

図3　イントロデューサシース®

動脈損傷や気胸合併をさらに阻止することができる．肺動脈カテーテルの留置にあたっては，穿刺後にまず挿入するものはイントロデューサシース®（イントロフレックス・イントロデューサ®：Edwards Lifesciences，図3）であり，肺動脈カテーテルはイントロデューサシース®を介して挿入される．

1 内頸静脈穿刺

　内頸静脈穿刺に際しては，胸鎖乳突筋の走行と鎖骨頭・胸骨頭への分岐部の視診が大切である（図4）．この分岐部の内頸静脈拍動と呼吸性変動を視診で観察し，内頸静脈拍動が認められない場合はさらに頭低位とする．内頸静脈は，第5〜第6頸椎付近では総頸動脈と併走しており，胸鎖乳突筋鎖骨頭付近で前斜角筋の前方を走行する（図4）．頸部の解剖学的特徴として，内頸静脈，総頸動脈，迷走神経は結合組織性の頸動脈鞘に収納されている．以上の解剖学的特徴を理解し，内頸静脈穿刺では胸鎖乳突筋の分岐部付近で呼吸性拍動の強く認められる点を刺入点とし，その刺入点より同側乳房の乳頭方向を刺入方向とすることで総頸動脈穿刺を避けることができる．また，気胸合併に注意

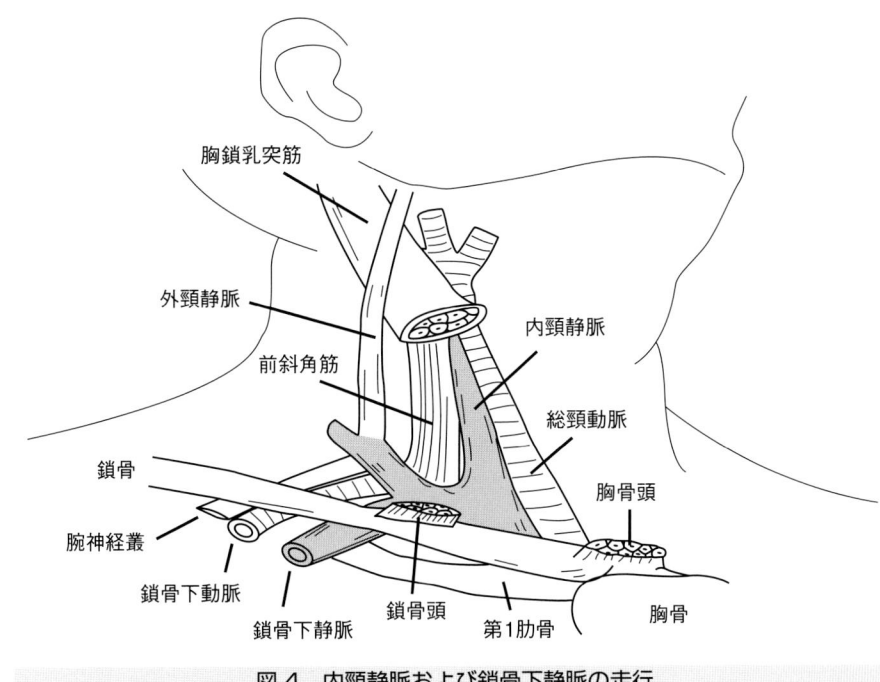

図4 内頸静脈および鎖骨下静脈の走行

するためには，穿刺針が肺尖部に到達しないように皮膚に対して穿刺針を60度以上にできるだけ立てて，緩徐に陰圧をかけながら穿刺する．

a. 内頸静脈穿刺の手順とポイント

① 体位の準備：円座で頭部固定し，頭を穿刺側と反対側へ向かせ，頭低位（10～20度のトレンデレンブルグ位）とする．
② 頸静脈拍動の観察：穿刺点の決定に役立てる．
③ エコー図の利用：カラーエコーにより，頸静脈と刺入点を確認するとよい．
④ maximum barrier precaution：手洗い・手指消毒，ガウン，マスク，清潔手袋，刺入部を含めた広範な消毒，広範な清潔覆布を必要とする．
⑤ イントロデューサシース®と肺動脈カテーテルのプライミング：イントロデューサシース®とダイレータをセッティングし，ヘパリン加生理食塩液などでカテーテル管腔の空気抜きを行い，肺動脈カテーテルに対して付属ビニールシートを装着する．
⑥ 試験穿刺：試験穿刺針23G針あるいは25G針をシリンジ装着し，胸鎖乳突筋分岐部より乳頭方向へ穿刺針を十分に立てて，シリンジに陰圧をかけながら緩徐に試験刺入し，血液逆流の生じた深さ・角度・方向を確認する．
⑦ 本穿刺：シリンジに陰圧をかけながら緩徐に刺入し，血液逆流の生じた地点で針先の変位がないように，片方の手でしっかりと留置針を保持する．
⑧ ガイドワイヤー挿入：挿入に抵抗があるときは静脈内に穿刺針が留置されていない可能性が高い．ガイドワイヤーを進める際には，力は不要である．

⑨ ダイレータとイントロデューサ挿入：ガイドワイヤー刺入部を皮膚切開し，ダイレータとイントロデューサを同時に刺入し，挿入後にダイレータとガイドワイヤーを同時に抜去すると，残っているのはイントロデューサのみとなる。
⑩ イントロデューサ内の血液逆流確認と空気抜き。
⑪ 肺動脈カテーテル挿入：肺動脈カテーテルを心腔内へ進める際には，バルーン膨張用バルブよりバルーンを膨らませる。肺動脈カテーテルを引き戻す際には，脱気し，バルーンを収縮させる。

b. 注意点

1）血液逆流の確認

内頸静脈穿刺では，血液逆流は穿刺針を引き戻してくる際に確認できることも多い。本穿刺にプラスティック留置針を用いる際には，穿刺後に金属針を抜去し，プラスティック針のみを注射筒に接続し，緩徐に引きながら血液逆流を確認するとよい。

2）総頸動脈の誤穿刺

止血の得られるまで，適切な圧で用手的に十分に圧迫止血する。

2 鎖骨下静脈穿刺

鎖骨下静脈は，鎖骨と第1肋骨に挟まれた状態で走行しており，第1肋骨上の鎖骨下静脈溝に固定されている（図4）。この外側後方を鎖骨下動脈は走行し，鎖骨下動脈溝に固定されている。鎖骨下静脈穿刺では気胸合併の可能性があることや鎖骨下動脈誤穿刺後の止血が難しいことにより，鎖骨下静脈は肺動脈カテーテル留置における第二選択以下となる。左鎖骨下静脈穿刺により乳糜胸や乳糜縦隔を合併する可能性もある。

《鎖骨下静脈穿刺の手順とポイント》

主なポイントは内頸静脈穿刺に準じる。鎖骨下静脈穿刺では，以下に注意する。

① 体位の準備：背枕挿入，円座での頭部固定の後，頭を穿刺側へ向かせ頭低位（10〜20度のトレンデレンブルグ位）とする。患者の頭位は，内頸静脈穿刺と異なり，穿刺側へ向かせることで，鎖骨下静脈より内頸静脈へのガイドワイヤー迷入を減少できる可能性がある。
② 穿刺点：鎖骨内側1/3〜1/2あたりで尾側約1〜2cmとする。
③ 試験穿刺：23Gレベル以下のカテラン針で必ず試験穿刺を行う。穿刺針は，内頸静脈穿刺と異なり，針先は一度鎖骨に当て，可能なかぎり皮膚に沿って寝かせ，角度をつけないことで気胸合併を回避する。次に穿刺針を持っていないほうの手で，穿刺部の皮膚と胸壁を押し下げることで鎖骨下に穿刺針が進入しやすくなる。

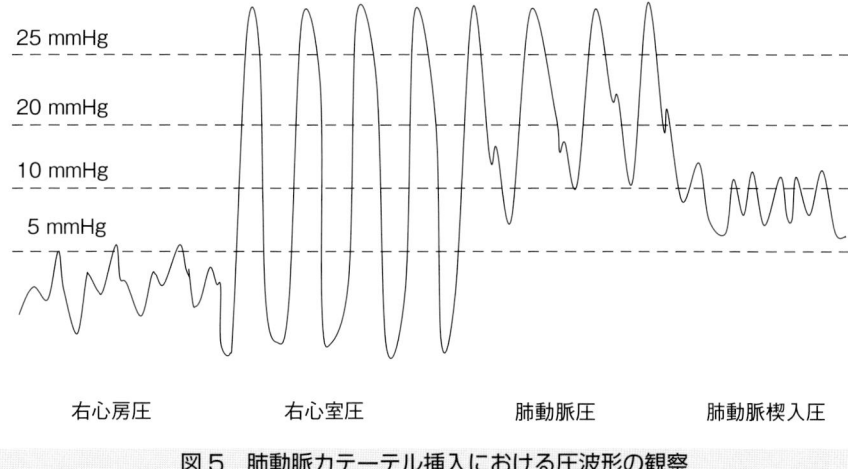

```
25 mmHg  -------
20 mmHg  -------
10 mmHg  -------
 5 mmHg  -------
```

　　　右心房圧　　　　右心室圧　　　　　肺動脈圧　　　　肺動脈楔入圧

図5　肺動脈カテーテル挿入における圧波形の観察

肺動脈カテーテルにおける圧波形観察

　肺動脈カテーテルを肺動脈に進める際には，カテーテル先端のバルーンを空気で膨らませて，血流に乗って進める。バルーン膨張用バルブに接続した附属シリンジより最大1.5 ml の空気を注入する。肺動脈カテーテルを進める際には圧波形観察が大切であり，先端孔ルーメン・ハブ（図1）を肺動脈圧測定用血圧トランスデューサと接続することで，右心房圧波形，右心室圧波形，肺動脈圧波形，肺動脈楔入圧波形の4つの圧波系を観察できる（図5）。

1 中心静脈圧および右心房圧と波形

　中心静脈圧 (central venous pressure : CVP) や右心房圧の波形は3つの陽性波 (a波, c波, v波) と, 2つの陰性波 (x谷, y谷) で構成される。この中心静脈圧波形の特徴を，図6と図7に示した。
　a波は右心房筋の収縮により生じ，心電図のP波に一致する。c波は三尖弁閉鎖により生じ，心電図のR波に一致する。v波は三尖弁閉鎖期に右心房への静脈還流上昇によって高まり，三尖弁開放により低下し，T波に一致する。このような上昇波間に，図7のようなx谷とy谷が形成される。心房キックが低下した場合には，a波が消失傾向を示す。また，全身性炎症病態で輸液過剰などにより三尖弁閉鎖不全が進行するとx谷が軽微となり，c波とv波が突出し，y谷が急峻化する傾向がある。このような静脈圧波形異常の特徴は，肺動脈カテーテル留置後にも心機能評価に利用できる（表2）。

2 右心室圧と波形

　右心室圧は，正常では収縮期圧30 mmHg，拡張期圧5 mmHg以下のレベルに維持さ

圧

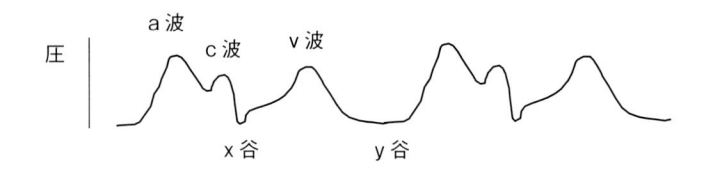

a波：右心房（atrium）の収縮による上昇
c波：三尖弁の閉鎖（close）による上昇
x谷：右心房への血液充満開始される地点
v波：静脈還流（venous return）による上昇
　　　三尖弁（tricuspid valve）が開くことによる減少
y谷：右心房の収縮開始までの減少

図6　中心静脈圧および右心房圧波形の特徴と意味

心電図

P波：心房収縮
a波：右心房収縮のピーク

c波：三尖弁閉鎖
QRS波：心室収縮

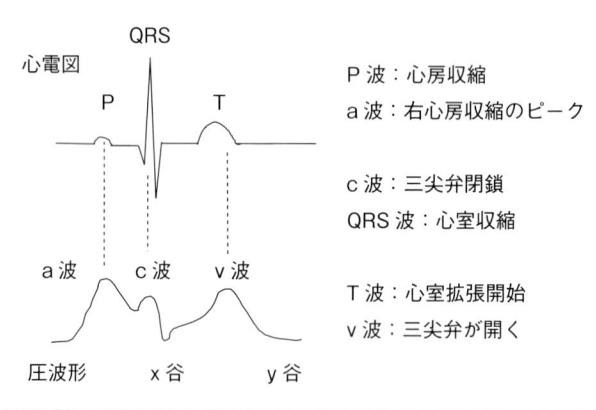

T波：心室拡張開始
v波：三尖弁が開く

図7　心電図波形と中心静脈圧波形の関係

表2　右心房圧波形や中心静脈圧波形の異常所見

a波：右心房収縮の異常
　①a波消失：心房細動
　②巨大化：三尖弁狭窄症，肺高血圧症，房室解離
x谷消失：三尖弁閉鎖不全
y谷の異常
　①消失：心タンポナーデ
　②急峻化：右心不全，三尖弁閉鎖不全
　③遅延：三尖弁狭窄症，肺高血圧症，房室解離

れている。等容収縮期，最大駆出期，減速駆出期，等容拡張期，急速流入期，緩徐充満期，前収縮期の7期で波形が構成される。

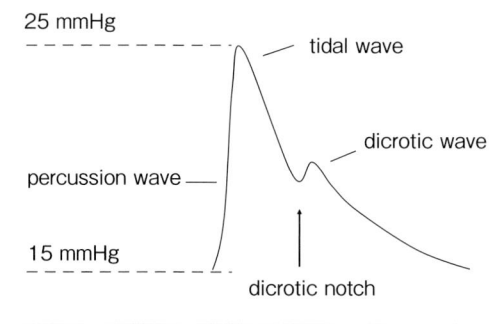

図8 肺動脈圧波形の特徴

3 肺動脈圧と波形

　肺動脈圧は，正常では収縮期圧30 mmHg以下，拡張期圧15 mmHg以下のレベルに維持されている。肺動脈は弾性血管であり，肺動脈中膜には弾性線維があり，加齢により減少傾向を示す。この弾力により肺動脈圧波形は，右心拍出量に対する立ち上がりのpercussion waveとプラトーを形成するtidal waveの後に，心拡張期にdicrotic wave（重複波）がつく特徴がある（図8）。percussion waveの立ち上がり角（dp/dt）は右室収縮性を示し，dicrotic waveは1回右室駆出量に対する肺血管抵抗を示す。肺動脈弁閉鎖後の肺動脈収縮により，dicrotic waveは形成される。

4 肺動脈楔入圧と波形

　肺動脈末端で拡張バルーンが肺動脈を閉鎖させると，肺動脈楔入圧波形と肺動脈楔入圧（pulmonary artery wedge pressure：PAWP）が現れる。肺動脈楔入圧は，肺毛細血管抵抗がないと仮定して，左心房圧に近似する値となる。正常の肺動脈楔入圧は，5～12 mmHg以下である。
　このような肺動脈カテーテル挿入後は，胸部単純X線写真で肺動脈カテーテル先端の位置やカテーテルがループを作っていないことを確認する必要がある。肺動脈カテーテルはバルーン拡張により血流に乗って進めるため，通常は肺血流の多い下葉背側のゾーン3へ留置されるが，この場合，胸部単純X線写真での肺動脈カテーテル先端は左第2弓の左心房より下方に位置する。一方，肺上葉のゾーン1や肺中心部のゾーン2に肺動脈カテーテルが留置された場合，肺胞内圧の影響が強く出現しやすいため，PAWPの持続測定には不向きとなる。陽圧換気中のPAWPの絶対値評価では，このような肺胞内圧の影響を除くために，呼吸器を外した状態で評価する。

2. 肺動脈カテーテル

熱希釈法による心拍出量測定の原理

　心拍出量を間接的に測定する方法には，①フィック法，②色素希釈法，③熱希釈法の3つの方法がある。

　フィック法の原理となるフィックの原理は，1890年代にAdolph Fick[6]により考案され，心拍出量は酸素消費量（吸気ガス酸素含量−呼気ガス酸素含量）を肺動静脈の酸素含有量の差で割ったものとして測定される（図9）。1946年，KetyとSchmidt[7]は，指標物質に一酸化窒素を用い，フィックの原理を用いてヒトの脳血流量の測定に初めて成功した。その後Ketyは1951年に，指標物質の肺および脳組織中の交換系を考案し，フィックの原理をKetyの式〔$dCt(t)/dt = BF \times [Ca(t) - Cv(t)]$，$Ct(t)$：単位時間組織中物質濃度，$BF$：臓器血流量，$Ca(t)$：単位時間動脈内物質濃度，$Cv(t)$：単位時間静脈内物質濃度〕として，微分方程式の形で表現した。このようにフィックの原理は，指標物質が代謝による増減がなく測定系に保存されるならば，目的臓器への指標物質の摂取量と，目的臓器の入口濃度と出口濃度の差から，血流量を知ることができるという原理である（図9）。心拍出量を肺循環系で測定する場合，正常の酸素消費量は200〜250 ml/min，酸素消費量係数は120〜160 ml/min/mm^{2}だが，周術期や外傷などの全身性炎症病態では酸素消費量が変動するため，肺機能を用いたフィックの原理の応用では，正確に心拍出量が求められない可能性がある。

　一方，色素希釈法の原理は1897年にStewartによって報告され[8]，さらにHamiltonによって1940年代に完成された[9]。この色素希釈法は，色素を体内循環させることにより得られる血漿色素濃度を分光光度計で測定することにより，Stewart-Hamiltonの式〔心拍出量（l/min）＝色素注入量（mg）×60/[色素平均濃度（mg/l）×色素希釈時間（s）×色素較正係数]〕を用いて，心拍出量を測定するものである。

　SwanとGanzは，この色素希釈法を応用してスワン・ガンツカテーテルに熱希釈法を導入し，現在の肺動脈カテーテルによる心拍出量測定の基盤を確立した。熱希釈法に

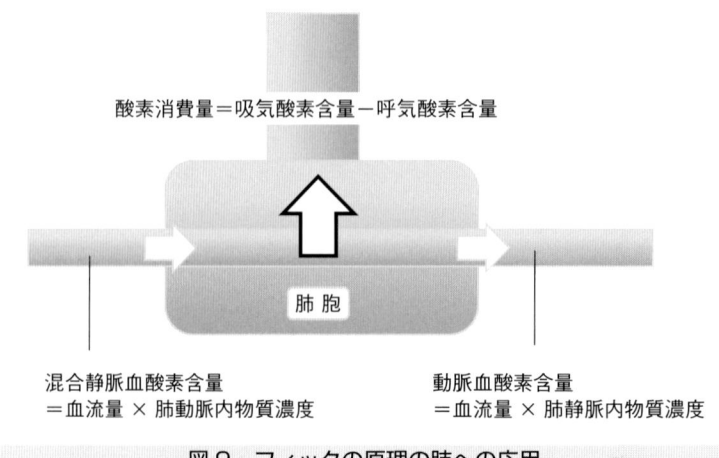

図9　フィックの原理の肺への応用

$$心拍出量 (l/min) = \frac{注入液量(ml) \times (血液温度 - 注入液温度)(℃)}{熱希釈波形下面積(mm^2) / 波形形成速度(mm/s)}$$

$$\times \frac{注入液比重 \times 注入液比熱}{血液比重 \times 血液比熱}$$

$$\times \; 60 \times 注入液温度上昇の補正係数 \times 較正係数 \; (mm/℃)$$

図10 熱希釈法による心拍出量の計算式

よる心拍出量測定（図10）では，血漿色素濃度の代わりにカテーテルから投与される注入液の温度変化を用いる．現在，臨床応用されている持続心拍出量測定肺動脈カテーテルは，サーマルフィラメントとサーミスタ・コネクタにより図10のような計算が自動的に行われ，冷水などの投与を不要としている．

心前負荷・心後負荷および心拍出量のモニタリング

オキシメトリ CCO/CEDV サーモダイリューションカテーテル®（Edwards Lifesciences）は，サーマルフィラメントとサーミスタ・コネクタによる熱希釈法で，持続心拍出量測定（continuous cardiac output mesurement：CCO）と右室駆出率（right ventricular ejection fraction：RVEF）の連続測定を可能とした（表3）．さらに，ビジランスヘモダイナミックモニター®（Edwards Lifesciences）に侵襲的動脈圧とCVPと心拍数を連動させることにより，1回拍出量（stroke volume：SV），右室拡張終期容積（right ventricular end-diastolic volume：RVEDV），肺血管抵抗（pulmonary artery resistance：PVR），体血管抵抗（systemic vascular resistance：SVR），右室1回仕事量（right ventricular stroke work：RVSW），左室1回仕事量（right ventricular stroke work：LVSW）をモニターすることができるようになった．

このようなモニタリングにおいて，右室前負荷はCVP，右室後負荷はPVR，左室前負荷はPAWP，左室後負荷はSVRであり，右心系と左心系を個別に輸液バランス，心拡張性，心収縮性，および血管抵抗を評価することができる．その結果として，右心機能と左心機能をRVSWとLVSWでモニターする．Forrester subset 分類[3〜5]（図11）は左心機能を評価するものとして用いられてきたが，右心機能に関してもCVP，PVR，RVSWを用いて評価できるようになった．

混合静脈血酸素飽和度の意義

肺動脈カテーテルが普及する過程で，1990年代より混合静脈血酸素飽和度（$S\bar{v}O_2$,

表3 熱希釈法による心機能モニタリング

	正常域	算出方法
心係数 (cardiac index : CI)	2.5〜4.0 l/min/mm^2	熱希釈法
1回拍出量係数 (stroke volume index : SVI)	33〜47 ml/回/m^2	CI × HR × 1,000
右室駆出率 (right ventricular ejection fraction : RVEF)	40〜60%	熱希釈法
右室拡張終期容積係数 (right ventricular end-diastolic volume index : RVEDVI)	60〜100 ml/m^2	SVI/RVEF
体血管抵抗係数 (systemic vascular resistance index : SVRI)	1,970〜2,390 dyn・s/cm^5/m^2	80×(MAP − CVP)/CI
肺血管抵抗係数 (pulmonary artery resistance index : PVRI)	225〜285 dyn・s/cm^5/m^2	80×(MPAP − PAWP)/CI
右室1回仕事量係数 (right ventricular stroke work index : RVSWI)	5〜10 g・m/回/m^2	SVI×(MPAP − CVP)×0.0136
左室1回仕事量係数 (left ventricular stroke work index : LVSWI)	45〜75 g・m/回/m^2	SVI×(MAP − PAWP)×0.0136

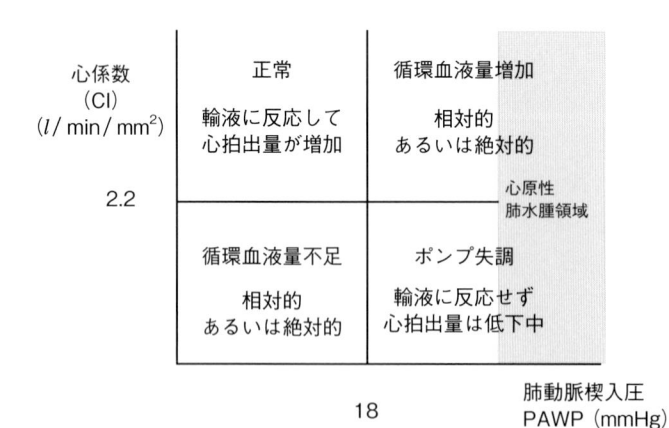

図11 Forrester subset 分類による左心機能評価

正常値60〜80％）が連続測定できるようになった。S$\bar{v}_{O_2}$は，上大静脈，下大静脈，冠静脈洞から流入する最終静脈血の酸素飽和度であり，酸素運搬量と酸素消費量の全身の酸素化バランスを反映する指標である。現在，S$\bar{v}_{O_2}$は，肺動脈カテーテルの先端位に設置された光ファイバーを用いた2波長反射式分光光度法で，持続計測できる。

表4 混合静脈血酸素飽和度の算出

arterial O₂ content （Ca_{O_2}） 　$1.39 \times Hb \times Sa_{O_2} + 0.0031 \times Pa_{O_2}$	動脈血酸素含量 　（正常値：16〜22 ml O₂/dl）
mixed venous O₂ content （C$\bar{v}$_{O_2}） 　$1.39 \times Hb \times S\bar{v}_{O_2} + 0.0031 \times Pv_{O_2}$	混合静脈血酸素含量 　（正常値：12〜17 ml O₂/dl）
O₂ consumption index （$\dot{V}_{O_2}$I） 　$(Ca_{O_2} - C\bar{v}_{O_2}) \times CI \times 10$	酸素消費量係数 　（正常値：110〜150 ml/min/m²）
oxygen delivery index （$\dot{D}_{O_2}$I） 　$Ca_{O_2} \times CI \times 10$	酸素運搬量係数 　（正常値：500〜650 ml/min/m²）
oxygen extraction （oxygen utilization） 　$\dot{V}_{O_2}/\dot{D}_{O_2} = (Ca_{O_2} - Cv_{O_2})/Ca_{O_2}$	酸素摂取率 　（正常値：0.2〜0.3）
mixed venous oxygen saturation （S$\bar{v}_{O_2}$） 　$S\bar{v}_{O_2} = Sa_{O_2} \times (1 - \dot{V}_{O_2}/\dot{D}_{O_2})$	混合静脈血酸素飽和度 　（正常値：60〜80%）

表5 混合静脈血酸素飽和度の異常

S$\bar{v}_{O_2}$ が低い場合（＜60%）
　　酸素運搬量低下（心拍出量低下，貧血，低酸素）
　　酸素消費量増加（代謝亢進など）
S$\bar{v}_{O_2}$ が高い場合（＞80%）
　　酸素運搬量増加（心拍出量増加，多血症など）
　　酸素消費量減少（代謝抑制，組織酸素利用障害，動静脈シャントなど）

　従来 S$\bar{v}_{O_2}$ の算出には，表4のように，動脈血酸素飽和度（Sa_{O_2}）と酸素摂取率〔酸素運搬量（$\dot{V}_{O_2}$）/酸素消費量（$\dot{D}_{O_2}$）〕を必要とした．しかし，現在の肺動脈カテーテルにおける S$\bar{v}_{O_2}$ の持続測定では，体内（in vivo）キャリブレーションとして，血液ガス分析器を用いた肺動脈血のヘモグロビン濃度あるいはヘマトクリット値と，実際に測定した S$\bar{v}_{O_2}$ 値を入力することで，持続計測値が得られる．

　このように持続計測される S$\bar{v}_{O_2}$ の急激な変化や異常には，注意が必要である（表5）．S$\bar{v}_{O_2}$ が60%以下に低下している場合には，酸素運搬量が低いか，酸素消費量が高い可能性がある．一方，S$\bar{v}_{O_2}$ が80%以上に高い場合には，①代謝抑制，②組織酸素利用障害（敗血症，多臓器不全，播種性血管内凝固症候群など[10]），③高心拍出量，④動静脈シャントの可能性を念頭に置く．S$\bar{v}_{O_2}$ は，酸素運搬量を規定する①心拍出量，②ヘモグロビン濃度，③Sa_{O_2}，および④酸素消費量により決定されるため，酸素消費量，ヘモグロビン濃度，Sa_{O_2} が安定している状態では，心拍出量の急激な変化を鋭敏に反映する．このように，S$\bar{v}_{O_2}$ は，その絶対値のみならず時系列での変動に注意するとよい．

肺動脈カテーテルの安全かつ適切な使用

肺動脈カテーテルの留置には，いくつかの安全性に配慮する必要がある。

1 肺動脈カテーテル先端位置の問題

肺動脈カテーテル先端が，末梢の肺血管床に移動しないことに注意する。カテーテル先端が肺血管床に接触する場合には，先端位に位置する$S\bar{v}_{O_2}$の測定用の光ファイバーのシグナルクオリティインジケータ（signal quality indicator：SQI）が 3 あるいは 4 と高くなる。この際には，SQI が 2 以下となるように肺動脈カテーテルのバルーンを膨らませない状態で引き戻す必要がある。肺動脈カテーテル先端が末梢の肺血管床に移動することで，肺梗塞の原因となることに注意する。

2 バルーン拡張に対する注意

肺動脈は弾性線維を中膜に持つものの，加齢や動脈硬化などの影響により弾性線維が減少し，膠原線維が増加することが知られている。このため，特に高齢者や肺高血圧のある場合には，肺動脈末梢で不注意にバルーンを膨らませると肺動脈損傷の可能性がある。

通常，1.25 ml 未満のバルーン拡張で肺動脈楔入が得られる場合，1.5 ml で肺動脈楔入が得られる位置まで，肺動脈カテーテルを引き戻す。拡張バルーンは，最大 1.5 ml までに対応している。

また，バルーン拡張に際しては，液体注入は禁忌であり，原則として空気を用いる。液体は回収できなくなる可能性がある点に注意する。

さらに，バルーンを拡張させたままにしておくことで，肺梗塞の可能性が高まるため，PAWP の測定を行うときのみ，バルーンを拡張させる。

3 カテーテル感染症と血小板減少のリスク

長期留置により，真菌感染症を含めた血流感染症や血小板減少のリスクが増加する。このため，肺動脈カテーテルは，急性期の心機能評価の一時的な使用に限定することが望ましい。

4 肺動脈損傷に関する注意

肺動脈カテーテルはカテーテル先端が末梢の肺血管床方向に移動しやすいことが知られている。また，心臓血管麻酔中の人工心肺や，心肺停止後や重症急性肺傷害における経皮的心肺補助装置を用いる場合，肺動脈カテーテル先端が肺血管床方向に移動しやす

い．このような肺動脈カテーテルの末梢側への移動は肺動脈損傷の原因となるため，肺動脈楔入圧を測定しない場合には，カテーテル先端を肺門部レベルまで3～5cm引き戻しておくのがよい．集中治療室などで肺動脈カテーテルを数日にわたり用いる場合は，このようなカテーテル先端の位置の適正を，ポータブル胸部単純X線写真で毎日評価する必要がある．

肺動脈カテーテルの有用性の評価：肺動脈カテーテルのエビデンス

　肺動脈カテーテルは，上述した短期的な臨床上の有用性にもかかわらず，多くの臨床大規模研究では在院日数や患者死亡率を改善していないと報告されている[11)～15)]．敗血症性ショックや急性肺傷害を対象に1999年1月から2001年6月までに施行されたRichardら[13)]の報告では，肺動脈カテーテルで管理した患者335人の14日死亡率は49.9％，28日死亡率は59.4％，90日死亡率は70.8％と，肺動脈カテーテル非使用患者群341人との差がなく，人工呼吸管理期間にも有意な短縮を認めなかった．英国65施設における1,041症例を対象とした肺動脈カテーテルの前向き研究PAC-Man Trialでも，肺動脈カテーテル挿入患者の院内死亡率は68％と非挿入患者群の66％と差がなく，カテーテル挿入時の合併症を約9.5％に認めている[14)]．さらに，ヨーロッパ198施設の集中治療室に2002年5月1日から5月15日までに入室した3,147症例の追跡調査では，肺動脈カテーテルを挿入された481人（15.3％）において，肺動脈カテーテル挿入症例の集中治療室死亡率は28.1％と非挿入群の16.8％より有意に高く，院内死亡率も32.5％と非挿入群の22.5％より有意に高い結果であった[15)]．

　肺動脈カテーテルを用いることでショックの病態評価ができ，厳密な循環管理が行いやすくなるものの，心原性ショックの短期的な治療においてのみ有効性が認められるにすぎない．肺動脈カテーテルで得た結果を，適切な治療に結びつける教育も必要である．このような結果より，心原性ショック以外のショック病態では，肺動脈カテーテルの長期的な使用の必然性が定まらないのが現状である．

おわりに

　SwanとGanzが考案した肺動脈カテーテルは，すでに40年の歴史を持つ．本項では，この肺動脈カテーテルによる心機能モニタリングを解説した．肺動脈カテーテルは，適切な理解のもとで使用することにより，心機能に関する多くの情報を提供してくれる．本項で触れたことが，今後の循環管理の一助になることを祈念している．

■参考文献

1) Swan HJ, Ganz W, Forrester J, et al. Catheterization of the heart in man with use of a

flow-directed balloon-tipped catheter. N Engl J Med 1970 ; 283 : 447-51.
2) Ganz W, Donoso R, Marcus HS, et al. A new technique for measurement of cardiac output by thermodilution in man. Am J Cardiol 1971 ; 27 : 392-6.
3) Forrester JS, Diamond G, Chatterjee K, et al. Medical therapy of acute myocardial infarction by application of hemodynamic subsets (first of two parts). N Engl J Med 1976 ; 295 : 1356-62.
4) Forrester JS, Diamond G, Chatterjee K, et al. Medical therapy of acute myocardial infarction by application of hemodynamic subsets (second of two parts). N Engl J Med 1976 ; 295 : 1404-13.
5) Forrester JS, Diamond GA, Swan HJ. Correlative classification of clinical and hemodynamic function after acute myocardial infarction. Am J Cardiol 1977 ; 39 : 137-45.
6) Adolph Fick (1829-1901), mathematician, physicist, physiologist. JAMA 1967 ; 202 : 1100-1.
7) Kety SS, Schmidt CF. The effects of active and passive hyperventilation on cerebral oxygen consumption, cardiac output, and blood pressure of normal young men. J Clin Invest 1946 ; 25 : 107-19.
8) Stewart GN. Researches on the circulation time and on the influences which affect it. J Physiol 1897 ; 22 : 159-83.
9) Hamilton WF, Riley RL. Comparison of the Fick and dye injection methods of measuring the cardiac output in man. Am J Physiol 1948 ; 153 : 309-21.
10) Krafft P, Steltzer H, Hiesmayr M, et al. Mixed venous oxygen saturation in critically ill septic shock patients. The role of defined events. Chest 1993 ; 103 : 900-6.
11) Rhodes A, Cusack RJ, Newman PJ, et al. A randomised, controlled trial of the pulmonary artery catheter in critically ill patients. Intensive Care Med 2002 ; 28 : 256-64.
12) Sandham JD, Hull RD, Brant RF, et al. A randomized, controlled trial of the use of pulmonary-artery catheters in high-risk surgical patients. N Engl J Med 2003 ; 348 : 5-14.
13) Richard C, Warszawski J, Anguel N, et al. Early use of the pulmonary artery catheter and outcomes in patients with shock and acute respiratory distress syndrome : A randomized controlled trial. JAMA 2003 ; 290 : 2713-20.
14) Harvey S, Harrison DA, Singer M, et al. Assessment of the clinical effectiveness of pulmonary artery catheters in management of patients in intensive care (PAC-Man) : A randomised controlled trial. Lancet 2005 ; 366 : 472-7.
15) Sakr Y, Vincent JL, Reinhart K, et al. Use of the pulmonary artery catheter is not associated with worse outcome in the ICU. Chest 2005 ; 128 : 2722-31.

(松田　直之)

III. 循環器系モニター

3 NICO, PiCCO™, FloTrac™, pulse dye densitometry

はじめに

　重症患者の呼吸・循環を管理する際，心拍出量は治療方針を決めるうえで有用な情報のひとつとなる。心拍出量測定においては，肺動脈カテーテルが広く用いられてきたが，肺動脈カテーテル挿入の適応が見直され，心拍出量を非侵襲的あるいは低侵襲的に測定する技術が近年開発されてきた[1]。

部分的二酸化炭素再呼吸法

1 測定原理

　部分的二酸化炭素（CO_2）再呼吸法による心拍出量測定システム（noninvasive cardiac output : NICO）は，間接フィック法を CO_2 に適用することで心拍出量を求めるモニターである[2]。気管チューブと人工呼吸器回路の間に専用ループを組み込み拍出量を測定する（図1）。再呼吸ループにはカプノメータ，流量計，再呼吸バルブが組み込まれている。再呼吸バルブが開閉することにより，患者は一定の間隔で再呼吸ループへ吐き出した呼気を再呼吸する。再呼吸により生じた CO_2 産生量（carbon dioxide production : $\dot{V}_{CO_2}$）の変化と，呼気終末 CO_2 分圧（end-tidal carbon dioxide pressure : P_{ETCO_2}）の変化から心拍出量を求める。

　間接フィック法を用い，酸素消費量から心拍出量を計算する方法は，心臓カテーテル検査で広く用いられている。

$$酸素消費量 = 心拍出量 \times (Ca_{O_2} - C\bar{v}_{O_2}) \quad \cdots \cdots (1)$$

ここで Ca_{O_2} は動脈血の酸素含量，$C\bar{v}_{O_2}$ は混合静脈血中の酸素含量である。
この原理を CO_2 に応用すると次式が成り立つ。

$$\dot{V}_{CO_2} = 心拍出量 \times (C\bar{v}_{CO_2} - Ca_{CO_2}) \quad \cdots \cdots (2)$$

3. NICO, PiCCO™, FloTrac™, pulse dye densitometry

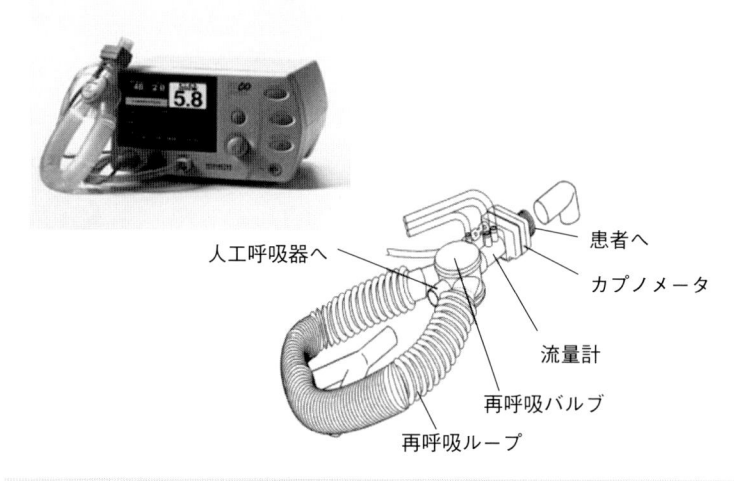

図1 部分的 CO₂ 再呼吸法による心拍出量測定

再呼吸ループにはカプノメータ，流量計，再呼吸バルブが組み込まれている。再呼吸バルブの開閉により，一定の間隔でループへ吐き出された呼気を再呼吸する。

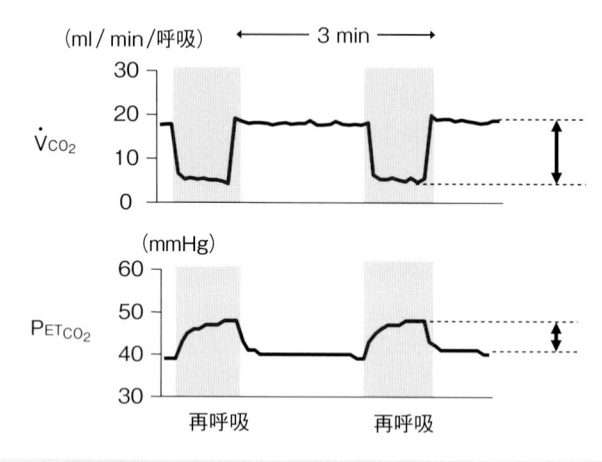

図2 CO₂産生量（$\dot{V}_{CO_2}$）および呼気終末 CO₂ 分圧（P_{ETCO_2}）の変化

部分的 CO₂ 再呼吸による $\dot{V}_{CO_2}$（上段）および P_{ETCO_2}（下段）の変化。1 サイクル 3 分間のうち 35 秒間 CO₂ 再呼吸を負荷する。CO₂ 再呼吸前後の $\dot{V}_{CO_2}$ の変化，P_{ETCO_2} の変化から心拍出量を求める。

ここで $\dot{V}_{CO_2}$ は CO₂ 産生量，$C\bar{v}_{CO_2}$ は混合静脈血の CO₂ 含量，Ca_{CO_2} は動脈血の CO₂ 含量である。部分的 CO₂ 再呼吸法では 1 サイクル 3 分間のうち，35 秒間 CO₂ 再呼吸を負荷し，3 分ごとに心拍出量を計算する（図2）。

CO₂ 再呼吸の間も心拍出量が一定と仮定すると，次式に変換できる。

$$\Delta \dot{V}_{CO_2} = 心拍出量 \times (\Delta C\bar{v}_{CO_2} - \Delta Ca_{CO_2}) \quad \cdots (3)$$

ここで $\Delta \dot{V}_{CO_2}$ は CO₂ 再呼吸前後での CO₂ 産生量変化である。$\Delta C\bar{v}_{CO_2}$，ΔCa_{CO_2} は，それぞれ CO₂ 再呼吸前後での $C\bar{v}_{CO_2}$，Ca_{CO_2} の変化である。体内の CO₂ 貯蔵が大きいため，CO₂ 再呼吸中も $C\bar{v}_{CO_2}$ が一定であると仮定すると，$\Delta C\bar{v}_{CO_2} = 0$ なので次式のよ

うになる。

$$\Delta \dot{V}_{CO_2} = 心拍出量 \times (-\Delta Ca_{CO_2}) \quad \cdots\cdots(4)$$

ここでの心拍出量はガス交換に参加する肺血流量（pulmonary capillary blood flow：PCBF）であり，

$$\Delta \dot{V}_{CO_2} = PCBF \times (-\Delta Ca_{CO_2}) \quad \cdots\cdots(5)$$

と表される。

死腔率が一定と仮定すると，Ca_{CO_2} の変化は P_{ETCO_2} の変化に比例し，$\Delta Ca_{CO_2} = S \times \Delta P_{ETCO_2}$ となる。S は CO_2 解離曲線の傾きである。

$$PCBF = \Delta \dot{V}_{CO_2} / (S \times \Delta P_{ETCO_2}) \quad \cdots\cdots(6)$$

心拍出量は PCBF と肺内シャント血流量との和であるから，心拍出量は次式で表される。

$$心拍出量 = PCBF / (1 - \dot{Q}_S / \dot{Q}_T)$$
$$= \Delta \dot{V}_{CO_2} / (S \times \Delta P_{ETCO_2}) / (1 - \dot{Q}_S / \dot{Q}_T) \quad \cdots\cdots(7)$$

$\dot{Q}_S / \dot{Q}_T$ は肺内シャント率であり，パルスオキシメータの Sp_{O_2} 測定値から計算で求める。

以上のように，CO_2 再呼吸中に混合静脈血 CO_2 濃度，心拍出量，死腔率が一定であるという仮定のもと，心拍出量を計算している。しかし，実際には中心静脈血の P_{CO_2} は再呼吸により変動する（図3）。

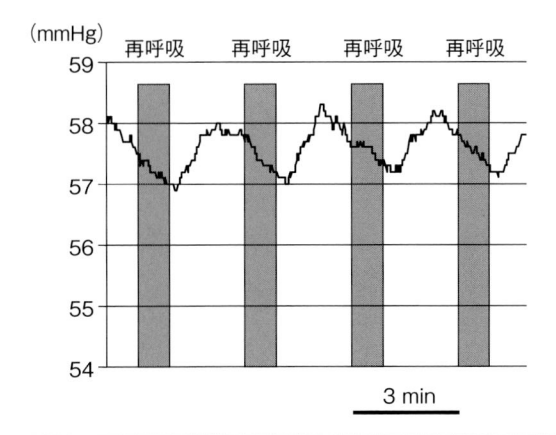

図3　CO_2 再呼吸中の中心静脈血 P_{CO_2}
持続血液ガスモニターを中心静脈に挿入すると，中心静脈血の P_{CO_2} は再呼吸サイクルにより変動していた。

2 利点と精度

再呼吸ループを人工呼吸器回路に挿入するだけで測定できるので，使い方は簡単で，低侵襲である。気道の流量，呼気 CO_2 濃度を測定するだけであり，原理上は，先天性心疾患や心内シャントのある患者でも心拍出量が測定可能である。

部分的 CO_2 再呼吸法の精度に関して肺動脈カテーテルとの比較検討が報告されている[3)4)]。部分的 CO_2 再呼吸法の精度は呼気終末陽圧（positive end-expiratory pressure：PEEP）や吸入酸素濃度には影響されないが，換気量設定に左右される。規則正しい人工呼吸で，分時換気量，1回換気量が一定である場合，NICO モニターによる心拍出量は肺動脈カテーテルで求めた値とよく相関し，変化によく追従する（図4）。しかし，分時換気量，1回換気量が小さいときには心拍出量を過小評価する傾向がある（図5）[5)]。体内の CO_2 貯蔵が定常状態に達するのに長時間を要するためと考えられる[6)]。また，不

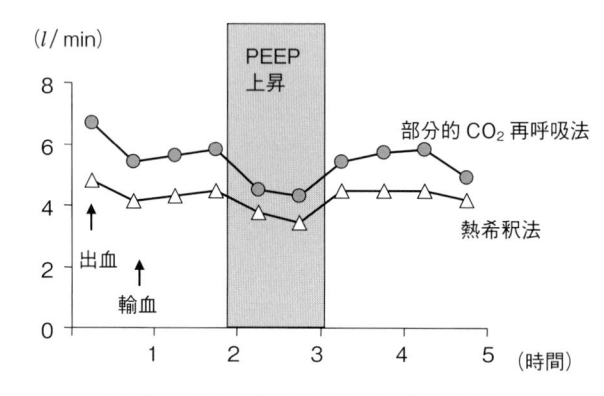

図4 部分的 CO_2 再呼吸法の追従性
部分的 CO_2 再呼吸法と熱希釈法で求めた心拍出量を比較すると，両者とも出血や PEEP 増加により低下し，PEEP を下げると増加した。

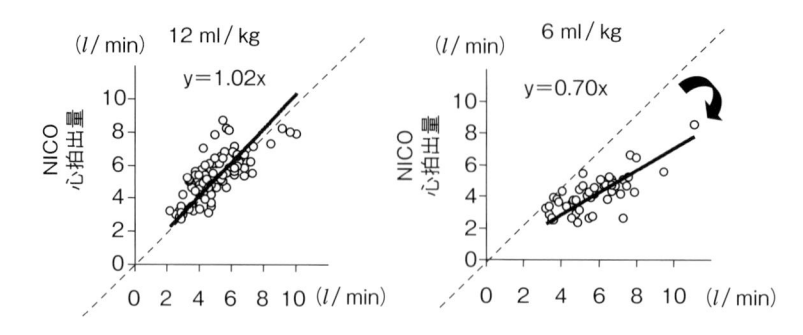

図5 部分的 CO_2 再呼吸法と熱希釈法の比較
部分的 CO_2 再呼吸法（NICO）と肺動脈カテーテルで求めた心拍出量の相関関係を示す。12 ml/kg の1回換気量のもとでは肺動脈カテーテルで求めた心拍出量とほぼ一致したが，1回換気量を下げると過小評価した。

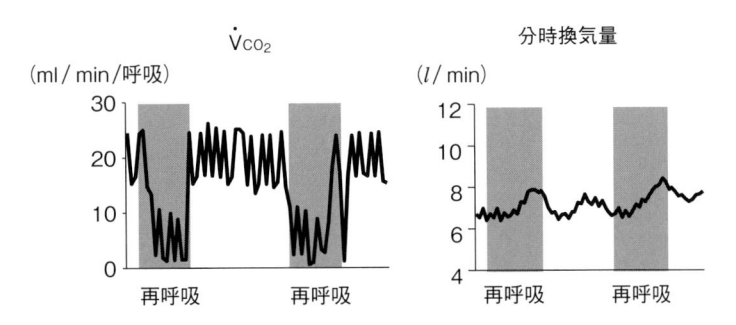

図6 不規則呼吸での V_{CO₂} および分時換気量の変化

同期式間欠的強制換気とプレッシャーサポート換気を併用する換気モードで、部分的 CO_2 再呼吸法を行った。1回換気量が同期式間欠的強制換気とプレッシャーサポート換気で異なるため、V_{CO_2} の変動は著しい。また CO_2 再呼吸の際には呼吸努力が増大し、分時換気量が増加する。

規則な自発呼吸下での精度は悪くなり、CO_2 再呼吸中には Pa_{CO_2} が上昇するため、努力呼吸になったり、分時換気量が増えたりする（図6）。

課題は、まず人工呼吸中の患者に使用が限定される点である。CO_2 再呼吸中に Pa_{CO_2} が 2～5 mmHg 上昇するため、Pa_{CO_2} 上昇が危険な症例、頭蓋内圧亢進症例や重症の肺高血圧症を呈する患者では使用するべきではない。自発呼吸のある患者では CO_2 再呼吸により呼吸負荷が増大する。1回換気量や分時換気量が不安定な場合、誤差が大きくなる[7]。

PiCCO™

PiCCOplus™, PiCCO₂™ (Pulsion Medical Systems, Germany, 図7) では経肺的熱希釈法により心拍出量を測定する。その後、動脈圧波形を分析することにより心拍ごとに心拍出量を持続モニターし、そのほかに容量や肺水腫の指標を計算することができる。

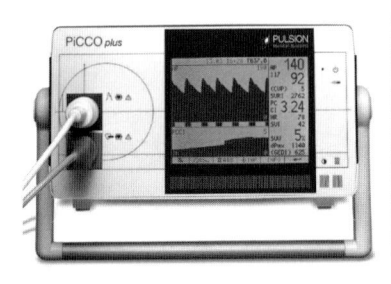

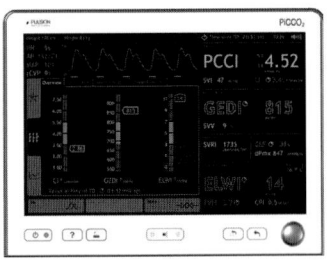

図7 PiCCOplus™ と PiCCO₂™ 本体
〔(株) 東機貿より許諾を得て引用〕

3. NICO, PiCCO™, FloTrac™, pulse dye densitometry

1 測定原理

まず,経肺的熱希釈法により心拍出量を測定する。すなわち温度センサー付きの専用カテーテルを太い動脈(大腿動脈,上腕動脈,腋窩動脈)に挿入したうえで[8],専用アダプタを中心静脈カテーテルに接続する(図8)。冷水を中心静脈カテーテルから注入し,経肺的熱希釈法により心拍出量を測定する。測定した心拍出量を基準として,動脈圧波形において収縮期の面積(図9)が1回拍出量に相関するとの仮定のもとで較正し,以後1回拍出量,心拍出量を心拍ごとに表示する。

また熱希釈曲線を解析し,平均通過時間(mean transit time:MTT)は指示液の半分

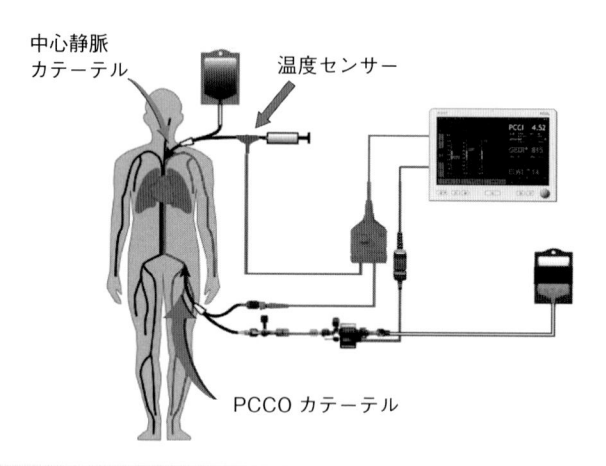

図8 PiCCO™での心拍出量測定
温度センサー付きの専用カテーテルを太い動脈(大腿動脈など)に挿入したうえで,専用アダプタを中心静脈カテーテルに接続する。冷水を中心静脈カテーテルから注入し,経肺的熱希釈法により心拍出量を測定する。
〔(株)東機貿より許諾を得て引用〕

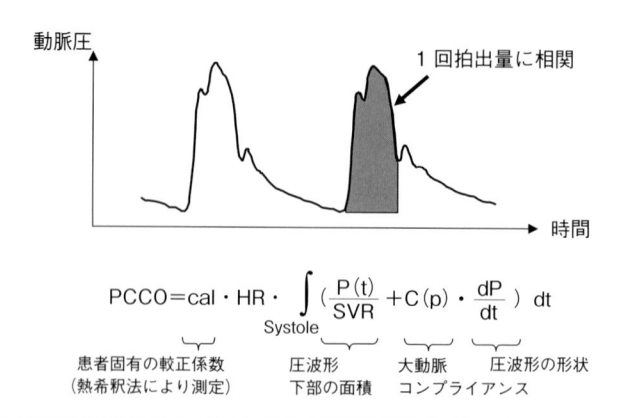

$$PCCO = cal \cdot HR \cdot \int_{Systole} \left(\frac{P(t)}{SVR} + C(p) \cdot \frac{dP}{dt} \right) dt$$

患者固有の較正係数(熱希釈法により測定) / 圧波形下部の面積 / 大動脈コンプライアンス / 圧波形の形状

図9 PiCCO™での動脈圧波形分析法
動脈圧波形の下の面積が1回拍出量に相関すると仮定し,心拍ごとに1回拍出量を求める。
〔(株)東機貿より許諾を得て引用〕

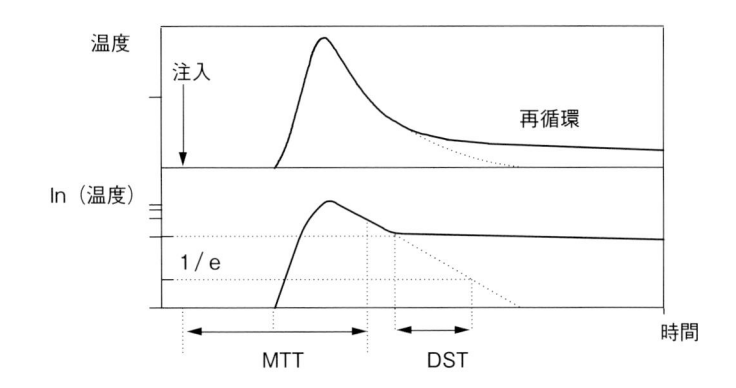

図10 経肺的熱希釈法での指標

熱希釈法曲線を解析し，平均通過時間（mean transit time：MTT），および指数降下時間（down slope time：DST）を求める。

〔(株)東機貿より許諾を得て引用〕

表1　PiCCO™で求める指標の正常値

パラメータ	正常値
心拍出量（cardiac index：CI）	$3.0\sim5.0\,l/min/m^2$
1回拍出量（stroke volume index：SVI）	$40\sim60\,ml/m^2$
1回拍出量変動率（stroke volume variation：SVV）	$\leq10\%$
心臓拡張末期容量（global end-diastolic volume index：GEDVI）	$680\sim800\,ml/m^2$
胸腔内血液容量（intrathoracic blood volume index：ITBVI）	$850\sim1,000\,ml/m^2$
肺血管外水分量（extravascular lung water index：EVLWI）	$3.0\sim7.0\,ml/kg$
肺血管透過性係数（pulmonary vascular permeability index：PVPI）	$1.0\sim3.0$

が動脈の検出地点を通過した時間，指数降下時間（down slope time：DST）は熱希釈曲線の指数関数の降下時間である（図10）。これらから心臓拡張末期容量（global end-diastolic volume：GEDV），胸腔内血液容量（intrathoracic blood volume：ITBV），肺血管外水分量（extravascular lung water：EVLW），肺血管透過性係数（pulmonary vascular permeability index：PVPI）といった容量情報を計算することができる（表1）。

2 利点と精度，課題

　PiCCO™の利点は，心拍出量の急激な変化を迅速にとらえられることである．次に肺動脈カテーテルを挿入できない症例，例えば小児症例で，心拍出量を測定することが可能となる．先天性心疾患術後の小児において，人工呼吸器離脱途中での心拍出量の推移を測定した例を図11に示す．

　測定した心拍出量は肺動脈カテーテルで測定した心拍出量とよく一致する[9]．一方，体外循環からの離脱時や，末梢血管抵抗が大きく変動する場合には精度が悪くなり，再

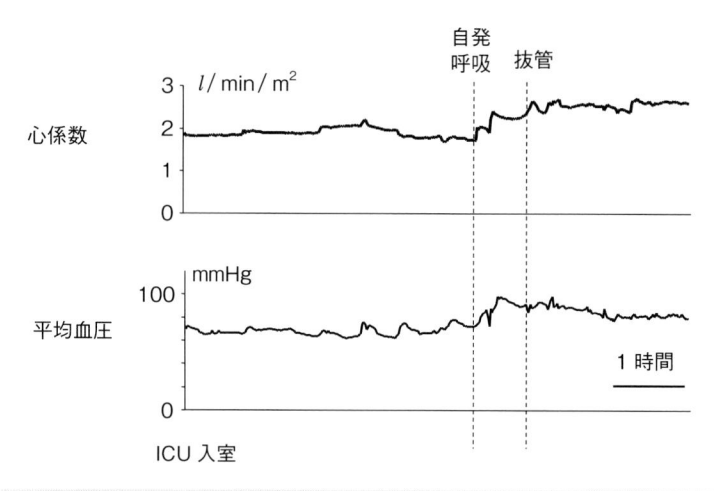

図11 先天性心疾患術後患児の心拍出量の推移
手術終了後から，人工呼吸器離脱の過程における心拍出量の推移を示す。自発呼吸に移行すると心係数が増加し，抜管後にさらに増加した。

較正を要する[10]。次にGEDVから前負荷の評価が可能である。EVLWは心不全や呼吸不全患者の全身管理に有用であり[11]，EVLWを指標として体液管理を行うと，重症患者の予後が改善すると報告されている[12]。待機的な冠動脈バイパス手術を施行した患者において，GEDVとEVLWを指標として輸液管理を行うと，カテコラミン投与量が減少し，人工呼吸期間が短縮される[13]。PVPIはEVLWを肺血管血液容量（pulmonary blood volume：PBV）で除した係数で，肺水腫の原因を判定できる。すなわち，左心不全や体液過剰による静水性肺水腫であれば，EVLW，PBV両方ともに増加するがPVPIは変化しない。一方，敗血症や急性呼吸窮迫症候群（ARDS）などによる血管透過性亢進の肺水腫であれば，PBVは正常にとどまり，EVLW，PVPI両者が増加する。

FloTrac™

1 測定原理

FloTrac™（Edwards Lifesciences, Irvine, CA, USA）も動脈圧波形を分析し，心拍ごとに1回拍出量を測定し心拍出量を持続モニターする。動脈圧（橈骨動脈，大腿動脈）を専用の圧トランスデューサと本体モニター（Vigileo™, Edwards Lifesciences）に接続する（図12）。100ポイント/sの頻度で20秒間，動脈圧の標準偏差を計算し，これに補正係数をかけて1回拍出量を求める（図13）。補正係数の計算には，患者背景（年齢，性別，体重，身長），成人の解剖学データ，平均動脈圧，動脈圧波形の歪度，尖度を組み入れてある。

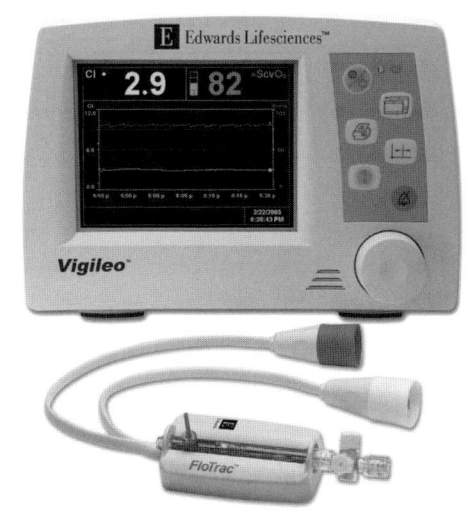

図12 Vigileo™本体とFloTrac™センサー
(Edwards Lifesciencesより許諾を得て引用)

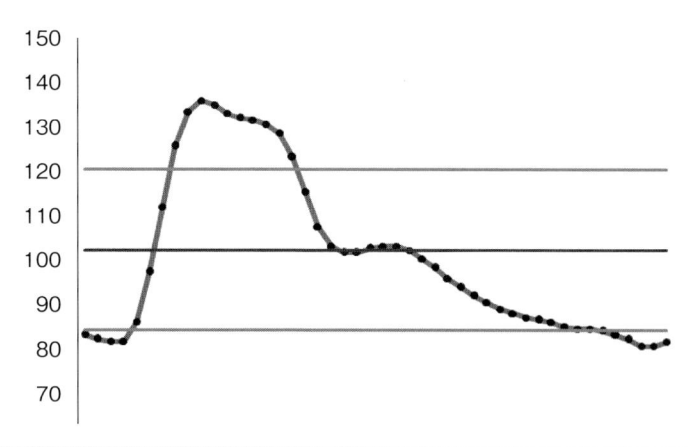

図13 FloTrac™の血圧波形解析
10ミリ秒ごとに20秒間,動脈圧データの標準偏差を算出し,1回拍出量がこれに比例すると仮定する。
(Edwards Lifesciencesより許諾を得て引用)

2 利点と精度，課題

FloTrac™の最大の利点は較正を必要としない点である。PiCCO™と同様，心拍出量の急激な変化を迅速にとらえることができる。ただし補正係数は，正常成人のデータに基づいて決定されているため，小児には適用できず，大動脈閉鎖不全，大動脈内バルーンパンピング装着例では正確な測定は期待できない。

手術中や術後における測定精度について多くの報告がある。循環動態の安定した患者では，圧測定部位（橈骨動脈，大腿動脈）による影響は少ない[14)15)]。precisionは1 l/min程度にとどまるとの報告がある[16)]一方，ばらつきが大きいとする報告もあ

る[17)18)]。体血管抵抗や血圧が著明に変化する hyperdynamic な循環動態では測定の信頼性が問題となる[19)20)]。循環動態が不安定で容量負荷や昇圧薬を必要とするような患者[21)]，敗血症性ショック[22)]，肝臓移植術患者[23)]や肝硬変合併患者[24)]では精度が悪くなる。ノルアドレナリンで体血管抵抗と血圧を上昇させると，肺動脈カテーテルで求めた心拍出量は変化しないにもかかわらず，FloTrac™ システムで測定した心拍出量は血圧に比例して変化する[25)]。容量負荷によって血圧と心拍出量がともに上昇する場合と，体血管抵抗上昇によって血圧は上昇するが心拍出量が低下する場合，この2つを区別することは動脈圧波形からは難しい。これを解決すべく，新たなアルゴリズムが開発されている。

3 動脈圧の呼吸性変動

循環管理において，前負荷や容量反応性（容量負荷による循環動態への影響）の評価は大切である。しかし中心静脈圧や肺動脈楔入圧は，胸腔内圧や腹腔内圧，心室コンプライアンスに影響され，前負荷の指標としては不正確である[26)27)]。

陽圧人工呼吸中の患者で動脈圧は呼吸性に変動する。吸気時に胸腔内圧が上昇するため，静脈還流が減少し1回拍出量が減少するからである。1回拍出量の呼吸性変動（stroke

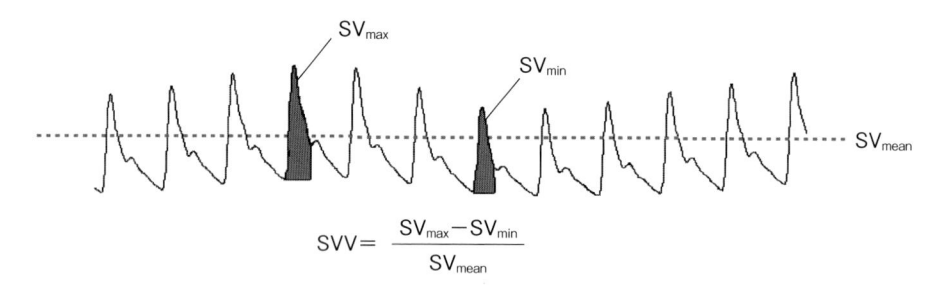

$$SVV = \frac{SV_{max} - SV_{min}}{SV_{mean}}$$

図14 SVV (stroke volume variation)
人工呼吸による胸腔内圧の変化によって，1回拍出量は呼吸性に変動する。SVVは1回拍出量の呼吸性変動を表す。すなわち，SVVの最大値と最小値の差を，その平均で除して求める。循環血液量が減少するとSVVは増加する。

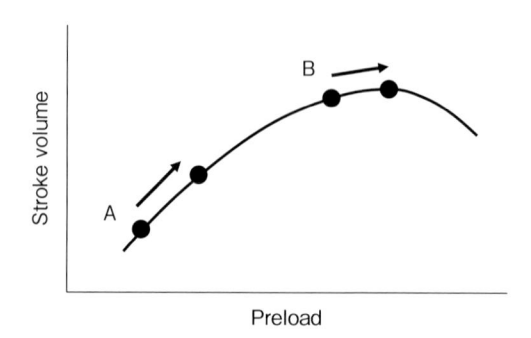

図15 フランク・スターリング曲線と輸液反応性
曲線の急峻な部分（A）にあると，心拍出量が前負荷変化に影響を受けやすくSVVも大きくなる。逆に，曲線の平坦部分（B）にあると，心拍出量が前負荷変化による影響を受けにくいのでSVVも小さい。

volume variation : SVV）は，動脈圧波形分析法から1回拍出量を求め，その最大値と最小値の差を両者の平均値で除した割合として求める（図14）。SVV は PiCCO™ と FloTrac™ の両方で測定することができる。

SVV から容量反応性を予測し周術期の輸液管理を適正化することができる[28)〜30)]。術中や循環動態の不安定な患者で，容量負荷を行うべきかどうか決断する際に役立つ。例えば，SVV が 13％以上の場合，容量負荷によって心拍出量が増加すると予測される。また，PEEP を上げたりリクルートメント手技を実施したりする前に，あらかじめ容量負荷が必要か判断する際にも利用できる[31)32)]。さらに SVV から，患者がフランク・スターリング曲線のどこにいるかを判断することができる（図15）。曲線の平坦部分にいると，心拍出量が前負荷変化による影響を受けにくいので SVV も小さい。逆に，曲線の急峻な部分にいると，心拍出量が前負荷変化に影響を受けやすく SVV も大きくなる。

pulse dye densitometry

1 測定原理

pulse dye densitometry（DDG）アナライザ（DDG-3100 または DDG-3300：日本光電）では，色素希釈法を用い心拍出量を測定する（図16）。すなわち色素（indocyanine green : ICG）希釈液を末梢静脈から投与し，指または鼻に装着したプローブによって色素濃度を測定する。通常のパルスオキシメータで使用する 660 nm と 940 nm の 2 波長に加え，805 nm の波長を用い ICG 濃度を測定する。得られた色素濃度曲線から，心拍出量（図17），平均循環時間，血漿消失率，循環血液量，15 分停滞率などを計算する。

循環血液量は，注入色素量と，外挿で求めた初期色素濃度の比から計算する（図18）。色素濃度曲線の減衰の傾きから血漿消失率を求める。すなわち初循環の濃度曲線面積が 2 等分される時間 MTT を求め，その 2.5 分後から 3 分間における色素濃度曲線

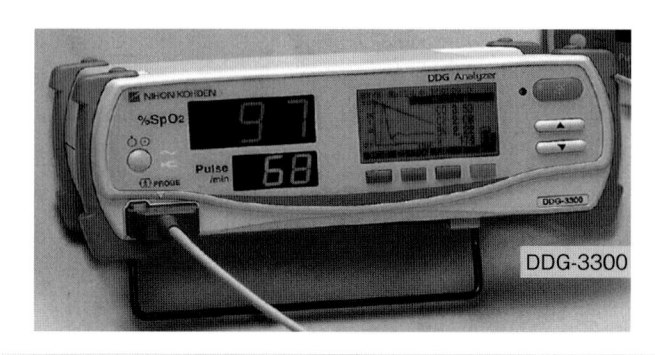

図16　DDG-3300 本体
（日本光電より許諾を得て引用）

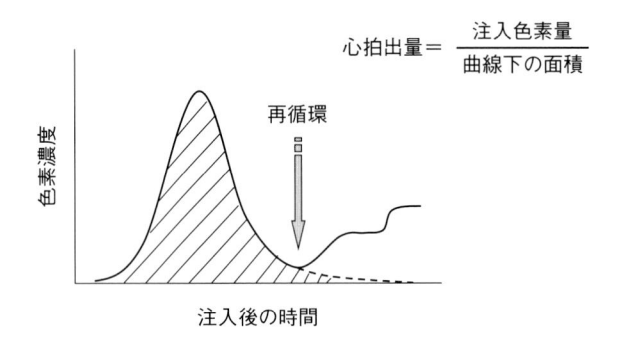

図17 色素希釈法の原理

末梢静脈から色素を投与し，色素濃度を指または鼻に装着したプローブによって測定する．横軸を時間として，色素濃度の変化をグラフ化し，初循環における曲線の下の面積を求める．
心拍出量＝注入色素量/曲線下の面積

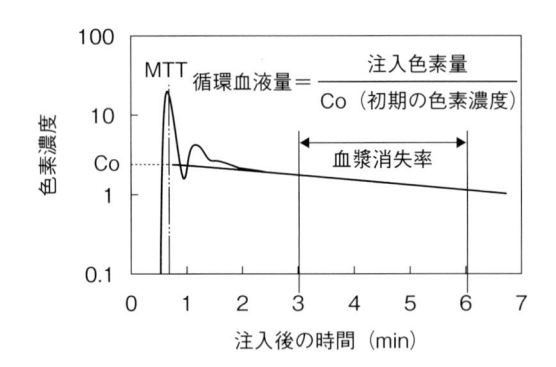

図18 循環血液量，血漿消失率，15分停滞率

色素濃度曲線の減衰の傾きから血漿消失率を求める．すなわち初循環の濃度曲線面積が2等分される時間（mean transit time：MTT）の2.5分後から3分間の傾きより血漿消失率を求める．この値から15分後の indocyanine green（ICG）残存率を計算する．循環血液量は注入色素量と，外挿して求めた初期色素濃度（Co）の比から計算する．
（日本光電より許諾を得て改変引用）

の傾きより血漿消失率を求める．さらにこの血漿消失率から，ICGの15分停滞率を計算する．

2 利点と課題

利点は動脈ラインや中心静脈ラインの必要がなく，侵襲性が少ないことである．次にICG停滞率などの肝機能，循環血液量を測定することができる．一方，測定後も色素がしばらく血中に停滞するため，繰り返しの測定はできない．また人工心肺装着中や末梢循環不全，不整脈，体動のある場合は，脈波を認識しにくく正確な測定ができない．

■参考文献

1) Berton C, Cholley B. Equipment review：New techniques for cardiac output measurement －Oesophageal Doppler, Fick principle using carbon dioxide, and pulse contour analysis.

Crit Care 2002 ; 6 : 216-21.

2) Haryadi DG, Orr JA, Kuck K, et al. Partial CO_2 rebreathing indirect Fick technique for non-invasive measurement of cardiac output. J Clin Monit Comput 2000 ; 16 : 361-74.

3) Tachibana K, Imanaka H, Miyano H, et al. Effect of ventilatory settings on accuracy of cardiac output measurement using partial CO_2 rebreathing. Anesthesiology 2002 ; 96 : 96-102.

4) van Heerden PV, Baker S, Lim SI, et al. Clinical evaluation of the non-invasive cardiac output (NICO) monitor in the intensive care unit. Anaesth Intensive Care 2000 ; 28 : 427-30.

5) Tachibana K, Imanaka H, Takeuchi M, et al. Noninvasive cardiac output measurement using partial carbon dioxide rebreathing is less accurate at settings of reduced minute ventilation and when spontaneous breathing is present. Anesthesiology 2003 ; 98 : 830-7.

6) Nilsson LB, Eldrup N, Berthelsen PG. Lack of agreement between thermodilution and carbon dioxide-rebreathing cardiac output. Acta Anaesthesiol Scand 2001 ; 45 : 680-5.

7) de Abreu MG, Quintel M, Ragaller M, et al. Partial carbon dioxide rebreathing : A reliable technique for noninvasive measurement of nonshunted pulmonary capillary blood flow. Crit Care Med 1997 ; 25 : 675-83.

8) Gödje O, Höke K, Goetz AE, et al. Reliability of a new algorithm for continuous cardiac output determination by pulse-contour analysis during hemodynamic instability. Crit Care Med 2002 ; 30 : 52-8.

9) Della Rocca G, Costa MG, Pompei L, et al. Continuous and intermittent cardiac output measurement : Pulmonary artery catheter versus aortic transpulmonary technique. Br J Anaesth 2002 ; 88 : 350-6.

10) Sander M, von Heymann C, Foer A, et al. Pulse contour analysis after normothermic cardiopulmonary bypass in cardiac surgery patients. Crit Care 2005 ; 9 : R729-34.

11) Michard F. Bedside assessment of extravascular lung water by dilution methods : Temptations and pitfalls. Crit Care Med 2007 ; 35 : 1186-92.

12) Mitchell JP, Schuller D, Calandrino FS, et al. Improved outcome based on fluid management in critically ill patients requiring pulmonary artery catheterization. Am Rev Respir Dis 1992 ; 145 : 990-8.

13) Goepfert MS, Reuter DA, Akyol D, et al. Goal directed fluid management reduces vasopressor and catecholamine use in cardiac surgery patients. Intensive Care Med 2007 ; 33 : 96-103.

14) Hofer CK, Button D, Weibel L, et al. Uncalibrated radial and femoral arterial pressure waveform analysis for continuous cardiac output measurement : An evaluation in cardiac surgery patients. J Cardiothorac Vasc Anesth 2010 ; 24 : 257-64.

15) Schramm S, Albrecht E, Frascarolo P, et al. Validity of an arterial pressure waveform analysis device : Does the puncture site play a role in the agreement with intermittent pulmonary catheter thermodilution measurements? J Cardiothorac Vasc Anesth 2010 ; 24 : 250-6.

16) McGee WT, Horswell JL, Calderon J, et al. Validity of a continuous, arterial pressure-based cardiac output measurement : A multicenter, prospective clinical trial. Crit Care 2007 ; 11 : R105.

17) Sander M, Spies CD, Grubitzsch H, et al. Comparison of uncalibrated arterial waveform analysis in cardiac surgery patients with thermodilution cardiac output measurements. Crit Care 2006 ; 10 : R164.

18) Mayer J, Boldt J, Schöllhorn T, et al. Semi-invasive monitoring of cardiac output by a new device using arterial pressure waveform analysis : A comparison with intermittent pulmo-

nary artery thermodilution in patients undergoing cardiac surgery. Br J Anaesth 2007 ; 98 : 176-82.

19) Mayer J, Boldt J, Poland R, et al. Continuous arterial pressure waveform-based cardiac output using the FloTrac/Vigileo : A review and meta-analysis. J Cardiothorac Vasc Anesth 2009 ; 23 : 401-6.

20) Camporata L, Beale R. Pitfalls in haemodynamic monitoring based on the arterial pressure waveform. Crit Care 2010 ; 14 : 124.

21) Compton FD, Zukunft B, Hoffmann C, et al. Performance of a minimally invasive uncalibrated cardiac output monitoring system (Flotrac^{TM}/Vigileo^{TM}) in haemodynamically unstable patients. Br J Anaesth 2008 ; 100 : 451-6.

22) Sakka SG, Kozieras J, Thuemer O, et al. Measurement of cardiac output : A comparison between transpulmonary thermodilution and uncalibrated pulse contour analysis. Br J Anaesth 2007 ; 99 : 337-42.

23) Biais M, Nouette-Gaulain K, Cottenceau V, et al. Cardiac output measurement in patients undergoing liver transplantation : Pulmonary artery catheter versus uncalibrated arterial pressure waveform analysis. Anesth Analg 2008 ; 106 : 1480-6.

24) Biancofiore G, Critchley LAH, Lee A, et al. Evaluation of an uncalibrated arterial pulse contour cardiac output monitoring system in cirrhotic patients undergoing liver surgery. Br J Anaesth 2009 ; 102 : 47-54.

25) Eleftheriadis S, Galatoudis Z, Didilis V, et al. Variations in arterial blood pressure are associated with parallel changes in FloTrac/Vigileo®-derived cardiac output measurements : A prospective comparison study. Crit Care 2009 ; 13 : R179.

26) Kumar A, Anel R, Bunnell E, et al. Pulmonary artery occlusion pressure and central venous pressure fail to predict ventricular filling volume, cardiac performance, or the response to volume infusion in normal subjects. Crit Care Med 2004 ; 32 : 691-9.

27) Michard F, Boussat S, Chemla D, et al. Relation between respiratory changes in arterial pulse pressure and fluid responsiveness in septic patients with acute circulatory failure. Am J Respir Crit Care Med 2000 ; 162 : 134-8.

28) Hofer CK, Senn A, Weibel L, et al. Assessment of stroke volume variation for prediction of fluid responsiveness using the modified FloTrac and PiCCOplus system. Crit Care 2008 ; 12 : R82.

29) Cannesson M, Musard H, Desebbe O, et al. The ability of stroke volume variations obtained with Vigileo/FloTrac system to monitor fluid responsiveness in mechanically ventilated patients. Anesth Analg 2009 ; 108 : 513-7.

30) Biais M, Benrnard O, Ha JC, et al. Abilities of pulse pressure variations and stroke volume variations to predict fluid responsiveness in prone position during scoliosis surgery. Br J Anaesth 2010 ; 104 : 407-13.

31) Huang C-C, Fu J-Y, Hu H-C, et al. Prediction of fluid responsiveness in acute respiratory distress syndrome ventilated with low tidal volume and high positive end-expiratory pressure. Crit Care Med 2008 ; 36 : 2810-6.

32) Biais M, Nouette-Gaulain K, Quinart A, et al. Uncalibrated stroke volume variations are able to predict the hemodynamic effects of positive end-expiratory pressure in patients with acute lung injury or acute respiratory distress syndrome after liver transplantation. Anesthesiology 2009 ; 111 : 855-62.

〈今中　秀光〉

III. 循環器系モニター

4 パルスオキシメータ

はじめに

　パルスオキシメータは現在，必須の患者モニターとなっている。現時点でパルスオキシメータ改良の方向性は，2つある。第一は，低灌流，体動および小児に対して信号検出における鋭敏性と正確性の追求であり，第二は CO ヘモグロビンなどを測定可能にするモニターとしての多機能性の追求である。今までのパルスオキシメータは，2波長を使用し，すべてのヘモグロビンのうち酸素化ヘモグロビンがどのくらい含まれているかを測定し，Sp_{O_2} として表示することであった。多波長パルスオキシメータは，CO ヘモグロビン，メトヘモグロビン，総ヘモグロビンの測定が可能である。異常ヘモグロビンや総ヘモグロビンを測定可能な多波長パルスオキシメータの開発は，無侵襲で患者治療における診断の迅速性を改善させるであろう。一方，波形解析による多機能（多波長）パルスオキシメータから得られる新しいパラメータ〔脈波変動指標（pleth variability index：PVI）〕は，無侵襲の輸液反応性の指標として有望である。すなわち，動脈圧波形から得られるパラメータ〔1回拍出量係数（stroke volume index：SVI）〕と同様の意味を持つとして注目されている。また，灌流指標（perfusion index：PI）は末梢循環を反映する。本項では多機能（多波長）パルスオキシメータの無侵襲・連続的な測定により，低容量や大出血の診断，それを参考にした輸液や輸血療法の可能性を述べる。

パルスオキシメータの歴史

　パルスオキシメータの歴史は，日本での発明と青柳卓雄（日本光電工業）による1974年の特許出願から始まった。今日では手術室や critical care のみならず臨床現場での血液の酸素化のもっとも重要なモニターとなった。加えて山西昭夫（ミノルタ：現コニカミノルタセンシング）が1974年に類似の特許を出願したが，わずか26日の差で先陣の誉れを譲ることになった。世界的には Severinghaus（USA）が1988年，Anesthesia & Analgesia に発表し注目を集めた[1]。1980年代にネルコア社（現タイコヘルスケア）によりアメリカで商品化され使用範囲が拡大した。New（USA，麻酔科医，初代会長）が創設したオメダ社との競合的発展を遂げて急速に市場が拡大する一方で，

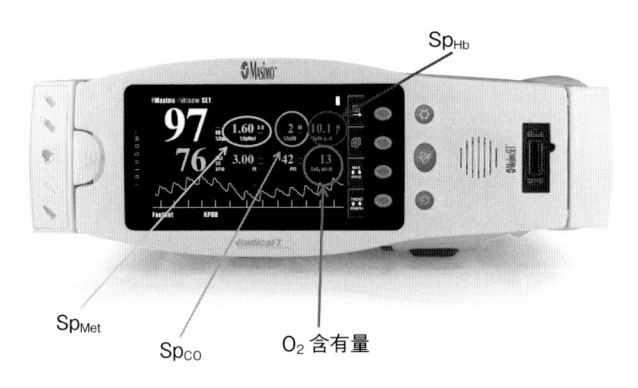

図1 進化する多波長パルスオキシメータ（マシモ社）

パルスオキシメータの誤差や限界が明らかになった。

限界の原因としては，測定原理により体動や低灌流時に正しく測定することが困難であったことや，一酸化炭素ヘモグロビンやメトヘモグロビンの影響が考えられた。2002年，青柳が3波長のセンサーを開発した。この目的はSp_{O_2}の精度向上のためであったが，一酸化炭素ヘモグロビン（carboxyhemoglobin：COHb），メトヘモグロビン（methemoglobin：MetHb）が測定可能なことには注目していた。2005年，4波長を用いて野入らが総ヘモグロビン（Hbt）を推定可能なことを報告したが，商品化されることはなかった。

浜松ホトニクス社では，脳組織などのHb飽和度測定に多波長赤外線オキシメータを用いたが絶対値ではなく，Hbtに対する酸素化Hbの比として測定しており，左右2チャンネル測定が可能な製品を販売している。近年，マシモ社は独自の信号抽出技術（マシモSET®）と多波長の併用により，酸素飽和度（Sp_{O_2}），脈拍数（PR）を加え，異常ヘモグロビン（Sp_{CO}, Sp_{Met}）や，トータルヘモグロビン（Sp_{Hb}）を連続的，非侵襲的に測定可能な技術を開発，米国では販売を開始している（図1）。現在は国内でも入手可能となった。

モニター理解に必要な基礎知識と測定原理

ヘモグロビンは，内部のヘム蛋白に酸素が結合した酸素化ヘモグロビン（oxyhemoglobin：HbO_2）と結合していない還元ヘモグロビン（reduced hemoglobin：HbR）では光の吸収スペクトルが異なる。特に赤色光（650 nm）付近と赤外光（900 nm）付近ではHbO_2とHbRの吸光係数が逆転することを用いて分光学的に酸素飽和度を計算することが可能である[1]。

従来の2波長の測定での（図2），機能的酸素飽和度の計算式は

Sp_{O_2}（%）＝ HbO_2 × 100 / HbO_2 ＋ HbR

である（図3）。これに動脈拍動による指尖容積脈波測定の原理を組み合わせること

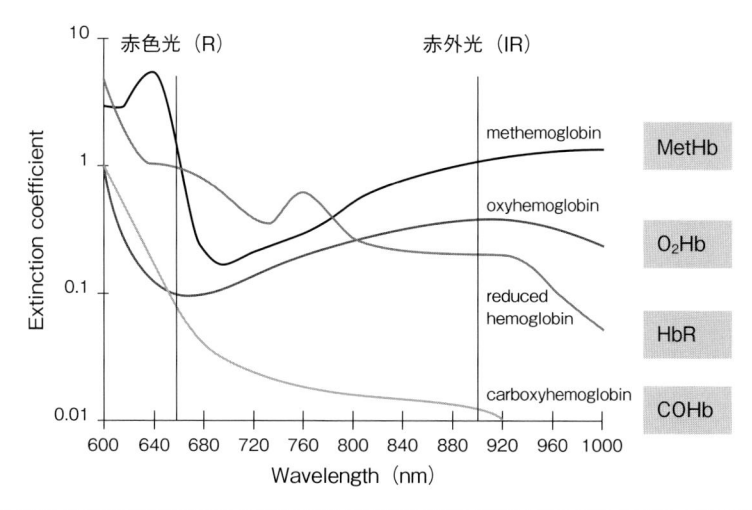

図2　各ヘモグロビンの吸光特性
縦軸は対数表示になっている。従来の2波長の測定では異常ヘモグロビンの検知は不可能

機能的酸素飽和度（Functional saturation）

$$Sp_{O_2}\,(\%) = \frac{HbO_2}{Hb+HbO_2}$$

異常ヘモグロビンは考慮せず

分画的酸素飽和度（Fractional saturation）

$$Sa_{O_2}\,(\%) = \frac{HbO_2}{Hb+HbO_2+COHb+MetHb}$$

図3　パルスオキシメータの計算方法
従来は血液ガス分析によってのみ測定可能であった。

$$PI\,(\%) = \frac{AC}{DC} \times 100\%$$

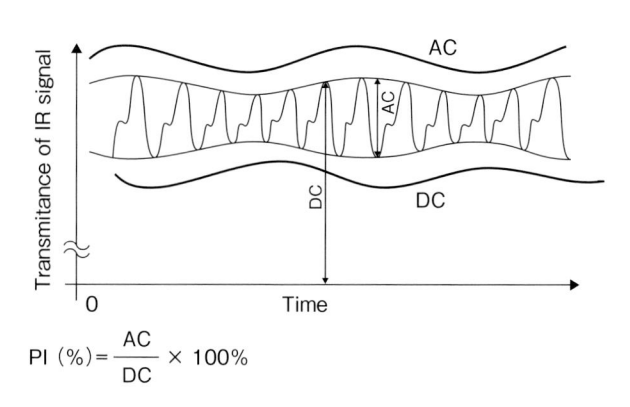

図4　灌流指標（perfusion index：PI）
　表示は0.02〜20％の範囲
　AC：交流（alternating current），拍動成分。DC：直流（direct current），非拍動成分

により，動脈血酸素飽和度（Sa_{O_2}）を連続的にモニターすることが可能となった。

　すなわち，組織を通過した吸光度を横軸に時間軸でとってプロットしてみると，時間的に一定（直流：DC）の部分と拍動（交流：AC）パルスの部分とを持つ（図4）。直流フィルタにより脈波由来の交流部分を取り出し動脈血酸素飽和度を求める。吸光度の絶対値は必要でなく，吸光度の比より飽和度を求めるのでキャリブレーションが不要である。赤色光と赤外光の2個のダイオードにより1秒間に交互に数百回発光する。センサーの受光部で通過した光量を感知し，周囲光成分を除去して得られた2つの波形を分離反転して求められる，赤外光の脈拍に対する赤色光の脈拍の振幅比率は，酸素飽和度によって変化する。この比率変化を酸素解離曲線と対応させて酸素飽和度を計測する。ただし，2波長では異常ヘモグロビンの検出は無理であり，後述するように多波長を用いる必要がある（図2，図3）。

正常値あるいは正常波形

　パルスオキシメータは，測定が無侵襲であるということを基盤にして診療現場に必須のモニターとしての地位を確立し，現在に至るまで発展・進化を遂げた。一般的に空気呼吸下のSp_{O_2}の成人での正常値は95〜98%（Pa_{O_2}：80〜100 mmHgに対応）であり，麻酔中は投与酸素濃度が高いため98%以上が正常値である。デジタル数値で表示されるほかに脳波のアナログ波形も見られるタイプ（図1）のほうが，信号を確実に拾っていることを把握しやすい。信号音は，高音が正常値を示し，酸素飽和度が低下すると低音へ移行し異常値を聴覚的に把握できる。もちろんアラームも設定されている。

　実際にTaenzerら[2]は，断続的なチェックしか行っていなかった術後ケア病棟（一般病棟）に，パルスオキシメータとワイヤレスリモートモニタリングシステムを組み合わせた装置を導入し連続測定したところ，救命措置が65%，ICUへの転送が48%，年間ICU使用時間が135日間減少し，不測の事態発生がなかったことを報告した。

　さらには，いまやパルスフォトメトリというべき多方面への展開が起きている。多波長によるSp_{COHb}，Sp_{MetHb}，Sp_{Hb}（図1，図2，図3）といったヘモグロビン量の測定も可能となった。Sp_{COHb}の正常値は0%であるが，常習喫煙者はその値が20%にも達するといわれている。したがって手術前の禁煙は，最低2週間をめどに励行する必要があり，それにより数値は0%に近づき，手術・麻酔の危険性は低下する。Sp_{MetHb}も正常値は0%であり，後述のような薬剤により上昇する。Sp_{Hb}の正常値は血清ヘモグロビン値であり，よい相関を示すが現在の精度は±1g程度の誤差があるといわれる[3]。

　一方，体動や末梢循環不全でも信号採取が可能となり，灌流指標（PI，図4）やそこから求められる脈波変動指標（pleth variability index：PVI，図5）といった新しいパラメータも連続的に提供される。信号の拍動成分と非拍動成分の比であるPIは末梢循環を反映し，PVIは呼吸による脈波変動の連続測定を可能にする。PIは末梢循環の指標として用いられ，測定値は0.02〜20%の値を示す。PIの正常値は，はっきりと定まってはいないが新生児の状態判断に用いて有用だとする報告がある[4]。さらには交感神経

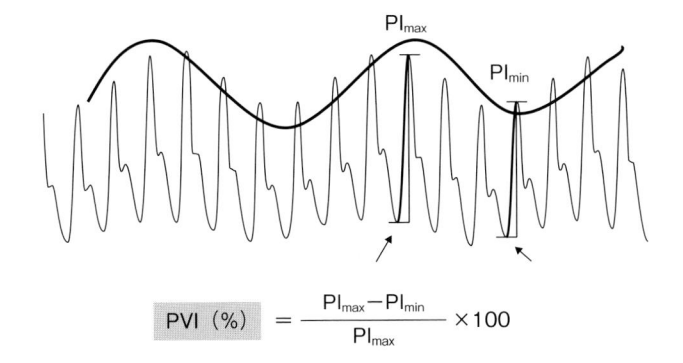

$$\text{PVI}(\%) = \frac{\text{PI}_{max} - \text{PI}_{min}}{\text{PI}_{max}} \times 100$$

図5 脈波変動指標（pleth variability index : PVI）

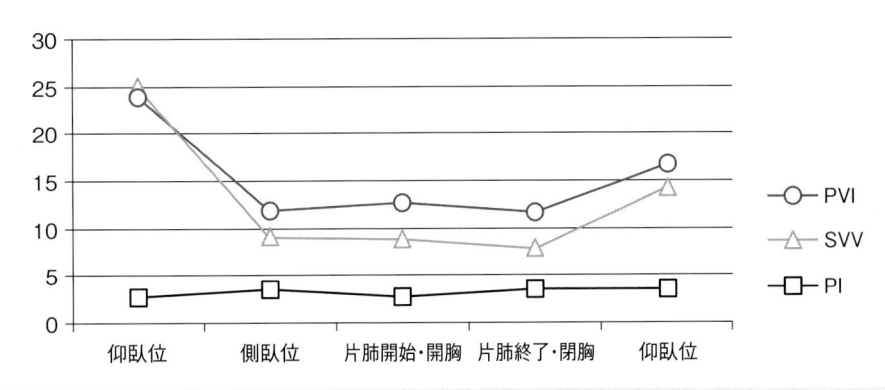

図6 PVIとSVVの比較（開胸患者）

n = 9
（Kawashima Y, Shiraishi Y, Sato S, et al. Does the pleth variability index with stroke volume variation? Eur J Anaesthesiol 2009 ; 26 : S-41 より引用）

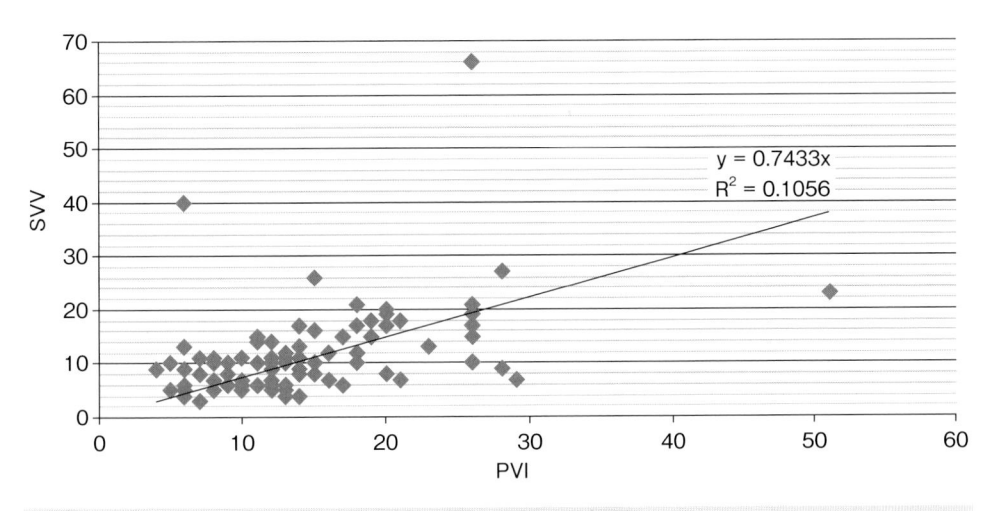

図7 SVVとPVIの相関

n = 9
（Kawashima Y, Shiraishi Y, Sato S, et al. Does the pleth variability index with stroke volume variation? Eur J Anaesthesiol 2009 ; 26 : S-41 より引用）

遮断の指標ともなりうる可能性がある。PVIは，動脈圧脈波から計算される脈圧変動（ΔPP）との相関は知られているが，計算式は異なっている。また同様の1回拍出量変動指数（stroke volume variation：SVV）とのよい相関も，われわれのデータで（図6，図7）示されている[5]。これらのパラメータは血管内容量を反映し，輸液の指標としての可能性が示唆される。文献的には PVI や SVV は14％以下が正常値とされ，変動（数値）が大きいことは，呼吸性変動が大きく血管内容量が少ないことと判断される。しかし，限界として人工呼吸下であることの必要性や交感神経活動による変化がある。また測定原理から当然であるが，拍動のない人工心肺中では使用できない。それらを踏まえたうえで，なお無侵襲のパルスフォトメトリーは期待の持たれるモニターである。これら複数のモニターパラメータを組み合わせることで，より近い将来に実践的な臨床指標が提供されることを期待する。

重要な異常値，所見

　パルスオキシメータの利点はリアルタイムに，かつ非侵襲的に，連続測定が可能な点である。またセンサープローブを挟むあるいは貼り付けるだけでよく，キャリブレーションの必要がないので簡単に測定できる。本体も小型軽量化され，看護師の携帯によって，検温と同じように酸素飽和度測定がなされている。在宅酸素療法の患者にとっても，簡便かつ安価なモニターとなっている。航空機内での酸素分圧を見た報告は，日常生活での酸素飽和度低下の危険性を示唆している（図8）[6]。さらに忘れてはいけないのはリアルタイムとはいえ，肺から末梢への循環による生理学的な遅れや，ある一定時間の平均値を更新して表示するための遅れが生ずることである。それらにより5〜10秒の遅れが生じる。

　Sp_{O_2}の値で重要な所見は，成人では酸素分圧60 mmHgで89％（90％を切る）となったときである。前述したように信号音は低音となり，アラーム音や数値表示の色が変化する。さらにSp_{O_2}が75％では酸素分圧は通常の静脈血の酸素分圧と同等であり，40 mmHgを示している。パルスオキシメータがこの値以下を示したときは生命の危険が迫っているといえる。モニターの指針でも酸素化のモニタリングとしてパルスオキシメータは必須とされる。ただし，血流の低下している部位や体動がある場合は，精度が低下する。その欠点を克服すべくさまざまな工夫がなされてきた。信号処理技術やPI（灌流指標）による判定がそれである。また耳介の軟骨への血流が，低灌流時にも中枢（脳）に近いために低下しにくいことを利用して，耳介センサーを提供しているメーカーもある。

　2002年，青柳が3波長のセンサーを開発した。この目的はSp_{O_2}の精度向上のためであったが，同時に COHb，MetHb が測定可能なことにも注目していた。MetHb は2価鉄が酸化して3価鉄の状態になったもので，酸素を運搬できなくなったときに形成される。MetHb 血症は一般的な薬剤で起こる。1989年 Barker ら[7]が，MetHb が存在下すると2波長のパルスオキシメータではSp_{O_2}がやはり不正確になることを報告した。その

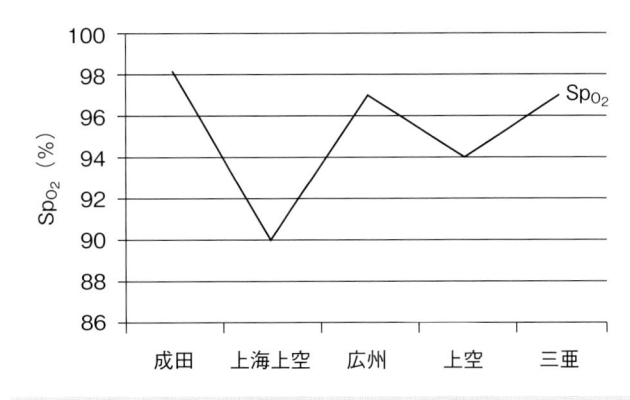

図8 航空機内での Sp$_{O_2}$ の変化

(久保田博南. パルスオキシメータ「医療機器の歩み」. 医療機器 2009;35:3-11 より引用)

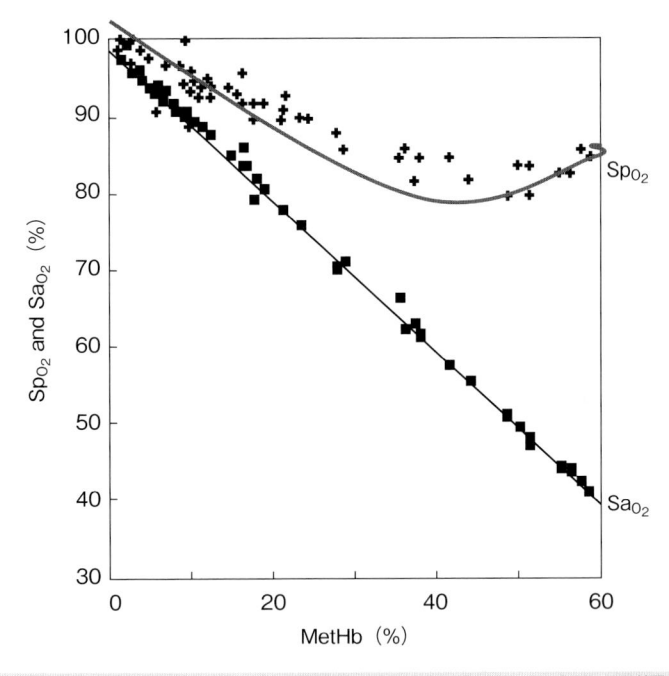

図9 パルスオキシメータの限界：MetHb が Sp$_{O_2}$ に与える影響
イヌにおけるベンゾカイン吸入による MetHb レベル

(Barker SJ, Tremper KK, Hyatt J. Effects of methemoglobinemia on pulse oximetry and mixed venous oximetry. Anesthesiology 1989;70:112-7 より引用)

内容はベンゾカイン（エステル型局所麻酔薬）使用時（図9）には MetHb が60％になり，Sp$_{O_2}$ は85％に収束したというものである。さらにリドカインや亜硝酸薬（ニトログリセリン，ニトロプルシド）など院内で一般的に使われる薬剤での報告や，漢方薬での報告もある。MetHb があると Sp$_{O_2}$ は実測値よりも高く表示される。酸素運搬能が障害されるが多波長パルスオキシメータによる検出でなければ一般的には見落とされ，治療されないケースが少なくない。他に報告されている医薬品は，クロロキン，メトクロプラ

ミド，プリロカイン，亜酸化窒素，一酸化窒素，スルホンアミド，硝酸ナトリウムなどである。同様な注意は，胎児ヘモグロビン（HbF）は酸化を受けやすいためMetHbが産生されやすい。HbFでは，低い酸素分圧下でより多くの酸素と結合できるため，胎内の低酸素状態でも効率的に末梢組織に酸素を供給することが可能である。具体的には胎児の臍帯静脈血は酸素飽和度75％でP_{O_2}は30 mmHgであるが，Hb 16 g/dlにおいて酸素結合能は21.9 ml/dlと高い。逆に出生後は，強い酸素親和性のために組織の生理的な低酸素症が起こりうる。HbFからHbAへの置換が起こるが，すべてが置換されるのには約1年かかるといわれている。乳児でも胃内pHが高く，結果として腸内細菌が増殖しやすく食物中の硝酸性窒素によって亜硝酸を産生して，やはりメトヘモグロビン血症を引き起こすことがある。このため小児では特に注意が必要といえる。

COHbが存在するとSp_{O_2}は実測値よりも高く表示される（図10）[8]。一酸化炭素中毒は，工業国における中毒事故や火災による障害のもっとも一般的な原因である。その症状がインフルエンザと似ていることや中等度の中毒では無症状の場合もあり，誤診や見落とされることもまれではない。無侵襲でSp_{CO}測定が可能となったことで多くの一酸化炭素中毒症を発見できるようになった。Sp_{CO}は，救命救急において活躍の場を広げている。パラメディックや救急隊員は，この装置を用いて家庭や職場において発生した一酸化炭素中毒を早期に検出し，早期治療を行い患者を救っている（図11）[9]。同時に，消防士が一酸化炭素中毒に曝される危険を減らすのにも役立っている。重症の一酸化炭素中毒に罹患すると早期死亡のリスクは倍増し，一酸化炭素に恒常的に曝されると長期的な心疾患や脳障害を来すおそれがある。判断力の低下を招くとの報告，さらには心疾

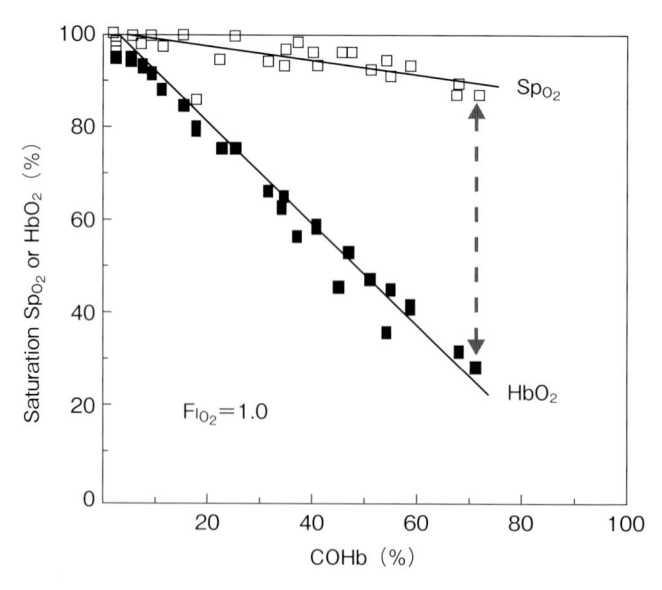

図10 パルスオキシメータの限界：COHbがSp_{O_2}に与える影響
イヌにおける吸入COHb
(Barker SJ, Tremper KK. The effect of carbon monoxide inhalation on pulse oximetry and transcutaneous PO2. Anesthesiology 1987；66：677-9より引用)

患や脳卒中による死亡が現役消防士の死因の50％近くを占めるという報告すらある。また前述した常習喫煙者やショック患者でSp_{CO}が上昇することも忘れてはならない。

　色素（メチレンブルー，インドシアニングリーン，インジゴカルミン）注入によりSp_{O_2}は低く表示されるが酸素化は障害されていない。バイタルサインの変化などがあり心配な場合は血液ガス分析を行う。注意しなければいけないのは爪に塗布されたマニキュアである。透明なものでも赤外線を吸収するものが多い。このため測定値が実際より高い数値を示す可能性がある。術前診察時に患者に理由を説明して，除光液などで麻酔時には除去しておくことが望ましい。受光部への環境光の侵入は，測定値に誤差をもたらす。蛍光灯のような点滅するものでの影響が大きい[1]。特に多波長パルスオキシメータでは，厳密に遮光する必要がある。

　故障の原因でもっとも多いものはセンサーケーブルの断線である。全く波形もデータも出なくなった場合は考慮する必要がある。発光ダイオードの損傷もありうる。赤色光は目視確認ができるが赤外光は不可視であり確認できない。センサープローブの交換あるいはディスポーザブルセンサーの使用も考える。異常値のみならずセンサープローブ装着時に皮膚損傷にも注意する。装着部位にまれに発赤，水泡，糜爛が生ずる。これはセンサーの過剰な圧迫による局所壊死や長時間にわたる軽い圧迫，または低温熱傷が考えられる。パルスオキシメータのセンサープローブは国際規格により41℃以上にならないように設計されてはいるものの，末梢循環不全の患者や皮膚の薄い小児ではよりいっそうの注意が必要である。これらに対する対策としては装着部位を適宜移動させることであり，最低でも8時間に1回以上の頻度で観察のうえ，移動させる。末梢循環不全の患者や皮膚の薄い小児では2〜4時間以内に1回は装着部位を移動させるようにする。粘着テープタイプでは，かぶれやアレルギー反応，粘着力の調整にも配慮する。

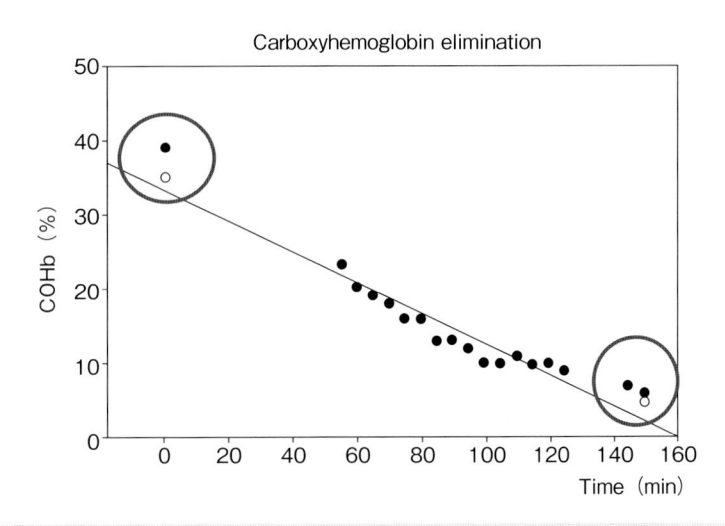

図11　81歳，火災による煙を吸入した後のCOHbの推移
○：血液サンプル，●：Sp_{CO}
（Plante T, Harris D, Savitt J, et al. Carboxyhemoglobin monitored by bedside continuous CO-oximetry. J Trauma 2007；63：1187-90より引用）

二次情報（パラメータ）の利用

Sp_{O_2}/PRの信頼度を判断するシグナルIQ（SIQ）や，測定部位の灌流状態を数値化したPIなどの付加価値的指標を表示し，さらに脈波の呼吸性変動を数値化したPVIを連続的に表示する機種が販売されている。これらのいわゆる二次情報を用いて臨床の有用なパラメータとして利用することが試みられている。

PIの値はどう評価するのだろうか。正常値の節でも述べたように，定まった値はないが0.5あるいは0.3以下であれば低灌流状態としてよいであろう。その際，患者側の要因として低血圧，血管収縮（痛みなどによる交感神経刺激，緊張），血液量の減少，末梢循環不全などが挙げられる。機械側の要因としては，センサープローブの装着位置が不適切であったり，強く巻きすぎて循環障害を起こしている可能性が考えられる。装着部位の変更を試みるのもよい。小児領域では，新生児疾患の重症度を客観的に予測するパラメータとして，PI値が1.25を境に判断できると報告している[4]。しかしながらまだ参考の域を出ていない。

従来の侵襲的パラメータと比較してPVIを用いることで，輸液の最適な投与量が推測できる可能性が示唆されている（図12）[10]。SVVやPPVと同様のPVIは，脈波の

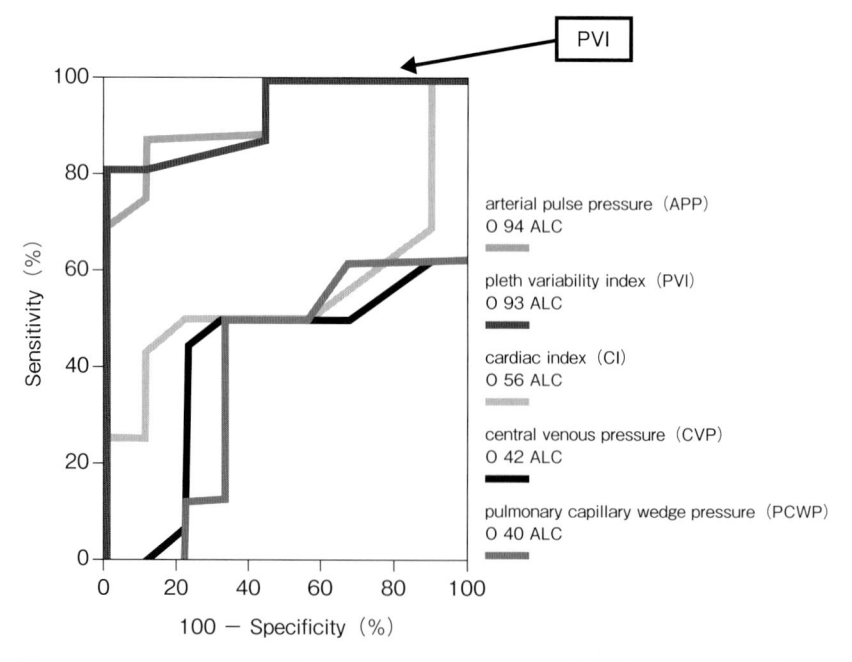

図12 各種パラメータの比較

輸液負荷に先立ってPVI ≧ 14%であれば，輸液負荷に反応することを予測している（感度81%）。輸液負荷に先立ってPVI < 14%であれば，輸液負荷には反応しないことを予測している（特異度100%）。

（Canneson M, Desebbe O, Rosamel P, et al. Pleth variability index to monitor the respiratory variations in the pulse oximeter plethysmographic waveform amplitude and predict fluid responsiveness in the operating theatre. Br J Anaesth 2008；101：200-6より引用）

呼吸性変動を示しており，輸液適正化の指標となりうる．条件としてはSVV同様に人工換気下では信頼できる値であるが，自発呼吸下での変化はこれからの検討課題となっている．

　輸液量と周術期合併症のリスクの関係は，多すぎても少なすぎても高くなり，その中間になるよう管理するのがよいとされ，この操作は，輸液の最適化（fluid optimization）といわれる（図13）．実際臨床において，何を指標にして輸液を負荷するか難しい問題である．試行錯誤的に輸液反応性（fluid responsiveness）を見る場合もある．すなわち，ある一定の輸液負荷によって，1回拍出量や心拍出量が増加するか否かを見るもので，輸液反応性がある場合には輸液は有効だが，反応しない患者には有害とするものである．これには判定に時間がかかり，反応しない場合は患者に不利益が生ずる．

　それに代わってPVIを無侵襲の輸液反応性の指標とする報告がなされている．腹部手術での有用性を見たものでは，PVIが術中の輸液反応の予測を可能にし，かつ輸液管理を改善することを，2009年の米国麻酔科学会でForgetが報告した[11]．腹部手術を受ける82症例を無作為に2群に分け，術後の乳酸値や術中，術後の輸液量を比較した．それによれば，術中PVIを参考にして輸液管理（晶質液500 mlを2 ml/kg/hの速度で輸液を行い，その後ももし5分以上PVI＞13％であれば，250 mlの膠質液の輸液を行い，さらに必要であればPVI＜10％に下降した後に血管作動薬を使用した．比較対照群は麻酔科医の指示で500 mlの晶質液を輸液したのみである）を行うと術中，術後（24時間）の晶質液の輸液量には有意差が見られた．乳酸レベルはPVI群で有意に低く，その一方，術中，術後の輸液量は少なかった．乳酸値の減少に関連する輸液量の減少は，輸液管理でのPVIが有効である可能性を示唆している．ただしPVIは交感神経活動を反映したり，末梢循環に影響される可能性を有する．すなわち交感神経刺激で末梢血管が収縮し，痛み刺激で変化すると思われる．逆にPVIとSVVの解離が痛みを表す指標になる可能性があるともいえ，今後の研究が期待される．さらにSp_Hb やPVI測定の問

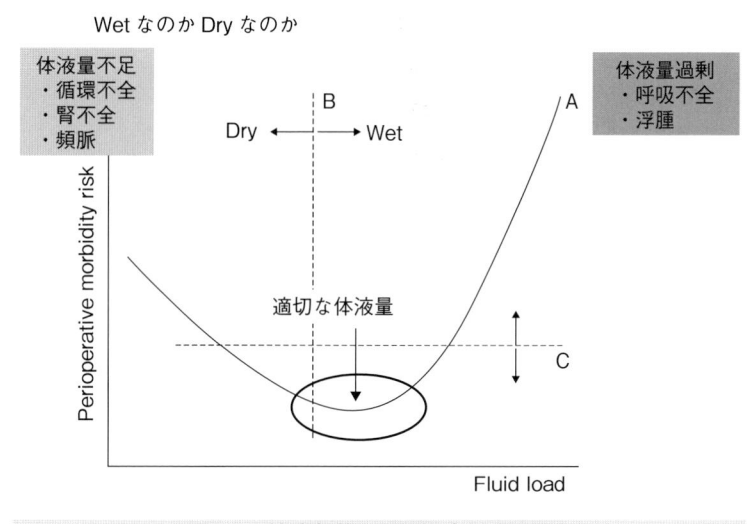

図13　輸液負荷と周術期合併症リスク

題点として，末梢で測定するため体外循環時にはPI，PVIの値は測定できない。体外循環離脱直後の末梢循環不全時にも，解離が見られるようである。

今後のさらなる発展

多波長パルスオキシメータ（パルスフォトメトリー）は連続的，非侵襲的にCOHb，MetHb，Hbtの測定を可能とした。特に，これから日本でも利用可能な総ヘモグロビン値（Sp_{Hb}）の測定は，危機的出血に迅速に対応することを可能にし，失血による重篤な生命予後へのリスクを減らすと予想される。大量出血に対しての有効な治療は輸血であるが，それに伴うリスクとして，感染やGVHD以外の報告もなされている。すなわち，輸血を行うと30日以内の死亡率が上昇し，合併症罹患率は最大40％も増加し，治療経費も輸血1単位あたり1,200＄増加するとされる[12]。Sp_{Hb}をモニタリングすることは迅速かつ継続的に評価が可能であり，誤差は±1g/dl以内といわれている。しかしながら体外循環時には測定できなくなることや大量の輸血を必要とする症例においてはSp_{Hb}はCOオキシメータの値と解離することがあるといわれる。その原因は低灌流時の末梢循環不全や赤血球の変形（crenated RBC）にあるのかもしれない。また一方で，二次パラメータのPVIを参考に過剰な輸液を避け適切な輸液管理をすることも可能である。

将来的に無侵襲で多波長パルスオキシメータによる血糖値の測定が可能となれば，厳密な血糖管理と血液の汚染防止が可能となる。身体を傷つけ出血させることなく血糖測定が可能となれば，多くの糖尿病患者への大きな福音となることは間違いない。上記の記述はまだ実現されているわけではなく，将来的な発展の希望と予想であることを理解していただきたい。

さて現時点でパルスオキシメータ改良の方向性は，2つある。第一は，低灌流，体動および小児に対して信号検出における鋭敏性と正確性の追求であり，第二はCOHbやHbt測定に代表されるモニターとしての多機能性である。後者について周術期管理における臨床応用の可能性について述べる。今までのパルスオキシメータは，2波長を使用し，すべてのヘモグロビンのうちHbO_2がどのくらい含まれているかを測定し，Sp_{O_2}として表示することしかできなかった。現時点で8波長を用いて測定する機種が販売され，最近，最高12波長を用いたパルスオキシメータが開発された。これらの新しいパルスオキシメータは，COHb，$MetO_2$，Hbtの測定が可能である。文献的[2]には，これら新しい測定項目の正確性はボランティアと，臨床試験で検証されている。この新しい技術を診断と治療に用いたいくつかの興味深い症例報告もある。異常ヘモグロビンやHbtを測定可能な多波長のパルスオキシメータの開発は，無侵襲で患者治療における診断の迅速性を改善させるであろう。近い将来において多機能（多波長）パルスオキシメータが総ヘモグロビンだけでなく，血中の他の成分も測定が可能になる日の来ることが期待されている。胎児ヘモグロビン，鎌状ヘモグロビンなど他の異常ヘモグロビンの測定についても，今後望まれる機能であろう。また，この多波長で測定する技術を応用し，血

漿電解質もしくは血糖の測定も無侵襲で連続測定が可能になるかもしれない。一方，波形解析による多機能（多波長）パルスオキシメータから得られる新しいパラメータ PVI は，無侵襲の輸液反応性の指標として有望である。侵襲の少ない動脈圧波形から得られる同様のパラメータ SVV も注目されている。われわれの研究室の Kawashima らの研究（図 6，図 7）によれば PVI と SVV の相関は良く[5]，逆に両者を同時測定し解離を見た症例の解析から，PVI の交感神経系の機能評価も可能かもしれない。

　以上から多機能（多波長）パルスオキシメータの使用により，周術期管理において無侵襲・連続的に測定し，低容量や大出血の診断や輸液や輸血といった治療を行える可能性が示唆される。多波長パルスフォトメトリと呼べる非侵襲モニターからの新しいパラメータによる，周術期管理の新たな発展が期待される。

■参考文献

1) 森田耕司. 呼吸計測装置. 日本エム・イー学 ME 技術教育委員会監修. ME の基礎知識と安全管理. 改訂第 4 版. 東京：南江堂；2002. p.184-6.
2) Taenzer AH, Pyke JB, McGrath SP, et al. Impact of pulse oximetry surveillance on rescue events and intensive care unit transfers. A before-after concurrence study. Anesthesiology 2010；112：282-7.
3) Macknet M, Norton S, Kimball-Jones P, et al. Continuous non-invasive measurement of hemoglobin via pulse CO-oximetry. Anesth Analg 2007, 105：S108-9.
4) De Feice C, Latini G, Vacca P, et al. The pulse oximeter perfusion index as a predictor for high illness severity in neonates. Eur J Pediatr 2002；161：561-2.
5) Kawashima Y, Shiraishi Y, Sato S, et al. Does the pleth variability index with stroke volume variation? Eur J Anaesthesiol 2009；26：S-41.
6) 久保博南. パルスオキシメータ「医療機器の歩み」. 医療機器 2009；35：3-11.
7) Barker SJ, Tremper KK, Hyatt J. Effects of methemoglobinemia on pulse oximetry and mixed venous oximetry. Anesthesiology 1989；70：112-7.
8) Barker SJ, Tremper KK. The effect of carbon monoxide inhalation on pulse oximetry and transcutaneous PO2. Anesthesiology 1987；66：677-9.
9) Plante T, Harris D, Savitt J, et al. Carboxyhemoglobin monitored by bedside continuous CO-oximetry. J Trauma 2007；63：1187-90.
10) Canneson M, Desebbe O, Rosamel P, et al. Pleth variability index to monitor the respiratory variations in the pulse oximeter plethysmographic waveform amplitude and predict fluid responsiveness in the operating theatre. Br J Anaesth 2008；101：200-6.
11) Forget P. Does pleth variation index improve fluid management during major abdominal surgery? ASA Annual Meeting 2009, New Orleans, USA.
12) Surgenor SD, Kramer RS, Olmstead EM, et al. Cardiovascular and thoracic education：Hemostasis and transfusions and decreased long-term survival after cardiac surgery. Anesth Analg 2009；108：1741-6.

〔白石　義人〕

III. 循環器系モニター

5 超音波モニタリング

A 超音波の基本，末梢静脈血栓の確認

はじめに

　現在国内では，周術期静脈血栓塞栓症の予防ガイドライン2004（表1）[1]に準拠して，静脈血栓症のリスク層別化が行われている施設が多いと思われる。このガイドラインには，術前の画像診断によるスクリーニングは含まれていない。理由として，ガイドライン作成当時は日本人と欧米人の周術期静脈血栓症発症率の差が明らかになっていなかったことがある。手術予定症例全例に無症候性深部静脈血栓症のスクリーニングを行うためには膨大な検査数が必要となり，検査可能施設も限られる状況では，リスク軽減効果に対する患者負担・医療経済的負荷が大きすぎると考えられていたからである[2,3]。

　しかし最近の調査では，日本人の周術期静脈血栓症発症率は欧米人と比し低値とはいえないことが示され[4〜6]，欧米並みの予防策が求められるようになってきている。術後静脈血栓症発症が示唆される患者のみならず，高リスク・最高リスクの術前評価・間欠的空気圧迫法使用予定症例の術前評価として，ベッドサイドで非侵襲的に検査することが可能となった，静脈エコーによる深部静脈血栓の評価は理にかない，有用であると考えられる。実際，近年では独自のマニュアルを作成して術前リスク評価に静脈エコーを導入している施設が増えているようである。

　本項では，下肢静脈エコーの基本，深部静脈血栓の確認法についての概略を解説する。

下肢静脈の解剖（図1）

　下大静脈は大動脈の右側やや背側を上行する。臍部下方（第4〜5腰椎レベル）で総腸骨静脈に分枝し，腸骨静脈は腸骨動脈の後方を上行する。左総腸骨静脈は右腸骨動脈と椎体の間を通ることになるため圧排されやすく，左側に深部静脈血栓を作りやすい原因となっていることはよく知られている（iliac compression, 図2）。総腸骨静脈はさらに内・外腸骨静脈に分かれている。内腸骨静脈は骨盤内臓器の静脈血を受け，外腸骨静脈は下肢の静脈血を受ける。外腸骨静脈は鼠径靱帯より末梢で総大腿静脈と名前を変

表 1　肺血栓塞栓症・深部静脈血栓症（静脈血栓塞栓症）予防ガイドライン

		リスクレベル			
		低リスク	中リスク	高リスク	最高リスク
VTE発生率	下腿 DVT（%）	2	10〜20	20〜40	40〜80
	中枢型 DVT（%）	0.4	2〜4	4〜8	10〜20
	症候性 PE（%）	0.2	1〜2	2〜4	4〜10
	致死性 PE（%）	0.002	0.1〜0.4	0.4〜1.0	0.2〜5
一般的予防法		早期離床および積極的な運動	ES または IPC	IPC または LDUH	LDUH + IPC または LDUH + ES または用量調節ヘパリンまたは用量調節ワルファリン
一般外科（胸部外科を含む）手術，泌尿器科手術		60歳未満の非大手術，40歳未満の大手術	60歳以上あるいは危険因子のある非大手術，40歳以上あるいは危険因子がある大手術	40歳以上の癌の大手術	VTEの既往あるいは血栓性素因のある大手術
産婦人科手術		30分以内の小手術	良性疾患手術（開腹，経腟，腹腔鏡），悪性疾患で良性疾患に準じる手術，ホルモン療法中の患者に対する手術	骨盤内悪性腫瘍根治術，VTEの既往または血栓性素因の良性疾患手術	VTEの既往あるいは血栓性素因のある大手術
産科領域		正常分娩	帝王切開術（高リスク以外）	高齢肥満妊婦の帝王切開術，VTEの既往または血栓性素因の経腟分娩	VTEの既往あるいは血栓性素因の帝王切開術
整形外科手術		上肢の手術	骨盤・下肢手術（股関節全置換術，膝関節全置換術，股関節骨折手術を除く）	股関節全置換術，膝関節全置換術，股関節骨折手術	高リスクの手術を受ける患者に，VTEの既往，血栓性素因が存在する場合
脳神経外科手術		開頭術以外の脳神経外科手術	脳腫瘍以外の開頭術	脳腫瘍の開頭術	VTEの既往や血栓性素因のある脳腫瘍の開頭術
重度外傷，脊髄損傷，熱傷				重度外傷，運動麻痺を伴う完全または不完全脊髄損傷	VTEの既往や血栓性素因のある高リスクの重度外傷や脊髄損傷

（次頁へ続く）

5. 超音波モニタリング

表1（続き）

		リスクレベル		
	低リスク	中リスク	高リスク	最高リスク
内科領域 基本リスク	肥満，喫煙歴，下肢静脈瘤，脱水，ホルモン補充療法	70歳以上の高齢，長期臥床，進行癌，中心静脈カテーテル留置，妊娠，経口避妊薬服用，ネフローゼ症候群，炎症性腸疾患，骨髄増殖性症候群	VTEの既往，血栓性素因，下肢麻痺，下肢ギプス固定	基本リスクと急性リスクの重積で評価
内科領域 急性リスク	人工呼吸器が不要な慢性閉塞性肺疾患の急性増悪	感染症（安静臥床を要する），人工呼吸器が必要な慢性閉塞性肺疾患，敗血症，心筋梗塞，うっ血性心不全（NYHA III, IV度）	麻痺を伴う脳卒中	

VTE：静脈血栓塞栓症，DVT：深部静脈血栓症，PE：肺血栓塞栓症，ES：弾性ストッキング，IPC：間欠的空気圧迫法，LDUH：低用量未分画ヘパリン

〔肺血栓塞栓症/深部静脈血栓症（静脈血栓症）予防ガイドライン作成委員会．肺血栓塞栓症/深部静脈血栓症（静脈血栓症）予防ガイドライン．東京：メディカルフロントインターナショナルリミテッド；2004 より引用〕

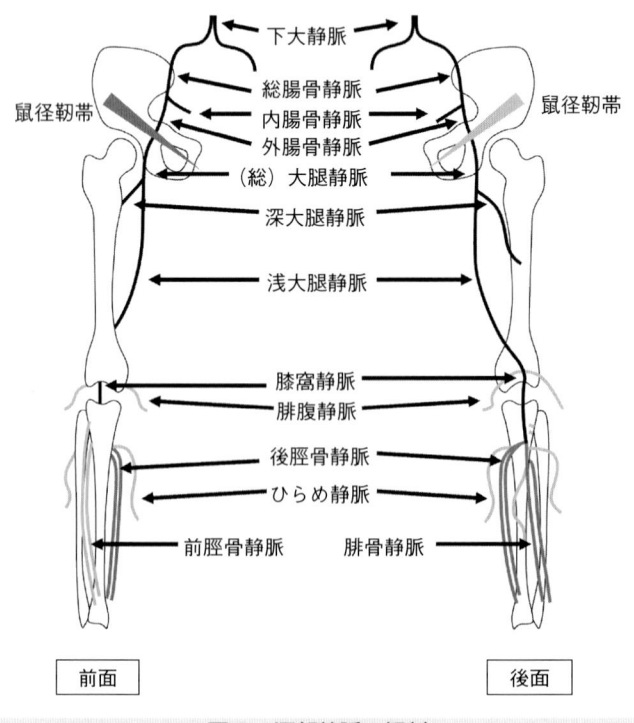

図1　深部静脈の解剖

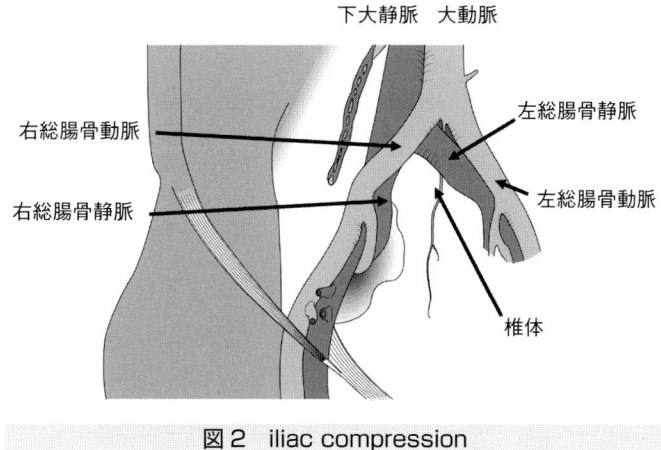

図2 iliac compression

え，内側から大伏在静脈の流入を受けたあと，大腿筋群からの静脈血を受ける大腿深静脈と下腿筋群からの静脈血を受ける浅大腿静脈に分枝する。浅大腿静脈は内転筋管内を通り膝窩静脈となり，動脈の背側を上行する。膝窩の近位側で小伏在静脈が流入する。下腿上部で前脛骨静脈・後脛骨静脈・腓腹静脈に分枝する。これら下腿静脈は，動脈を挟んで各々2本ずつ併走している。ひらめ静脈外側枝・中央枝は腓腹静脈に，内側枝は腓腹静脈もしくは後脛骨静脈に流入するため，下腿での深部静脈血栓検索にはひらめ静脈・後脛骨静脈・腓腹静脈の観察が大切である。

膝より末梢の静脈の走行は変異が多いので注意を要する[7)8)]。

超音波装置のセットアップ

深部静脈の検査では，5～10 MHz前後のリニアプローブを使用することが多い。深部静脈の観察では，対象の皮下脂肪厚・筋肉厚・浮腫の有無により画質が大きく干渉されるので，症例により焦点深度・周波数の微調整が不可欠である。静脈血流速度は遅いので，カラードプラー法の流速閾値は2 cm/s前後・流速レンジは10～30 cm/s前後に設定する。ドプラー法でも症例によりドプラーゲインを調整する必要がある。機種により，パワードプラー法も利用できる。

腹腔内静脈について検査する必要がある場合には，深度があるため3.5～5 MHz前後のコンベックスプローブを使用することが多い。視野は広く深部まで観察可能であるが，リニアプローブより空間分解能は低くなる[7)]。

検査の手技・観察点

1 Bモード断層法

　初めに断層像で静脈を観察する。
　急性期血栓は低エコー輝度を呈するので断層像では血栓自体の描出は困難な場合もあるが，血栓閉塞による静脈径の拡大が見られるかもしれない。慢性期血栓は等〜高エコー輝度を呈するので，断層像でも器質化した血栓の観察が容易になる（図3）。血栓像が見られた場合はなるべく近位端も確認しておく。近位端が血管内を浮遊するいわゆる"フリーフロート血栓"は塞栓源となりやすいといわれる。血流速が遅く，もやもやエコーが出現していると器質化血栓様に見えることがあるが，プローブをゆすって振動を加えたり，次に述べる静脈圧迫法やmilkingによって血流を誘発すると，もやもやエコーは形を変えたり消失したりするため血栓との鑑別は容易である（図4）。

《参考》Bモード断層像の原理
　探触子から放射された超音波は異なる物質の境界面で反射され，エコーとなって探触子に戻り，このエコーは電気信号となって画像を描出する。生体内での超音波速度は

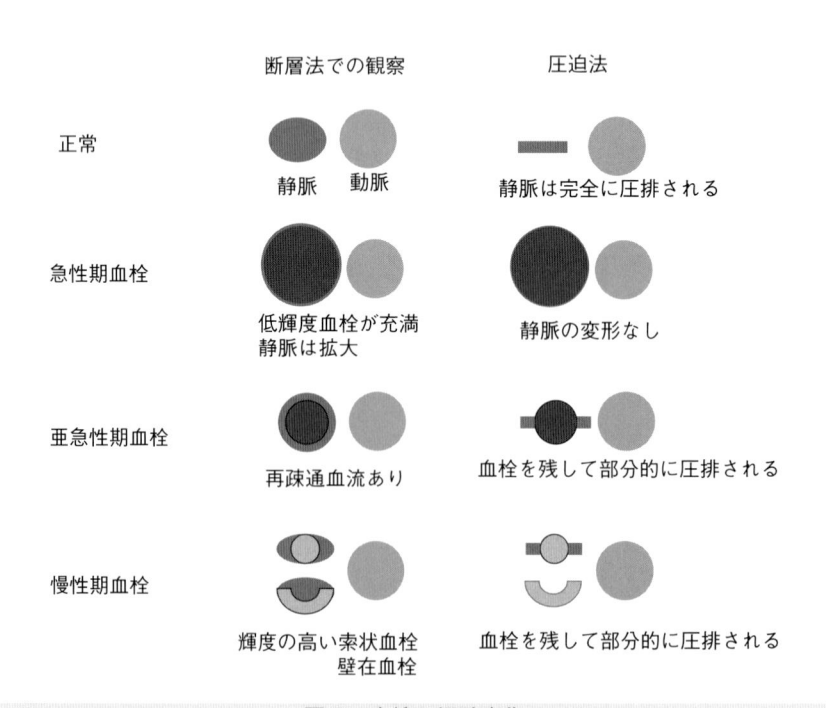

図3 血栓の経時変化
急性期血栓：静脈は伴走動脈より拡大し低輝度血栓が充満している。
亜急性期血栓：血栓は退縮し再疎通した血流が確認できるようになる。静脈の拡大は軽減する。
慢性期血栓：器質化血栓となり，輝度の高い索状血栓や帯状血栓となる。

1,530 m/s 前後であり，探触子から反射地点までの距離は時間として換算される。この超音波の強さをプロットし，走査すると二次元画像が得られる（図5）。

探触子の中には振動子が内臓されており，電気信号により振動子の厚みが変化し，超音波が発生する。また，超音波の振動により振動子の厚さに変化が生じ，これが電気信号となる（図6）。

●静脈圧迫法

静脈圧迫法は，静脈を観察中にプローブで圧迫して脈管の変形を観察する（図7）。動脈は用手圧迫を加えてもつぶれないが，健常な静脈は圧迫で完全に内腔が消失するはずである。急性閉塞時の静脈は，血栓が充満しているため圧迫を加えてもほとんど変形しない。慢性期血栓では，周囲に血流再疎通部分を伴うため一部変形するが，血栓部分

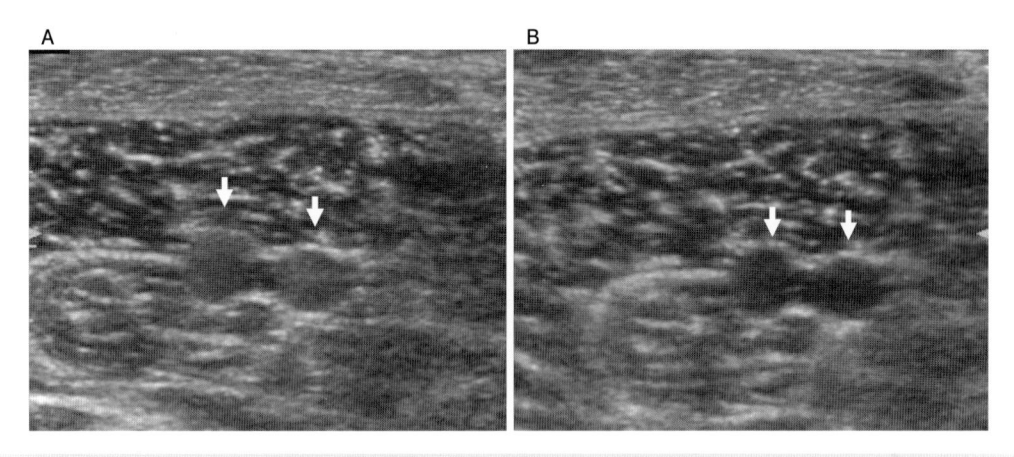

図4 断層像で見える静脈のもやもやエコー
A：ひらめ筋静脈のもやもやエコー
B：圧迫法により血流誘発後，もやもやエコーが消失している。

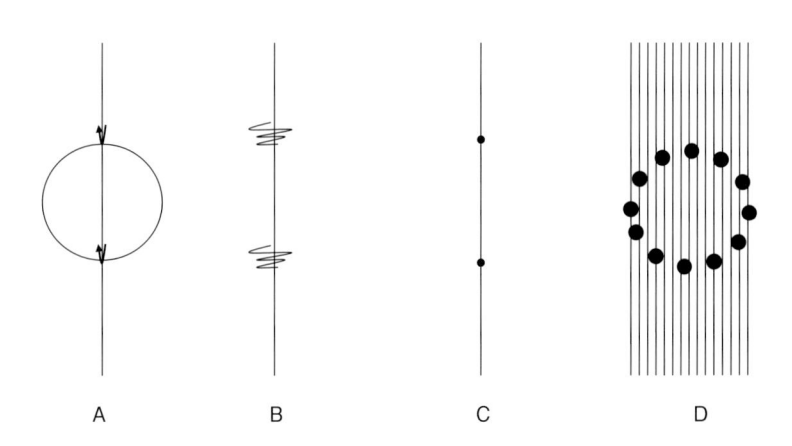

図5 輝度変調 brightness modulation
超音波は境界面で反射し（A），その強さは振幅で表される（B）。この振幅の強さを輝度に変調し（C），横方向に走査して二次元画像が得られる。この brightness のBをとってBモードといわれる。

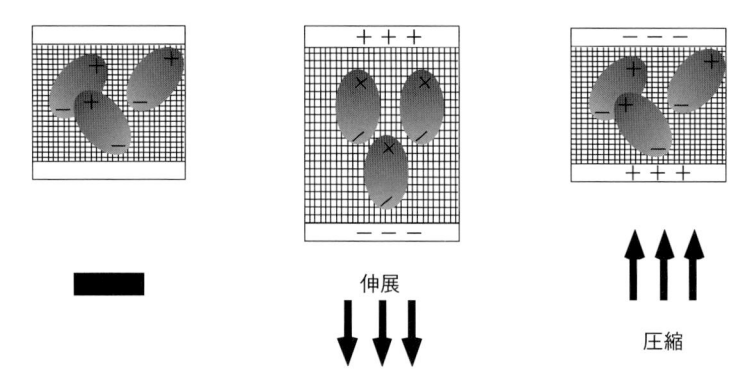

図6 圧電効果

振動子はセラミックスや高分子化合物を材料として加工される。これらの物体は伸展あるいは圧縮により電位差が生じる。これを圧電効果(piezoelectric effect)という。フランスのキューリー兄弟(マリー・キューリーの夫たち)が発見した。piezo とは圧のギリシャ語である。身近なものではマイクやイヤホンに利用されている。

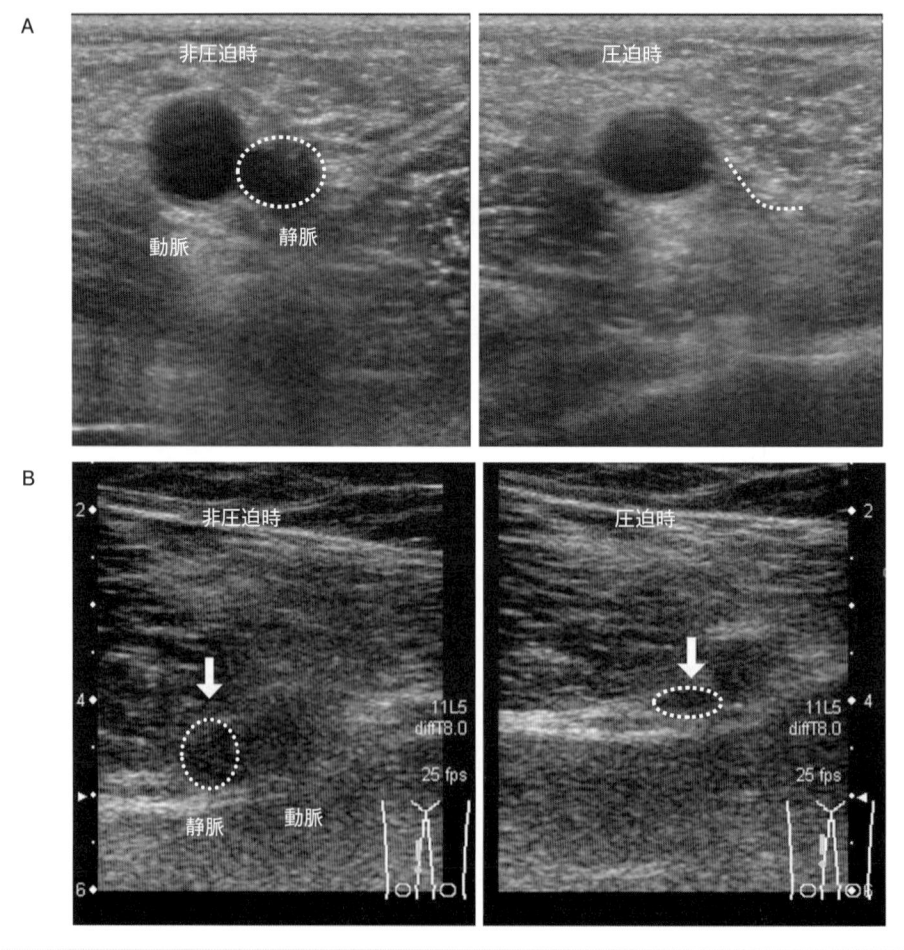

図7 静脈圧迫法による血栓の検索
A:健常例(静脈圧迫法により圧排され内腔の消失した大腿静脈)
B:深部静脈血栓(内部に血栓があるため静脈圧迫法で内腔が残存する大腿静脈)

はつぶれず残ることになる（図3）。静脈の直上から体表に平行に圧迫を加えれば，患者が疼痛を訴えることはあまりないが，創傷や炎症がある場合には十分な配慮が必要である。大腿静脈や膝窩静脈は容易に圧迫を加えることができるが，下腿の深部静脈では，圧力がひらめ筋・腓腹筋に分散してしまうので，もう一方の手を添えて下腿全体の圧力を上げるようなイメージでしっかり圧迫を加えると，比較的容易に静脈に圧力を加えられる。しかしこれらの手技は，急性期血栓がある場合には塞栓症の誘因になる危険性があり，明らかな急性期血栓が確認された場合は，それ以後の圧迫を控えるべきである。

2 カラードプラー法

断層法にカラードプラーを重ねると，血管内の血流を表示することができる。慢性期血栓では血栓周囲に再疎通した血流が認められる。しかし，静脈は低流速であるうえ，下肢静脈還流障害のある症例ではさらに流速が遅く，カラードプラーで血流表示できないこともしばしばある。この場合，末梢を milking することで血流を誘発するとカラードプラーにより血流を確認できる。

《参考》カラードプラー法の原理
ドプラー効果とは，音の発生源が移動しているときに受診側でその周波数が変化することをいう。救急車が近づいてくると警報音の音程が高くなり，遠ざかるとそれは低くなる。生体内では，血球からのエコーの周波数の変化を見てドプラー信号を抽出している。得られた信号に既知の参照波を合わせることにより"うなり"が発生する。高低の異なる音叉を同時に鳴らすと，"ワオ〜ワオ〜"といううなりが生じるのと同じ原理である。このうなりの周波数がドプラーシフトである。フーリエ変換により求められるが，計算速度が遅い。カラードプラーの表示には高速度の計算が要求され，自己相関法のアルゴリズムを応用することによって可能となった。滑川の発明である。

● milking

milking は，観察対象部位より末梢を用手的に圧迫することで，一時的に観察部位での静脈還流増加を生じさせ，カラードプラー法またはパルスドプラー法で増加した血流を観察する方法である。筋肉を圧迫すると効果的で，大腿〜膝窩静脈の観察には下腿筋肉を，下腿静脈の観察には末梢の下腿〜足に圧迫を加える。この手技も圧迫法同様に塞栓症の誘因になる危険性があり，急性期血栓が疑われる症例に末梢の milking を行うことは避けるべきである。

3 パルスドプラー法

大腿静脈の血流をパルスドプラーで観察すると，腹式呼吸の吸気時には腹腔内圧上昇により血流速が低下し，呼気時には増加する。この呼吸性変動が乏しい場合には，腸骨静脈レベルに閉塞があることが示唆され，大腿静脈より近位部の観察が必要となる（図

5. 超音波モニタリング

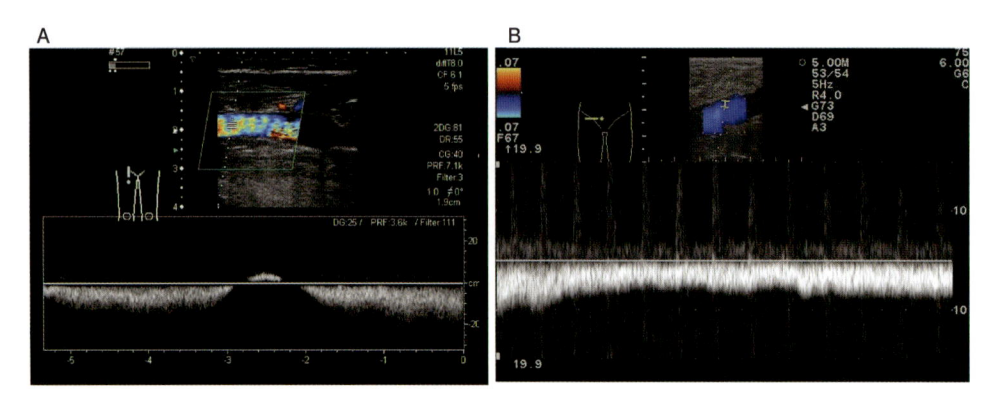

図8 大腿静脈の呼吸性変動
A：健常例，B：大腿静脈より中枢に閉塞性病変あり

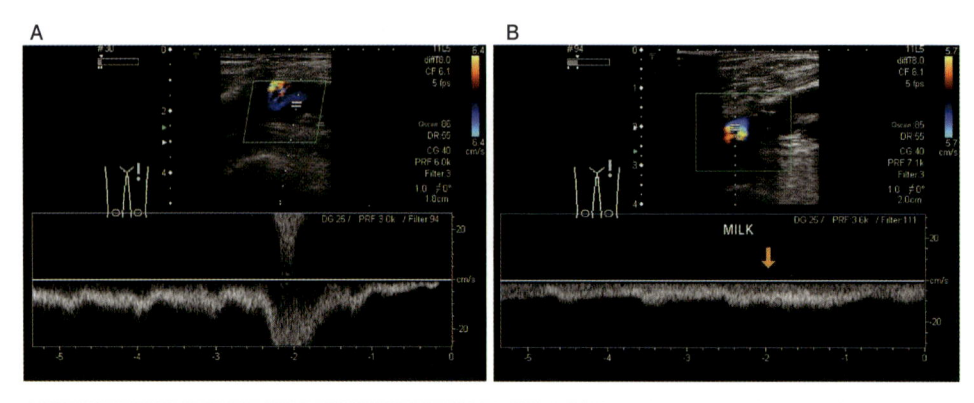

図9 大腿静脈の milking 反応
A：健常例，B：大腿静脈より末梢に閉塞性病変あり

8)。指示に従えない場合，腹式呼吸がうまくできない場合には，もう一方の手で腹部を軽く圧迫し腹圧を上昇させて血流速の変化を観察する場合もある。静脈血流の呼吸性変化は，大腿静脈では明らかに認められるが，下腿静脈では認められないのが普通である。

次に下腿を milking して大腿静脈の静脈還流増加反応を確認する。この下腿 milking 反応が乏しい場合，大腿より末梢に静脈閉塞があることが示唆される（図9)[7]。

検査の実際

腹部〜大腿静脈は臥位で，膝窩以下は可能であれば坐位または立位で検査を行う。静脈圧迫法を併用するので，患者にあらかじめ検査部位に圧迫が加わることを説明しておく。

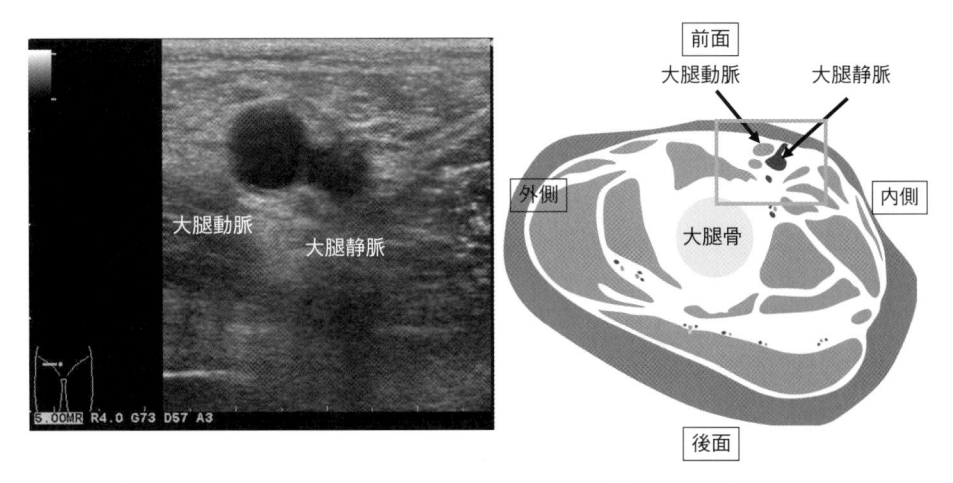

図10　健常例の大腿静脈の描出

1 大腿静脈の観察（図10）

　患者を臥位にし，左右大腿静脈を観察する。大腿静脈は鼠径部では体表に近いところを走行するため，症例によってはプローブによる圧迫で容易に閉塞されてしまうので配慮が必要である。
　断層法で血栓像が見られない場合には，圧迫法で血栓の有無を確認する。パルスドプラーで血流速の呼吸性変動の有無を確認し，急性期血栓を示唆する症状がない場合には milking 反応を観察する。

2 膝窩静脈の観察（図11）

　患者を坐位または立位にし，膝裏にプローブを当てて観察する。膝窩静脈も体表に近い走行であるため，プローブによる圧迫に注意して検査を進める。断層法で血栓像が見られない場合には圧迫法で血栓の有無を確認する。

3 下腿静脈の観察（図12）

　患者を坐位または立位にし，下腿後面から後脛骨静脈と腓骨静脈を観察する。下腿の静脈は深部にあるため，プローブで軽く圧迫を加えながら観察したほうが見やすい場合が多い。下腿静脈のオリエンテーションは，骨を目印にすると分かりやすい。下腿外側方向に腓骨があり，腓骨のすぐ内側に腓骨動脈を挟んで2本の腓骨静脈の走行が観察できる。下腿内側方向に見える脛骨の背側には，同様に後脛骨動脈を挟んで2本の後脛骨静脈の走行が観察できるはずである。
　下腿静脈は深部にあり，特に肥満例・浮腫や炎症のある例では深部減衰が大きく，血栓を直接観察することが難しい場合が多いため，血栓の検索には圧迫法の併用が必要で

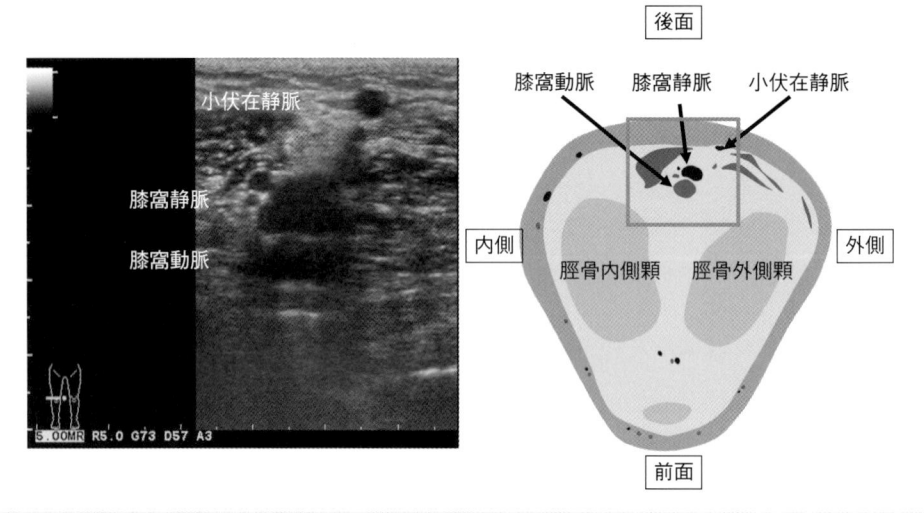

図11 健常例の膝窩静脈の描出

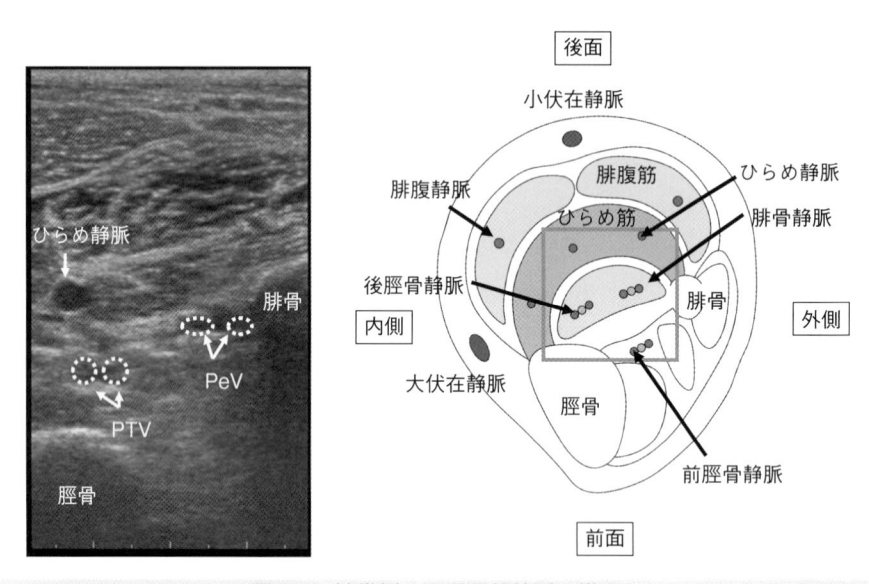

図12 健常例の下腿深部静脈の描出
PTV：後脛骨静脈，PeV：腓骨静脈

ある。深部減衰のためリニアプローブで検査できない症例では，コンベックスプローブで検査する場合もある。また，コンベックスプローブで脈管のオリエンテーションをつけてからリニアプローブに切り替えると，観察が容易になる場合もある。

次に観察深度を浅くしてひらめ静脈の観察をする。ひらめ筋内を走行するひらめ静脈は比較的観察しやすく圧迫法での観察も容易である。後脛骨静脈・腓骨静脈への合流部まで全長にわたり観察することが重要である。

図13，図14，図15にさまざまな血栓像を示す。

《参考》パワードプラーとは，ドプラー信号のパワーを映像化したもので，空間分解能

III. 循環器系モニター

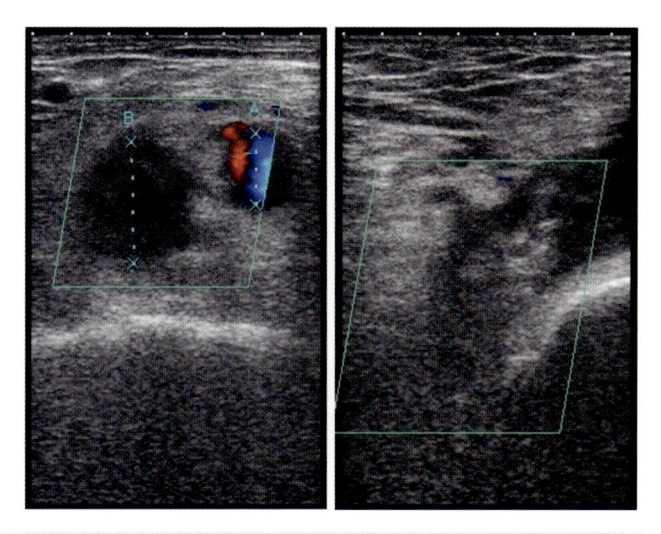

図13 急性期血栓（内部に古い血栓が混在する）
低輝度血栓が充満し静脈径は併走する動脈よりも拡大している。内部・周囲に血流を認めない。

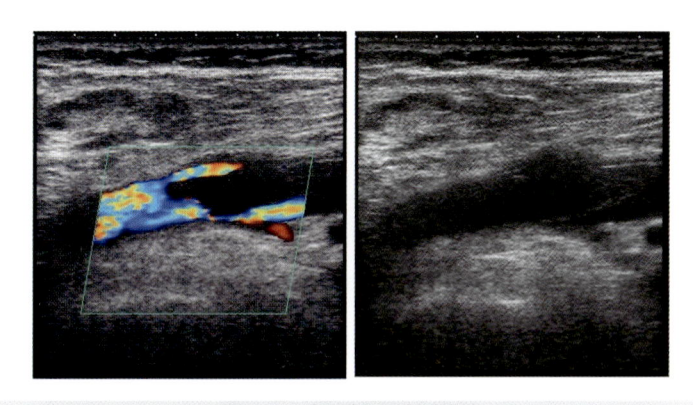

図14 急性期血栓近位端
輝度の低い血栓が静脈内に充満し，血栓近位端が血管内に浮遊している。

に優れ，また，血流の方向にその表示が左右されない。探触子と平行な血流も細かく表示されるが，血流の方向は表示されない。

　もし患者が坐位をとることができず，臥位で検査を行う場合は，膝窩静脈以下は立膝位で観察する。その場合，下腿の深部静脈は虚脱しており，坐位や立位で検査する場合より検索が難しく径も小さい。しかし，血栓が充満した静脈は体位により虚脱しないので，臥位の検査にもかかわらず丸く緊満した深部静脈が観察できれば，血栓が存在する可能性がある（図16）。

4 腸骨静脈の観察

　鼠径靱帯より中枢側の観察が必要である場合は外腸骨静脈・総腸骨静脈から下大静脈

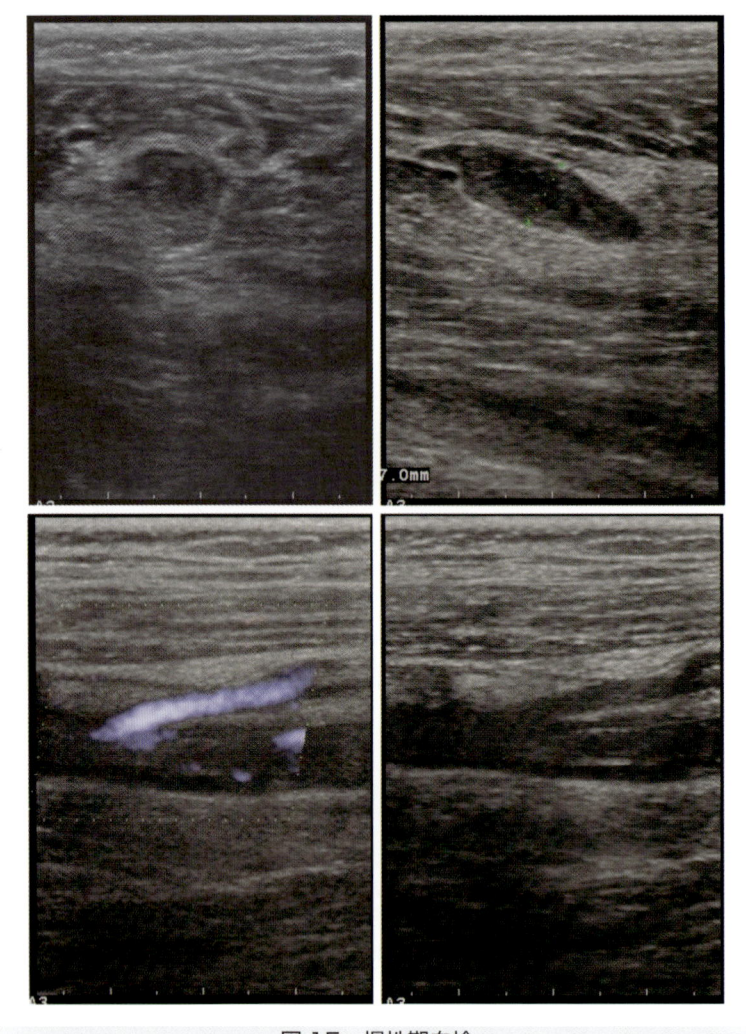

図15 慢性期血栓
輝度高く索状で,周囲に再疎通した血流をパワードプラーで認める。静脈径の拡大なし。

の観察を行う。

　患者を臥位にし,コンベックスプローブを用いて観察する。深度が深く腸管ガスが視野を妨げやすいが,腹腔内で静脈は動脈の背側を併走しているので,カラードプラーを用いて静脈開存の有無を観察する(図17)。静脈内に血流が認められない場合は,血栓の存在が疑われる。骨盤内～腹腔内の静脈血栓は詳細な観察が困難であることが多く,血栓が疑われる場合,可及的にCTなど他のmodalityを併用したほうが,詳細な情報が得られる。

《参考》折り返し現象

　テレビの画面で,自動車のタイヤが進行方向と逆回転しているように見えることがある。これを折り返し現象という。ドプラー信号の周波数より遅い回転で信号の抽出を行ったときに生じる。抽出の回数はパルス繰り返し周波数といわれ,超音波診断装置では速

III. 循環器系モニター

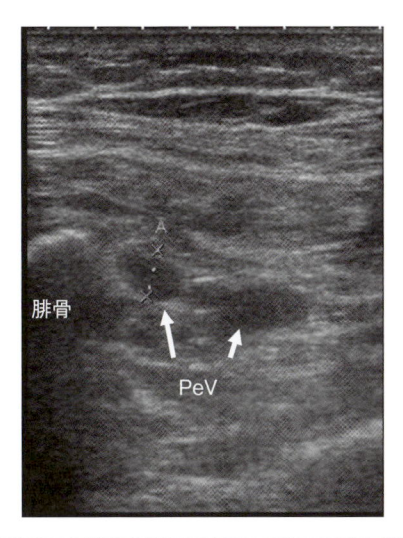

図 16　臥位での検査で内腔が保たれた腓骨静脈

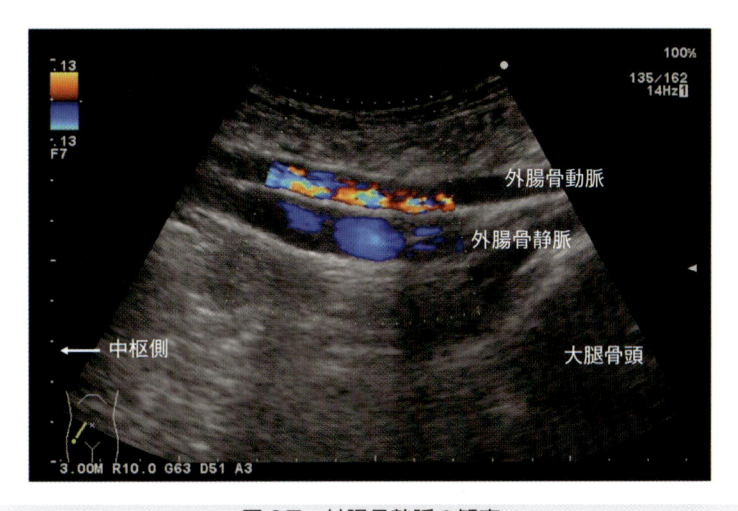

図 17　外腸骨静脈の観察
低流速の設定のため動脈には折り返し現象が認められる。

表2　われわれの施設における基準値

静　脈	血　管　径
大腿静脈	（通常動脈より細い）
膝窩静脈	10 mm 以下
腓骨静脈	6 mm 以下（坐位）
後脛骨静脈	6 mm 以下（坐位）
前脛骨静脈	6 mm 以下（坐位）
ひらめ筋静脈	6 mm 以下（坐位）

度レンジに対応する。速い血流の測定に際して遅い血流レンジで測定すると折り返し現象が発生し，赤で表示されるはずの部分が青に表示されたり，青が赤に表示されたりする。

われわれの施設で採用している血管径の基準値を表2に示す。

■参考文献

1) 肺血栓塞栓症/深部静脈血栓症（静脈血栓症）予防ガイドライン作成委員会．肺血栓塞栓症/深部静脈血栓症(静脈血栓症)予防ガイドライン．東京：メディカルフロントインターナショナルリミテッド；2004．
2) Salzman E, Davies G. Prophylaxis of VTE：Analysis of cost-effectiveness. Ann Surg 1980；191：207-18.
3) Oster G, Tuden R, Colditz G. A cost-effectiveness analysis of prophylaxis against DVT in major orthopedic surgery. JAMA 1987；257：203-8.
4) Sakon M, Maehara Y, Yoshikawa H, et al. Incidence of venous thromboembolism following major abdominal surgery：A multi-center, prospective epidemiological study in Japan. J Thromb Haemost 2006；4（3）：581-6.
5) Geerts WH, Bergqvist D, Pineo GF, et al. Prevention of venous thromboembolism：American College of Chest Physicians Evidence-Based Clinical Practice Guidelines.（8th edition）. Chest 2008；133（6 Suppl）：381S-453S.
6) 日本整形外科学会．静脈血栓塞栓症予防ガイドライン．東京：南江堂；2008．
7) 下肢静脈疾患と超音波検査の進め方．Medical Technology 別冊・超音波エキスパート6．東京：医歯薬出版；2007．
8) 頸動脈・下肢動静脈超音波検査の進め方と評価法．Medical Technology 別冊・超音波エキスパート1．東京：医歯薬出版；2004．

（文蔵　優子，植野　映）

III. 循環器系モニター

5 超音波モニタリング

B 経食道心エコー法

はじめに

　経食道心エコー法（transesophageal echocardiography：TEE）は，心臓外科麻酔では必須の診断機器であると同時に，非開心術や周術期管理においても重要な情報を得ることができるため，必要なモニターとして重要度が増加し続けている。米国麻酔科学会ではすべての麻酔科医に TEE の学習と修練を促進するプログラムの設立が必要という考えのもと，初級者向けの講習会が施行され，基礎的資格が追設されている。本項では，TEE に関する歴史・ガイドラインなどを紹介し，TEE を利用する際に必要な知識と，すべての麻酔科医が診断を行う必要がある疾患・病態を解説する。

歴　史

1 超音波診断装置

a. 開発の鍵

　TEE は，臨床的必要性・探究心から生み出された技術・装置である。非侵襲で有用な経胸壁心エコー法（transthoracic echocardiography：TTE）が発展を続ける中，"術中・術後の患者への適応" "肥満患者や肺気腫患者での良好な描出" という2つの欲求を満たすことができなかった。そこで解剖学的に有利な TEE が注目され，開発・技術的な発展へとつながった。

b. はじまり

　1971年に Side と Gosling[1] が上述の術中・術後応用への解決を求めて，食道内にドプラープローブを挿入して大動脈弓部の血流速度を描出した報告をしたのが TEE の歴

史の始まりと考えられている。その後、1976年にFrazinら[2]が、肥満患者、肺気腫患者への描出困難性を解消すべくMモードTEEを開発し、TTEで満たされなかった要求を満たすことが可能となった。ところがTEEがTTEの利点である非侵襲性を犠牲としたこと、また手技が煩雑であること、さらにTTEがさまざまなモードの診断の質向上を達成する中、TEEではMモードであったため、一時期TEEの発展は停滞期に入った。

c. Mモード

1979年に、Mモード法を利用した左室前壁評価が可能となり[3]、僧帽弁形成術術中評価として左室径を計測し、Teichholz法[4]を利用した心拍出量（cardiac output：CO）や左室駆出率（left ventricular ejection fraction：LVEF）の算出を行った報告[5]を皮切りに血栓描出[6]やストレスエコー[7]などへの応用がなされた。

d. Bモード〔断層法、二次元（2D）法〕

Mモード法が発展する中、解剖学的評価・立体的評価は制限され、Bモード法が期待されていた。1980年にHisanagaら[8]の開発したプローブで、31人の成人から安定した断面像の描出が可能であったという画期的な報告があったが、探触径や挿入の煩雑さから普及には至らなかった。しかし、ドイツで開発された電子セクタ探触子は有用性が高く、これを利用した臨床応用が進み、TEE大躍進のきっかけとなった。

e. ドプラー法

Sideらの技術は、Wellsら[9]の肺動脈、上行大動脈の血流測定へと受け継がれ、Schluterら[10]により血流波形の精度と臨床的有用性が確認された。

f. カラードプラー法と普及

1985年にカラードプラー法を備えたTEE装置が商品化され、翌年には大動脈解離症例での診断に利用された報告[11]がなされている。またプローブの改良が進み、高精度化、小型化が進んだ。これらの2点によりTEEの普及が加速し、現在の臨床利用の基礎となる、高解像度画像、リアルタイム断層描出、血流表示を可能とした。

g. 多断面描出

横断面のみの描出は、描出領域が制限され有用性が十分とはいえなかった中、Omotoら[12]によって2つの探触子を有したバイプレーン探触子が報告され描出できる領域が広がった。しかし、依然断面は制限され、また2つのプローブ間の距離が存在するため同じ部位からの観察にはプローブの移動が必要であった。これらを解決すべく、回転式の振動子が開発され、数多くの断面の描出が可能となり、現在も利用されているマルチプレーン探触子（オムニプレーン）が利用可能となった[13]。

III. 循環器系モニター

表1　経食道心エコー診断機器に関連する歴史上の出来事

年次	人名	内容
1971年	Side ら[1]	食道内にドプラープローブ挿入，大動脈弓部血流速度計測
1976年	Frazin ら[2]	Mモード法を用いたTEE開発：大動脈弁，左房，僧帽弁までの良好な描出
1979年	Matsumoto ら[3]	Mモード法を利用した術中心機能評価症例
1979年	Wells ら[9]	ドプラー法による肺動脈，大動脈血流測定
1980年	Matsumoto ら[5]	Mモードを利用した左室前壁の評価
1980年	Hisanaga ら[8]	機械式セクタスキャンを利用した断層法
1981年	Matsuzaki ら[6]	可動プローブ，左室前壁，左室血栓の描出
1982年	Matsumoto ら[7]	Mモード運動負荷検査
1982年	Souquet ら[16]	電子セクタ型探触子の開発
1986年	Mohr-Kahaly ら[11]	カラードプラー法を利用した大動脈解離症例の診断
1989年	Omoto ら[12]	バイプレーン探触子
1992年	Roelandt ら[13]	マルチプレーン探触子（オムニプレーン）
1992年	Pandian ら[14]	再構築型TEEの報告
2007年	Sharma ら[15]	リアルタイム3D-TEEの報告

h. 三次元（3D）-TEE

　3D-TEEの歴史は決して浅くない。すでに1992年にPandianら[14]が再構築型3D-TEEを報告している。しかしこの技術は，アーチファクト，時間的浪費の面から研究的使用の域を脱しなかった。そして長い時間をかけた技術の進歩はリアルタイム3D-TEEの使用を可能とした[15]。日本でも2007年9月12日に薬事法認可を取得し2008年より使用が可能となっている（表1）。

2 ガイドライン，資格

a. ガイドライン

　1980年代中盤より，TEEが手術室で利用される機会が増え，TEEの有用性は年々増していった。TEEは診断的モニターとして多くの利点を有するが，一方で描出が不十分となる領域がある，安全に施行される必要がある，誤った情報は不要な周術期合併症を来しうる，といったことも認識され，適切な施行を目的としたガイドラインの制定が望まれていた。1993年に米国麻酔科学会（American Society of Anesthesiologists：ASA）と米国心臓血管麻酔科医学会（Society of Cardiovascular Anesthesiologists：SCA）がエビデンスに基づいたガイドライン作成のためのプロジェクトチームを編成

し，1996年に診療ガイドライン[17]が制定された。この中では，まず適応について3つのカテゴリーに分類し，どのような症例にTEEがこの時点で有効であると考えられているかを明瞭に示した。また後述の検出されるべき異常所見に関しても，詳細に述べられている。最後に，基礎レベル・上級レベルTEE施行者に求められる能力が知識と技術に分けられ，細かく記載されている。

次にTEEの臨床応用が進むにつれ，用語や断面の画一化が必要となった。そこで米国心エコー図学会（American Society of Echocardiography：ASE）とSCAは，TEEの包括的検査のためのガイドラインを提唱した[18]。この中では20の基本断面が紹介されており，左室や僧帽弁などの解剖とTEEの走査面なども詳しく解説されている。これにより，施設間の情報の共有も容易となった。

続いてTEEが浸透して患者予後改善に貢献するようになるに従い，TEE施行者の教育水準と必要とされる技能に関する標準化が必要となった。2002年にASEとSCAは，1996年に提唱されたガイドライン内のTEE施行者に必要とされる技能を改訂し，習得に必要な症例数，また指導者に必要な経験症例数を制定した[19]。これによると完全なTEE検査と，個人的に行われる包括的TEE検査の必要症例は，基礎レベルでそれぞれ150，50症例，上級レベルではそれぞれ300，150症例と考えられている。これらによってTEEを施行する基盤が整い，日常の臨床，研究が行われるようになり，TEEに関する症例報告や臨床研究がさらに増した。これらの報告に基づき，2010年に診療ガイドラインが改定され，文献的エビデンスに基づいたカテゴリー分類，専門家や学会員などの意見に基づいた推奨度が呈示されている[20]。

b. 資格

ガイドライン制定に歩調を合わせ，TEE試験や資格制度の設立が進んだ。1997年にSCAが初めてTEE試験を開催し，1998年には，National Board of Echocardiography（NBE）という非営利団体が周術期経食道心エコー領域における試験の作成と管理と，周術期経食道心エコー試験（Examination of Special Competence in Perioperative Transesophageal Echocardiography：PTEeXAM）の合格者管理を目的として設立し，以降の試験管理を行っている。2002年のトレーニングガイドラインを受けて，2004年にNBEは試験合格者の中で十分なTEEを施行し，心臓血管疾患患者の管理を行っている医師を対象に認定医制度を設立した。日本でもNBEの流れを受けて，日本周術期経食道心エコー認定委員会（Japanese Board of Perioperative Transesophageal Echocardiography：JB-POT）を設立し，2004年に第1回試験を開催している。その後，心臓麻酔科医にかぎらずすべての麻酔科医に対してTEEの学習と修練を促進するプログラムの設立が必要という決定を2007年にASAが行い，NBEは，基礎周術期経食道心エコー認定制度を設立し，以前の水準を満たす資格として，上級周術期経食道心エコー認定医という名称が利用されるようになった。これで，上級認定医基準を満たさない医師も，術式決定に影響を及ぼすTEE以外の領域でTEEを活用できる基礎認定医となることが可能となった。さらにSCAとASAは，一般麻酔科医師向けのTEE講習会を年4回開催するとの方針を決定した。講習会は，2009年の3回開催から開始され，

表2 経食道心エコーガイドライン,資格に関連する歴史的事項

年次	人名/団体名	内容
1996年	Thys ら[17]	周術期経食道心エコー診療ガイドライン
1997年	SCA	周術期経食道心エコー試験開始
1998年	NBE	National Board of Echocardiography 設立
1999年	Shanewise ら[18]	包括的 TEE 検査ガイドライン
2002年	Cahalan ら[19]	周術期超音波検査トレーニングガイドライン
2004年	NBE	周術期経食道心エコー認定医制度開設
2004年	JB-POT	日本周術期経食道心エコー認定試験開始
2008年	NBE	基礎周術期経食道心エコー認定制度開設
2010年	ASA/SCA[20]	周術期経食道心エコー診療ガイドライン—改訂版—
2010年	NBE	基礎周術期経食道心エコー試験開始

SCA：Society of Cardiovascular Anesthesiologists, NBE：National Board of Echocardiography, JB-POT：日本周術期経食道心エコー認定委員会（Japanese Board of Perioperative Transesophageal Echocardiography）, ASA：American Society of Anesthesiologists

2010年は4回の開催が行われた。さらにNBEは,基礎認定用の別の周術期経食道心エコー試験制度を,2010年秋より施行している。資格制度が整備され,NBEの再認定,JB-POTの更新がそれぞれ開始されている(表2)。

モニターを開始する前に必要な知識

TEEは,決して非侵襲のモニターではないため,容易にモニタリングを開始してはいけない。"適応はあるか,禁忌はないか。必要な機器はそろっているか,操作を行うために必要な基礎知識がそろっているか"などの確認が必要となる。

1 安 全

a. 禁忌と合併症

TEEを施行する際,得られる情報の利点が患者のリスクを上回る必要がある。危惧されるリスクは食道疾患や食道損傷であり,その発生頻度は高くないと考えられるが,適応を慎重に検討し,施行時の愛護的な操作が常に要求される。表3,表4に絶対的禁忌と相対的禁忌を挙げる。また合併症の頻度は低いものの,表5に挙げるような報告があるため,留意が必要である。

5. 超音波モニタリング

表3　TEE絶対的禁忌

- 食道切除術既往
- 食道穿孔
- 高度食道狭窄
- 継続中の食道出血

〔文献21）を参照して作成〕

表4　TEE相対的禁忌

- 食道憩室
- 食道静脈瘤
- 食道瘻
- 食道手術既往
- 胃手術既往
- 縦隔照射既往
- 原因不明の嚥下障害
- 著明な凝固系障害（INR>2.5）
- TEEプローブ操作により悪化しうるその他の病態

〔文献21）22）を参照して作成〕

表5　合併症

- 口腔咽頭損傷
- 嚥下障害
- 歯牙損傷
- 一過性嗄声
- 食道穿孔
- 上部消化管出血
- 挿管チューブ位置異常
- 脾臓損傷
- 感染性心内膜炎
- 粘膜損傷

〔文献21）22）23）を参照して作成〕

b. 感染と消毒

2010年現在，国内ではディスポーザブルTEEプローブは使用不能であるため，感染対策が必要である。プローブの使用後は十分な洗浄と消毒が必要となり，その方法は各国で異なるため，日本では，日本周術期経食道心エコー認定委員会推奨法（http://www.jb-pot.com）に準じる必要がある。消毒に利用されるフタラール製剤は，蛋白結合により作用を発揮し，浸透力は弱く，消毒効果は菌量に左右されるため十分な洗浄が重要となる[24)25)]。さらに，残存フタラールは粘膜損傷を生じさせることがあるため，徹底したすすぎも重要である。プローブカバーの利用も効果的であるが，カバー自体の損傷も生じる可能性があり注意が必要である。

2 プローブ挿入前の確認事項

実際にプローブを挿入する前に，表6の事項を確認する必要がある。

胃内容物や胃内空気は画像描出の妨げとなるためプローブ挿入前に除去する必要がある。またプローブが正常に食道内に挿入，前進していることを確認するために挿入前に

表6 プローブ挿入前の確認事項

- 胃管の挿入，胃内容物・空気除去
- 超音波診断装置起動
- プローブ選択
- プリセットの確認（診断モードが経食道心エコーモードになっていることを確認する）
- 断層像の描出
- プローブ操作法の確認（前後屈，ダイヤルロック，トランスデューサ回転，左右側方屈曲）
- ダイヤルロックの解除を確認する

表7 プローブ挿入の実際*

- 頭部を正面後屈の状態にする
- 潤滑薬などを利用してプローブ先端を滑りやすい状態にする
- トランスデューサのフェースプレートが尾側（食道内で前面）に向くようにプローブを保持する
- プローブを下咽頭正中に誘導し，食道内に誘導する
- 食道内に留置されていることを診断装置モニターで確認する
- 同時に換気状態，血行動態を確認する

*一連の操作中に抵抗を感じたら挿入を中止し，頭部位置などを確認後，再挿入を検討する。また挿入困難を自覚した場合は，上級医と交代するか，喉頭鏡を利用した直視下挿入を検討する。

超音波診断装置の画像描出が可能な状態にしておく必要がある。電源を入れた後，プローブと診断モードが正しくTEEに選択されていることを確認して，断層像の描出が可能になっていることを確認する。

3 プローブ挿入

　　プローブ操作の実際は，表7に従う。
　　無理な操作は絶対に行わず，プローブの操作は常に愛護的に行う。頸部伸展はプローブ挿入を容易にするが，麻酔下患者であるため過伸展は行わない。プローブ先端を正中に維持することが必要となるが，困難症例では他の方法を考慮する。食道内に到達した場合は確認のためTEE画像を確認する。

モニター理解に必要な基礎知識

1 診断モード

診断モードとして表8に挙げられた4つの診断モードが存在する。

a. 断層法

もっとも使用頻度が高いモードである。心室や弁などの構造物の動きを視覚的に表示、診断することが可能である。トランスデューサに戻る超音波信号の大小で輝度が変化することにより、構造物の識別が可能となる。超音波の反射が多い、心筋や弁、人工物は白く表示され、血液は黒く表示される。強反射体の遠方や空気や骨など、超音波信号の伝播が困難な組織からの反射信号がほとんどなくなるため、黒く表示される。

b. スペクトラムドプラー法

ドプラーの原理を利用して血流速度を測定するモードである。パルス波を利用して、特定部位の速度測定を可能とするパルスドプラー法（PW法）と2つのトランスデューサを利用して、連続的に超音波信号を送受信することにより高速の血流速度測定を可能としている連続波ドプラー法（CW法）が存在する。速度を計測することで、狭窄程度や狭窄面積の計測を行ったり、速度波形パターンを計測することで、拡張能の診断や弁疾患の重症度を診断したりすることが可能となる。

表8 主な超音波診断モード

	特 徴	計測内容	主な臨床診断
断層法（Bモード、2D法）	構造物を平面的に表示し、超音波信号の大小を輝度で表示する	構造物の形態、各種サイズ計測ほか	心腔内容量、駆出率、局所壁運動異常、弁疾患、異常構造物、心囊液、心腔内空気
スペクトラムドプラー法（Waveドプラー法） ・パルスドプラー法（PW法） ・連続波ドプラー法（CW法）	血流速度と時間の関係を表示し、血流量を明度で表示する	血流速度、速度波形パターン	心拍出量計測、弁疾患重症度評価、収縮能評価、拡張能評価
カラードプラー法（カラーフローマッピング）	血流をカラーで表示し、構造物と血流の位置関係を表示する	血流方向、タイミング、乱流	弁狭窄、弁逆流、心内短絡
Mモード	ある直線上の構造物の経時的変化を表示する	心内腔計測、弁・心房・中隔・心室の動き	左室内径短縮率、駆出率、弁尖運動、心腔虚脱、中隔奇異性運動ほか

c. カラードプラー法

断層法にカラーの血流情報を重ねて表示させることで，構造物と血流情報の空間的表示が可能となる。血流方向を赤，青で表示させることにより，弁逆流の診断を容易とし，心内短絡の診断も視覚的に行うことが可能となる。また乱流成分を表示させることにより，狭窄部位の視覚的表示は容易である。

d. Mモード

従来から利用されているMモードも，TEEで利用可能である。Mモードを利用した心腔内距離測定により，駆出率の計測が簡便に利用可能である。またカラードプラー法と組み合わせることにより，拡張能の診断が可能である。

2 装置設定と画像調節

TEEを行ううえで必要な構造物や測定結果を表示させることは重要であるが，それらが適切な画像となるように調節することはさらに重要である。例えば，過剰なゲインにより本来存在しない構造物を表示させた画像，過小ゲインにより重要な構造物が表示されていない画像は不適な画像であり，正しい診断を行うことができなくなる。ここでは使用頻度の高い，代表的な画像調節を解説する（表9）。

a. モニター調節

超音波診断装置を利用する場所が一定であれば，頻繁に調節する必要はないが，手術室と検査室など明るさが大きく異なる環境での使用の際は，調節が必要となる。ブライトネス調整とコントラスト調整が必要である。

b. 断層法

適切な画像は正確な診断の必須条件となる。構造物が不明瞭であれば，送信パワーまたはゲインの増強で構造物の描出が可能となるが，前者では生体に対する影響が増加し，後者はノイズも増強する。パルス繰り返し周波数（pulse repetition frequency：PRF）とフレームレート，送信周波数と視野深度など相反する功罪を有する項目があるため，対象領域の分解能が向上するよう調節が必要となる。主な調節は表9に掲載されている。

c. スペクトラムドプラー法

対象血流の流速と速度波形成分を最大かつ適切に表示させる必要がある。折り返し現象（血流速度が最大検出可能速度を超えた場合に，逆向きの血流として表示される現象）を生じさせないようPRFを調節し，必要に応じて基線調節を行う。PRFと視野深度は相反する調節事項であるため適切な値に設定する。ドプラーフィルタを適切に利用し，低速成分を表示させないことで，対象血流の速度情報が鮮明になり診断精度が上昇する。

表9　各種モードにおける代表的な装置設定

	調節項目	調節内容	臨床的用途	留意点
断層法	送信パワー（acoustic power, output）	超音波出力	送信出力を増加させることにより分解能を上昇させる	生体の影響を避けるため，必要最低限の出力が望ましい
	ゲイン	表示する輝度レベルの可変	輝度調節により低輝度信号の構造物を描出させたり，強反射体の輝度を低下させる	ノイズも同時に増幅させることに留意が必要
	time gain compensation（TGC, STC, sensitivity time control）	深度別ゲインの選択的増幅	高輝度構造物付近または低深度領域では低下，高輝度構造物後方または深い領域では増加させることで均一画像が得られやすい	減衰に対する調節は内部でも行われている
	送信周波数	送信される超音波の中心周波数	周波数の増加は分解能を向上させ，低下により，深い領域の描出を可能とする	臨床的用途の功罪が相反するため，反対の効果を念頭に置く必要がある
	ダイナミックレンジ（DR, compress, コントラスト）	モニターに表示できる信号幅	心内計測はDRを狭くし，構造物の境界を明瞭にする。心筋組織や血栓などの描出はDRを広くし，グレーを中心とした柔らかい画像で観察する	DRが狭いと画像に表示されない構造物が生じる。DRが広い場合，構造物の境界が不明瞭になる
	depth（PRF, 視野深度）	観察対象の深度：待ち時間	対象観察物に応じて観察深度を調節する	視野深度が大きいとパルス波の送信頻度が低下するためフレームレートが低下する
	フォーカス	超音波の焦点	観察対象部位の分解能を上昇させる	焦点から離れた領域の分解能が低下する
スペクトラムドプラー法	基線シフト	血流速度がゼロとなる基線位置	血流方向に応じて調節する。一方向の高速血流観察の際は，基線を最大に移動させることで最高検出可能速度を最大2倍に増加させることが可能である	両方向性血流の際は，実際の血流方向に留意が必要となる
	速度レンジ（PRF）	血流測定のためのパルス信号の送信間隔	大きい場合は高速血流の測定が可能で，小さい場合は深い領域の血流測定が可能となる	深度と検出可能最大速度のバランスの調節が必要となる。また低速血流測定時は，低下させる必要がある。

（次頁へ続く）

表9（続き）

	調節項目	調節内容	臨床的用途	留意点
	ドプラーゲイン	ドプラー信号の増幅	対象血流が適切に表示されるようにする	低信号血流の消失とノイズ増加のバランスをとることが必要となる
	ドプラーフィルタ	遅い信号の除去範囲	組織の移動による低速強信号の除去	低速血流の消失と組織移動情報のバランスを取る
	reject	弱い信号の除去範囲	流速成分の少ない血流情報表示を調節	反射信号の少ない血流消失に留意
	角度補正	超音波信号に対する血流方向の角度を補正	最高血流速度の過小評価を修正	大きすぎる角度補正は信頼性を失うため，2つのなす角は最小になるよう走査面を調節する
カラードプラー法	2Dゲイン	断層法のゲイン	血流情報が適切に表示できるよう高すぎる2Dゲインは避ける	2Dゲインにより表示されるゲインが変更されうる
	カラーゲイン	血流情報の増幅程度	ノイズが生じない最大に設定する	小さいと血流情報消失が生じうる
	速度レンジ (PRF)	血流測定のためのパルス信号の送信間隔を調節。大きいと高速血流の測定が可能で，小さいと視野深度の大きい領域の血流測定が可能	高速血流は大きく，低速血流は小さく設定する	大きい設定は低速血流を認識しづらくし，小さい設定は高速血流の方向性を失う
	関心領域	対象領域の大小，部位を調節	対象領域に応じて必要かつ最小限に設定する	大きくすることによりフレームレートが低下する

d. カラードプラー法

2Dゲインが高すぎないことを確認して，血流情報を重ねて表示させる。心腔内にノイズの生じない最大ゲインが適切であり，対象血流を適切に表示させる必要がある。関心領域が大きすぎるとフレームレートが極端に低下するため必要最小限にとどめ，PRFを適切に設定する。高いPRFでは低速血流の表示が不十分になる可能性があるため，調節が必要となる。

e. その他の調節

超音波診断装置はさまざまな画像調節を行うことが可能であり，各機種によってもバリエーションが存在する。パネル上のボタンやダイヤルで直接操作可能なものから，内

部自動装置，メニュー内にある階層内の選択により操作が可能なものまで，多くが存在する。ズーム・パーシスタンス，エッジ強調，スキャンコンバージョン，パニング，速度バランス，カラーバランスなど詳細はそれぞれの機器のマニュアルを参照する必要がある。

3 プローブの操作

図1に示されたように，シャフト自体の回旋，前進後退，前屈後屈，側方屈曲という操作に加え，マルチプレーンプローブではトランスデューサ角度を回転させることにより走査面を回転させることが可能である。

4 ドプラー法を利用した血行動態評価

ドプラー法を利用した血行動態評価は，TEEにおいても頻回に利用される。ここでは，基礎となる2つの概念を理解する。

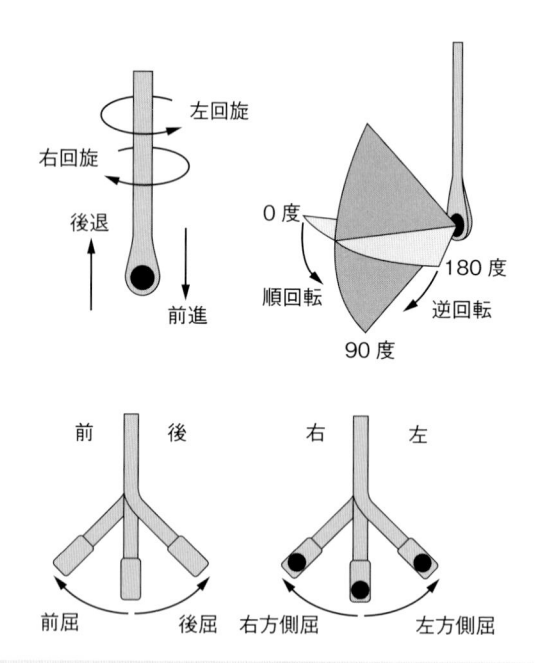

図1 プローブ操作のシェーマ
シャフトの回旋，トランスデューサ角度回転による走査面の回転，前屈後屈，右方屈曲，左方屈曲が表示されている。
(Shanewise JS, Cheung AT, Aronson S, et al. ASE/SCA guidelines for performing a comprehensive intraoperative multiplane transesophageal echocardiography examination : Recommendations of the American Society of Echocardiography council for intraoperative echocardiography and the Society of Cardiovascular Anesthesiologists task force for certification in perioperative transesophageal echocardiography. Anesth Analg 1999；89：870-84 より改変引用)

a. ベルヌーイの等式を利用した圧較差の推定

圧較差は心内圧の推定や，弁疾患などの狭窄病変の評価に利用される．血流は狭窄部位を通過する際，速度を増加させるが，この程度は狭窄の程度に関連がある（図2）．

$\Delta P = 4V^2$ 　（簡易ベルヌーイ式）

ΔP は狭窄部位前後の圧較差（mmHg），V は最高流速（m/s）である．これらの簡易式を満たすためには，血流加速，粘性，近位部の速度などの影響を受けない必要があるが，臨床的には十分に利用できる．これらを利用した心内圧測定の例を表10に示す．

b. 心拍出量と連続の式

血流量は，血液が通過する断面積に駆出距離を乗じて算出することが可能であり，ドプラー法を利用した超音波診断では頻回に利用される検査法である．血流速度を時間で積分することにより，駆出距離が算出され，断面積との積は1回拍出量となる．具体的には超音波診断装置において，断層法によって断面積と，スペクトラムドプラー法で速度波形成分を描出して外殻をトレースした値〔時間速度積分値（time velocity integral : TVI）〕を計測して1回拍出量（SV）が測定できる．心拍数を乗じれば心拍出量（CO）が計測できる（図3）．

$CO\ (l/\min) = HR\ (bpm) \times CSA\ (cm^2) \times TVI\ (cm)$

TEE で計測した CO は，肺動脈カテーテルを利用して熱希釈法で求めた CO とよく相関することが報告されている[26)27)]．

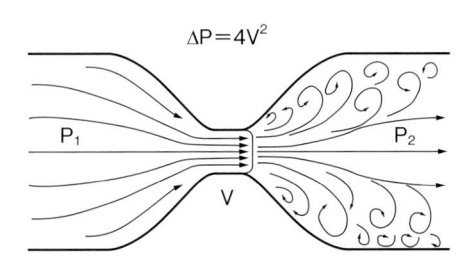

図2　簡易ベルヌーイ式のシェーマ

ある狭い開口部部分における圧力低下($\Delta P = P_2 - P_1$)は高速血流速度 V の2乗の4倍と計算される．
(Hartman GS. Aortic stenosis. Syllabus, introduction to transesophageal echocardiography. San Diego, 2010. p.80-3 より改変引用)

表10　簡易ベルヌーイ式を利用した心内圧推定式の例

左房圧 ＝ 収縮期血圧 － 4×(僧帽弁逆流の最大血流速度)²
左室拡張終期圧 ＝ 拡張期血圧 － 4×(大動脈弁逆流の拡張終期血流速)²
右室収縮期圧または肺動脈収縮期圧 ＝ 右房圧 ＋ 4×(三尖弁逆流の最大血流速度)²
肺動脈楔入圧 ＝ 右房圧 ＋ 4×(肺動脈弁逆流の拡張終期血流速)²

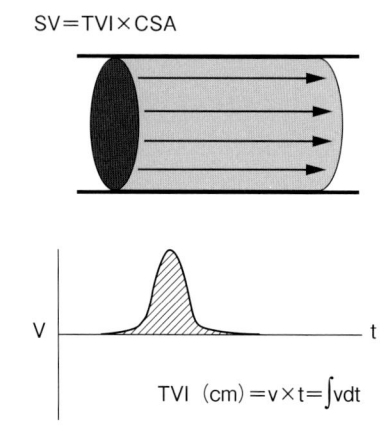

図3 1回拍出量（SV）測定シェーマ

CSAを通過する血流速度をスペクトラムドプラー法で測定し，時間で積分した値TVIが概念的に駆出距離を表し，CSAとの積がSVとなる。

CSA：cross sectional area, SV：stroke volume, TVI：time velocity integral, v：velocity, t：time

(Maslow A, Albert C, Perrino J. Quantitative Doppler and hemodynamics. In：Albert C, Perrino J, Reeves ST, editors. A practical approach to transesophageal echocardiography. 1st ed. Philadelphia：Lippincott Williams & Wilkins；2003. p.94-109 より改変引用）

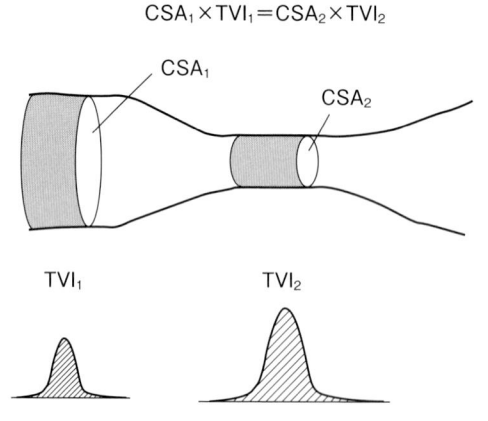

図4 連続の式を表すシェーマ

CSA_1を通過する血流量とCSA_2を通過する血流量が等しいため，$CSA_1 \times TVI_1 = CSA_2 \times TVI_2$の等式が成り立つ。

CSA：cross sectional area, TVI：time velocity integral

(Szocik J, Barker SJ, Tremper KK. Fundamental principles of monitoring instrumentation. In：Miller RD, editor. Miller's anesthesia. 7th ed. Philadelphia：Churchill Livingstone；2010. p.1219 より改変引用）

さらに，質量保存の法則を基にした連続の式を利用すれば，狭窄弁の弁口面積や逆流弁の逆流量・逆流率，心内短絡疾患における肺体血流比などの計測が可能となる（図4，表11）。

$$SV = CSA_1 \times TVI_1 = CSA_2 \times TVI_2$$

表 11　連続の式を利用した臨床的計測の例

大動脈弁口面積 ＝ π（左室流出路径／2）² ×（左室流出路時間速度積分値／大動脈弁口時間速度積分値）

大動脈弁逆流量 ＝ 左室流出路での心拍出量 － 肺動脈主幹部での心拍出量

大動脈弁逆流率 ＝ 大動脈弁逆流量／左室流出路での心拍出量

肺体血流比（心房中隔欠損症）＝ 肺動脈主幹部での心拍出量／左室流出路での心拍出量

解剖と正常所見

　TEEをモニターとして利用する際に，正常心血管構造物がどのようにTEEで描出されるかを知る必要がある。TEEの基本断面として20の基本断面[18]が重要であるが，その中でさらに重要とされる，8つの最少断面[28]を理解する必要がある。

　図5に20の基本断面を示し，その中の8つの最少断面，4つの最少カラードプラー断面を表示した。基礎TEE検査では，滞りなく一定の手順でこれらの検索を行う必要がある。

1 名称の意味

　20の基本断面の名称は3つの部分から構成される。最初はプローブ先端の位置，次は中央に配置される構造物であり，左室の場合は省略される。最後の部分は走査断面が表現される

2 最少8断面[21)28)]

　20の基本断面の描出が望ましいが，緊急時ならびにルーチンワークでは8つの最少断面の診断を行うことで，効率よく病変を検索することが可能であるため，推奨されている。以下に手順を記載する（表12）。

① h. ME大動脈弁短軸断面：中部食道まで進めて（門歯より28〜32 cm），大動脈を描出し，3つの弁尖が同じ大きさで同じ形になるようにトランスデューサ角度を25〜45度の範囲で設定し，プローブのシャフト回転と前進後退を調節する。視野深度は10〜12 cmが望ましく，大動脈弁が画面中央に表示されるように調節する。大動脈弁狭窄を検出するのに適している。

② i. ME大動脈弁長軸断面：トランスデューサ角度を110〜130度に回転させる。Ⅰ型大動脈解離を含む上行大動脈病変の検出に適する。

③ i. ME大動脈弁長軸断面（カラーフローマッピング）：大動脈狭窄，閉鎖不全の大動脈弁機能を評価する。速度レンジの最高速度は50〜60 cm/sに設定する。

5. 超音波モニタリング

a. ME 四腔断面	b. ME 二腔断面	c. ME 長軸断面	d. TG 中部短軸断面
e. TG 二腔断面	f. TG 心基部短軸断面	g. ME 僧帽弁交連断面	h. ME 大動脈弁短軸断面
i. ME 大動脈弁長軸断面	j. TG 長軸断面	k. deep TG 長軸断面	l. ME 上下大動脈断面
m. ME 右室流入流出路断面	n. TG 右室流入路断面	o. ME 上行大動脈短軸断面	p. ME 上行大動脈長軸断面
q. 下行大動脈短軸断面	r. 下行大動脈長軸断面	s. UE 大動脈弓部長軸断面	t. UE 大動脈弓部短軸断面

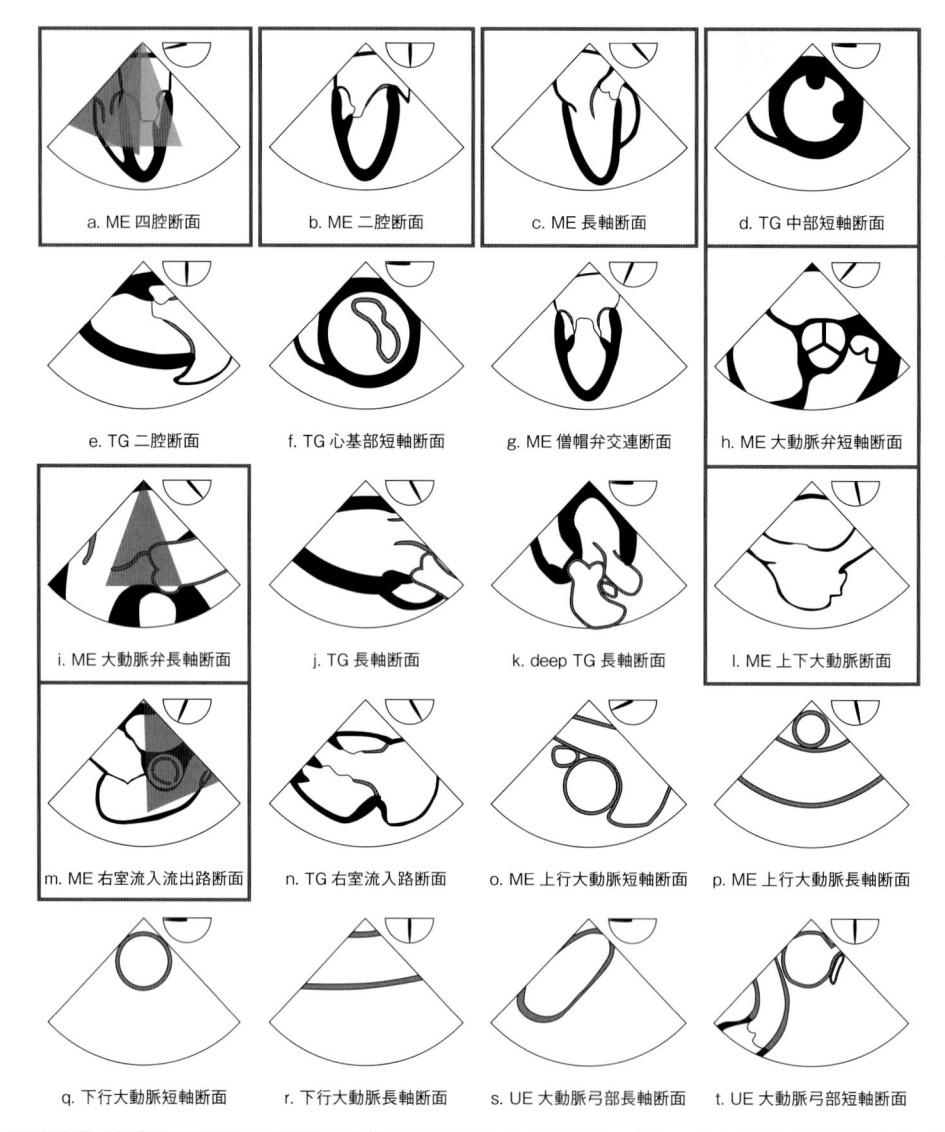

図5 20の基本断面と8つの最少断面

ASE/SCAの20基本断面が表示されている。また四角で囲まれた8つの断面はさらに重要な基礎8断面を示している。またその中の3断面4か所でカラードプラー法による検査が必要であり，三角は必要とされる関心領域を示した（注：Josephらはc. ME 長軸断面の代わりにe.TG 二腔を採用している）。

(Shanewise JS, Cheung AT, Aronson S, et al. ASE/SCA guidelines for performing a comprehensive intraoperative multiplane transesophageal echocardiography examination: Recommendations of the American Society of Echocardiography council for intraoperative echocardiography and the Society of Cardiovascular Anesthesiologists task force for certification in perioperative transesophageal echocardiography. Anesth Analg 1999；89：870-84 より改変引用)

④ l. ME 上下大静脈断面：プローブシャフトを右回転させて，トランスデューサ角度を90〜110度に設定して描出する。前方に存在する腫瘍や貯留液による右房圧迫，後方に存在する腫瘍や貯留液による左房の圧迫，大静脈病変などの評価が必要となる。両心房前方に位置する空気，卵円窩などの心房中隔病変の確認も必

表12 8つの最少断面

断面		名称	描出操作	診断項目	観察構造物
1	1	h. ME 大動脈弁短軸断面	プローブ深さ：28〜32 cm 振動子角度：25〜45度 視野深度：8（10〜12）cm	大動脈狭窄症	3つの弁尖 交連部 接合部位
2	2	i. ME 大動脈弁長軸断面	プローブ深さ：28〜32 cm 振動子角度：110〜130度 視野深度：8（10〜12）cm	Ⅰ型大動脈解離 上行大動脈病変	左室流出路 大動脈弁 上行大動脈
3	2C	i. ME 大動脈弁長軸断面	プローブ深さ：28〜32 cm 振動子角度：110〜130度 視野深度：8（10〜12）cm	大動脈狭窄症 大動脈閉鎖不全	
4	3	l. ME 上下大動脈断面	プローブ深さ：28〜32 cm 振動子角度：90〜110度 視野深度：10 cm	心房中隔欠損症 腫瘍 心嚢液	右房自由壁 右心耳 心房中隔 上大静脈
5	4	m. ME 右室流入流出路断面	プローブ深さ：28〜32 cm 振動子角度：60〜80度 視野深度：12〜14 cm	肺動脈弁病変 右室流出路狭窄 肺動脈病変	肺動脈弁 右室流出路 肺動脈
6	4C	m. ME 右室流入流出路断面	プローブ深さ：28〜32 cm 振動子角度：60〜80度 視野深度：12〜14 cm	肺動脈弁狭窄 肺動脈弁閉鎖不全 右室流出路狭窄	
7	5	a. ME 四腔断面	プローブ深さ：32〜38 cm 振動子角度：0（10〜15）度 視野深度：14〜16 cm	心房中隔欠損症 各心房心室拡大 心室壁運動 房室弁病変	心房 心室 僧帽弁 三尖弁
8	5C	a. ME 四腔断面	プローブ深さ：32〜38 cm 振動子角度：0度 視野深度：12 cm	僧帽弁狭窄 僧帽弁閉鎖不全	

（次頁へ続く）

表12（続き）

断面	名称	描出操作	診断項目	観察構造物
9　5C	a. ME 四腔断面	プローブ深さ：32〜38 cm 振動子角度　：0度 視野深度　　：12 cm	三尖弁狭窄 三尖弁閉鎖不全	
10　6	b. ME 二腔断面	プローブ深さ：32〜38 cm 振動子角度　：90度 視野深度　　：14〜16 cm	左心耳血栓，腫瘍 左室壁運動異常 左室心尖部病変	左心耳 左室前壁 左室下壁 左室心尖部
11　7 (−)　(−)	c. ME 長軸断面	プローブ深さ：32〜38 cm 振動子角度　：135度 視野深度　　：14〜16 cm	左室壁運動異常	左室前中隔 左室下側壁
12　8 (11)　(7)	d. TG 中部短軸断面	プローブ深さ：38〜44 cm 振動子角度　：0度 視野深度　　：12 cm	左室容積減少，増加 左室壁運動異常 左室収縮能 左室肥大	左室内腔 左室壁 左室乳頭筋
−　− (12)　(8)	e. TG 二腔断面	プローブ深さ：38〜44 cm 振動子角度　：90度 視野深度　　：12 cm	心基部収縮能 心基部前壁壁運動異常 心基部下壁壁運動異常	左室内腔 左室壁 左室乳頭筋

（　）内：Miller ら[28]の推奨断面，ME：mid esophageal，TG：transgastric
(Vezina DP, Johnson KB, Cahalan M. Transesophageal echocardiography. In：Miller RD, editor. Miller's anesthesia. Vol 1. 7th ed. Philadelphia：Churchill Livingstone；2010. p.1329-56 / Miller JP, Lambert AS, Shapiro WA, et al. The adequacy of basic intraoperative transesophageal echocardiography performed by experienced anesthesiologists. Anesth Analg 2001；92：1103-10 より改変引用)

要である。

⑤ m. ME 右室流入流出路断面：トランスデューサ角度を 60〜80 度まで戻し，プローブを左回転すると 12〜14 cm の視野深度で，描出される。右室収縮能，右室流出路・肺動脈弁の形態評価が可能である。

⑥ m. ME 右室流入流出路断面（カラーフローマッピング）：肺動脈弁機能の評価，右室流出路狭窄の診断を行う。

⑦ a. ME 四腔断面：トランスデューサ角度を 0 度まで戻しプローブを食道内で 4〜6 cm 進めると描出される。三尖弁輪の描出に 10〜15 度のトランスデューサが有効なことがある。左室心尖部を描出する必要があり，しばしば 14〜16 cm の視野深度が必要となる。右室自由壁，心室下中隔，左室前側壁の評価を行う。

⑧ a. ME 四腔断面（カラーフローマッピング左側）：視野深度を 10〜12 cm に低下

させてから，僧帽弁評価を行う。
⑨ a. ME 四腔断面（カラーフローマッピング右側）：三尖弁評価を行う。
⑩ b. ME 二腔断面：左室を画面中央に戻してから，トランスデューサ角度を 90 度まで回転させて描出する。視野深度は 14〜16 cm に戻す必要がある。この断面では，左室前壁と下壁を心基部から心尖部まで描出することが可能である。空気塞栓の際は，心尖部前方の心内膜に沿った輝度の高い領域が描出される。
⑪ c. ME 長軸断面：さらにトランスデューサ角度を 135 度まで回転して描出する。これは左室収縮能評価における前中隔と下側壁の評価に重要である。
⑫ d. TG 中部短軸断面：トランスデューサ角度を 0 度に戻し，プローブを 4〜6 cm 前進させて胃内に挿入し，愛護的に前屈を利用すると描出される。視野深度は 12 cm が適切であることが多い。左室容量と収縮性を評価する最適の断面であり，⑨〜⑪で観察した領域の左室中部領域の再確認を行える。全冠動脈の灌流域を同時に評価できるため有用である。さらに容量変化の影響は長軸像と比較して大きく，乳頭筋の存在により描出も容易であり，容量変化と収縮能の連続モニターとして適している。

異常所見

1 TEE 適応

2010 年に発表された周術期 TEE のガイドライン[20]では，成人手術における開心術，胸部大血管手術では，全症例で TEE が適応となる。冠動脈再建手術においてもさまざまな評価のために TEE は考慮されるべきと記載され，小児症例は症例ごとの検討が必要と考えられている。心カテーテルを利用した手技での有用性は増加し，カテゴリーレベル B2 エビデンスで，推奨されている。非心臓手術においては，表 13 に挙げたように病態または手術内容に応じた推奨度が提案されている。文献的エビデンスでは，症例に応じた特定病変の推奨度が呈示されており，専門家の意向に基づいたエビデンスでは，病態と手術によって推奨度が呈示されているが，特に血行動態や肺，神経学的合併症を来しうる心臓病罹患または疑いのある患者，また予期せぬ持続性低血圧，原因不明の低酸素血症が生じた際，または生命を脅かす可能性のある低血圧が予想された場合の推奨度は高いと考えられている。

2 検出すべき異常所見

TEE は，施行者の関心の大きい領域に集中しがちであるが，ガイドラインに則った包括的な検査が必要である。特に時間的猶予がない場合も，最低でも基礎的 TEE 検査を行う必要があると考えられる。以下に，基礎レベルにおける検出すべき異常所見を呈

表13 非心臓手術におけるTEE適応の推奨度

	病　態	手　術	推奨度
文献的エビデンス	静脈塞栓と卵円孔開存	脳神経手術	C B2
	心嚢液，心腔圧迫	肝移植	C B3
	心内塞栓と卵円孔開存	整形外科手術	C B2
	僧帽弁逆流，左室肥大，左室流出路狭窄	整形外科手術	C B3
	左室壁運動異常	血管外科	C B2
	大動脈損傷，心房腫瘍	血管外科	C B3
	心房中隔欠損，心筋虚血，低酸素血症，心タンポナーデ，血栓塞栓症	他の大手術（肺・腎・腹部，頭部・頸部・胸壁手術）	C B2
	心嚢液，タンポナーデ，肺動脈塞栓	他の大手術（〃）	C B3
専門家の意向に基づくエビデンス	血行動態や肺，神経学的合併症を来しうる心臓病罹患または疑いのある患者		推奨
	予期せぬ持続性低血圧発生時		強度推奨
	原因不明の低酸素血症発生時		推奨
	生命を脅かす可能性のある低血圧が予想された際		推奨
		非ステント型腹部大動脈瘤手術，肝移植手術	未定
		大動脈血管手術	未定
		坐位脳神経外科手術	未定
		経皮的血管内手術（例：大腿動脈ステント挿入術）	未定
		整形外科手術	非推奨

C：カテゴリー分類（Category），B2：文献的暗示，B3：文献的未定
(Thys D, Brooker R, Cahalan M, et al. Practice guidelines for perioperative transesophageal echocardiography. An updated report by the American Society of Anesthesiologists and the Society of Cardiovascular Anesthesiologists task force on transesophageal echocardiography. Anesthesiology 2010；112：1084-96 より改変引用)

示する[17)21)]。

a. 左室容積

TEEは左室容積を評価する際に，きわめて適した診断方法である．断層法を利用して左室の内径または面積を測定し，定量的な評価を可能とする（図6）．

1) 左室拡張終期面積（left ventricular end-diastolic area：EDA）

EDAは，二次元的な評価であるが，循環血液量の指標として有用であることが報告されている[29)]．EDAの低下は出血などの循環血液量低下が疑われ，原因検索が必要と

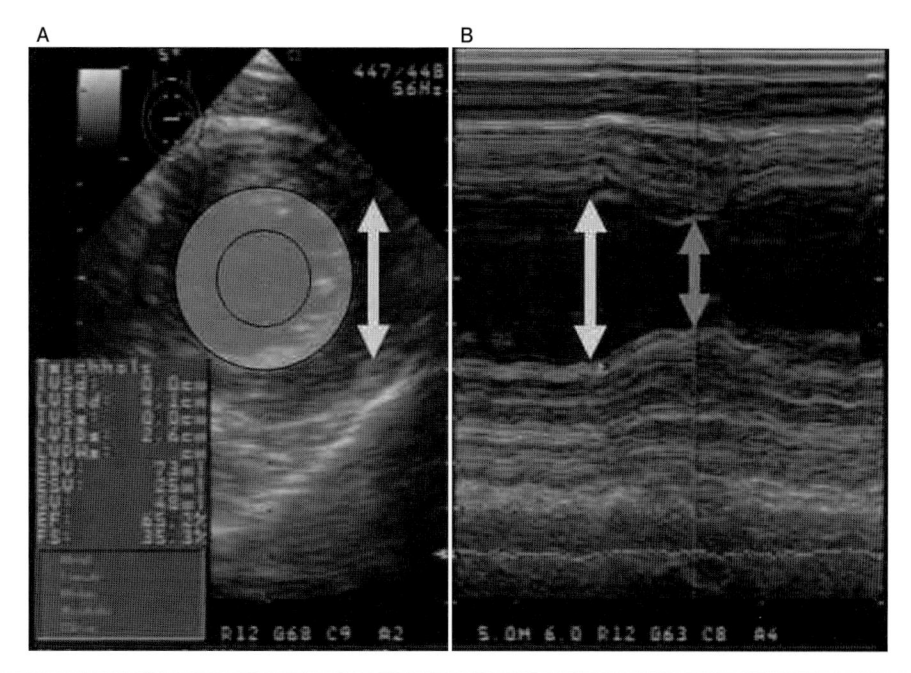

図6 左室容積，左室機能測定の実際

A：左室短軸像が断層法により描出されている。拡張期（外円），収縮期（内円）の面積測定が可能である。前者がEDA，後者がESAとなる。また，矢印の径がLVIDdである。B：Mモード法にて描出されている。それぞれの矢印は，拡張終期径，収縮終期径を測定しており，それぞれ，LVIDd，LVIDsとなる。EDA，LVIDdは，左室容積の指標となる。また，EDAとESAを利用して，FACの測定が可能であり，LVIDd，LVIDsを利用して，FS，EFの測定が可能であり，これらは心機能の指標となる。
EDA：end-diastolic area, ESA：end-systolic area, LVIDd：left ventricular internal dimension diastole, LVIDs：left ventricular internal diamension systole, FAC：fractional area change, FS：fractional shortening, EF：ejection fraction

なる。そのほか肺血栓塞栓症や右室梗塞などの特殊な状態でも，EDA低下を来す。また，EDAの増加は左室機能低下を示唆し，心筋虚血が疑われる。EDAを測定することによって対局にある病態を瞬時に評価することが可能であるため，きわめて重要な項目である。正常は13〜16 cm^{2}と考えられている。

2）左室拡張終期径（left ventricular internal dimension diastole：LVIDd）

きわめて計測が容易であるため，左室拡張終期容積を考慮する際の指標として利用される。LVIDdが55 mm以上の際は，左室容積増加と診断される。

b. 左室機能

左室収縮能の指標として，左室駆出率（left ventricular ejection fraction：LVEF）が一般的に利用される。左室拡張終期容積（left ventricular end-diastolic volume）に対する1回拍出量（stroke volume：SV）で計算される。また，面積変化率（fractional area change：FAC）や左室内径短縮率（left ventricular fractional shortening：FS）も計測が容易であるため，よく利用される。さらにドプラ法を利用して心拍出量（cardiac output：CO）を計測し左室機能を評価することも可能である。

1）駆出率（EF）

二次元評価が中心である TEE において，本来三次元である容積を評価するためには，直交長軸像（a. ME 四腔断面と b. ME 二腔断面）を利用した modified Simpson 法が精度高く推奨される。また，長軸像 1 断面を利用した area-length 法も利用可能である。しかしこれらは，計測手技が煩雑であるため，M モード法を利用して，左室短径から左室容積を推定する，Teichholz 法や Pombo 法なども利用される。EF は左室収縮終期容積（left ventricular end-systolic volume：LVESV）を利用して以下の式で算出される。

$$EF = \frac{LVEDV - LVESV}{LVEDV} \times 100 （\%）$$

EF は，50 〜 80％が正常値と判断される。EF の低下は心機能低下を示し，虚血性心疾患を疑う必要が生じる。また EF の上昇は，循環血液量低下，重度僧帽弁閉鎖不全症（severe mitral insufficiency：severe MI），重度大動脈閉鎖不全症（severe aortic insufficiency：severe AI），心室中隔欠損症（ventricular septal defect：VSD），敗血症性ショックなどによる高度末梢血管拡張状態などの病態が示唆される。

2）面積変化率（FAC）

FAC は計測が容易で，信頼性も高く周術期評価にもっとも利用される収縮能評価法の一つである[21]。その計測法は，収縮終期面積（end-systolic area：ESA）を利用して，以下の式から簡単に計算される。

$$FAC = \frac{EDA - ESA}{EDA} \times 100 （\%）$$

正常値は，40 〜 60％とされている。EDA と併せて評価することで，病態の推測が可能である。FAC の低下は，通常 EDA の増加を伴い，心機能低下と診断される。また FAC の上昇に EDA の低下を伴った場合は，循環血液量低下の可能性が高い。FAC が上昇し EDA が正常範囲内である場合は，重度 MI，重度 AI，VSD 心室中隔欠損症，敗血症性ショックなどの高度末梢血管拡張病態の検討を行う必要がある。

FAC から収縮能を評価する場合以下の 3 点に留意が必要である。まず，EF と完全に一致していない点，左室の一部の収縮能しか反映しないため，測定部位より末梢の状態は加味されない点，前負荷・後負荷の影響を受けやすいため本来の心機能を完全に反映しない点である。

3）左室内径短縮率

もっとも簡便に心収縮能を評価できる手法である。左室収縮終期径（left ventricular internal dimension systole：LVIDs）を利用して以下の式で計算される。

$$FS = \frac{LVIDd - LVIDs}{LVIDd} \times 100 \ (\%)$$

左室短軸の一直線から，左室収縮能を評価するため，もっとも信頼性が低い。観察断面より遠位病変のみならず，観察断面であっても計測直線外に病変がある，または計測直線上にのみ病変が存在する場合も，実際の心機能を反映しない点を理解する必要がある。

4）心拍出量（CO）

TEE による CO の計測は，肺動脈，僧帽弁，左室流出路，大動脈など断面積と血流波形表示が可能な部位であれば，それぞれ測定が可能である。該当部位の CO を直接測定できる点は，他の弁の逆流などの影響を受けない利点があるが，不整脈時や，断面積計測に直径を利用する際は誤差が生じやすいため留意が必要である。

5）その他の評価

僧帽弁輪移動距離，スペクトラムドプラー法を用いて左室逆流速度波形を描出し dP/dt を計測する方法，組織ドプラーを利用して僧帽弁輪移動速度を測定する方法，Tei index[30]を測定する方法，三次元 TEE を利用して左室容積を直接計測する方法など各種存在するが，詳細は専門書に譲る。

c. 広範囲心虚血

心筋虚血の発生後，心電図変化に引き続き胸痛が発生するが，拡張能低下に引き続き起こる局所壁運動異常（segmental wall motion abnormalities：SWMAs）が心電図変化に先行することはよく知られた事実である。特にこの SWMAs は，虚血冠動脈に対応した部位に生じるため，SWMAs の部位と程度を評価することはきわめて重要である。

1）部位診断

SWMAs の部位診断は，心基部6セグメント，中部6セグメント，心尖部4セグメント，真の心尖部1セグメントの合計17セグメント別に評価を行う必要がある。このためには TEE の断面としては，a. ME 四腔断面，b. ME 二腔断面，c. ME 長軸断面，d. TG 中部短軸断面，f. TG 心基部短軸断面の5断面を利用する必要がある。それぞれのセグメントは個人差や二重支配などもあるが，どの冠動脈支配か知られているので，これらを一致させて理解する必要がある。周術期のモニターとしては，d. TG 中部短軸断面がきわめて重要である。この断面は，3つの主冠動脈の支配領域がすべて描出されるため，きわめて重要である。以前より利用されていた ASE/SCA 推奨セグメント中の中隔，側壁，後壁の名称[18]は，米国心臓協会（American Heart Association：AHA）で提案された17セグメントモデルでは，それぞれ，下中隔，前側壁，下側壁に変更になっていることに留意が必要である[31]。また，セグメント番号も両者で一致していないため混同しないよう注意する必要がある（図7）。

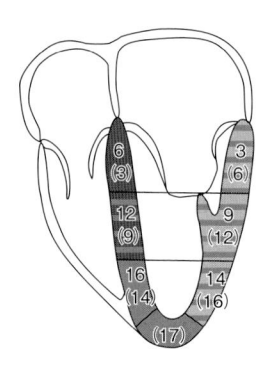

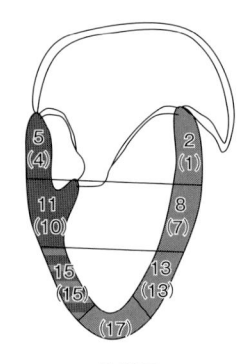

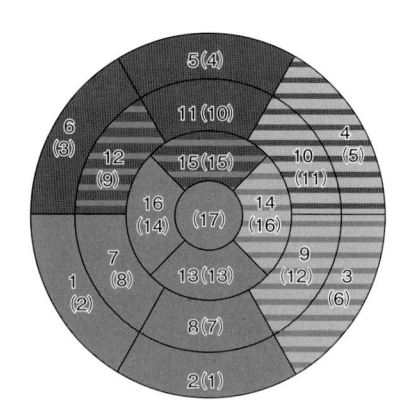

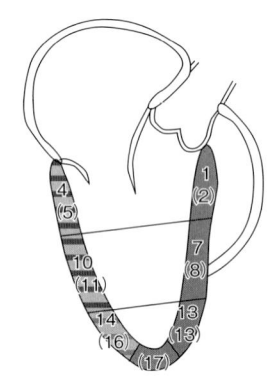

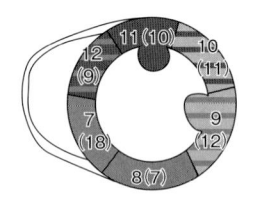

a. ME 四腔断面
b. ME 二腔断面
c. ME 長軸断面
d. TG 中部短軸断面
f. TG 心基部短軸断面

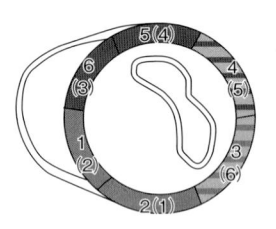

心基部		中部		心尖部	
1（2）	心基部 前中隔	7（8）	中部 前中隔	13（13）	心尖部 前壁
2（1）	心基部 前壁	8（7）	中部 前壁	14（16）	心尖部 側壁
3（6）	心基部 前側壁	9（12）	中部 前側壁	15（15）	心尖部 下壁
4（5）	心基部 下側壁	10（11）	中部 下側壁	16（14）	心尖部 中隔
5（4）	心基部 下壁	11（10）	中部 下壁	（17）	真の心尖部
6（3）	心基部 下中隔	12（9）	中部 下中隔		

図7 左室17セグメントと冠動脈支配の模式図

数字は ASE/SCA 推奨16セグメントモデル[18]，（ ）内の数字は AHA 推奨17セグメントモデル[31)32)]。心室壁の背景色はそれぞれの冠動脈支配ごとに配色され，縞模様は二重支配またはバリエーションを示す。

〔文献18）31）32）を参照して作成〕

2）重症度診断

SWMAs の重症度診断は，心内膜内方運動（endocardiac excursion：EE）と収縮期壁厚増加（systolic wall thickening：SWT）によって行われる。心内膜内方運動評価は心内膜の同定が容易であり視覚的にも評価しやすく，心室全周の測定が容易であるため繁用される。しかし，心臓自体の移動や回転の影響を受けること，近接する正常・異常領域の干渉で内方運動を過大・過小評価しうることに留意が必要である。SWT は EE の欠点を克服しうるが，心外膜の全周性同定は困難であるため，描出左室全体の評価は困

表14 局所壁運動異常の評価

スコア		心内膜内方移動（%）	壁厚増大（%）
1	正常	30<	30〜50
2	中等度壁運動低下	10〜30	30〜50
3	重度壁運動異常	<10	<30
4	壁運動異常消失	消失	<10
5	奇異性壁運動	収縮期外方突出	収縮期菲薄化

(Schiller NB, Shah PM, Crawford M, et al. Recommendations for quantitation of the left ventricle by two-dimensional echocardiography. American Society of Echocardiography committee on standards, subcommittee on quantitation of two-dimensional echocardiograms. J Am Soc Echocardiogr 1989；2：358-67 より引用)

難である。これらにより両手法を利用した評価が必要となる。SWTは左室収縮終期壁厚 (left ventricular end-systolic wall thickness：LVWTs) と左室拡張終期壁厚 (left ventricular end-diasolic wall thickness：LVWTd) を使用して以下の式により算出される。SWMAsのスコアリングは，表14[33)]が利用される。

$$SWT = \frac{LVWTs - LVWTd}{LVWTd} \times 100 \, (\%)$$

3）局所壁運動に影響を及ぼす他の因子

脚ブロック，心室ペーシング，心筋症，高度循環血液量低下の病態は局所壁運動に異常を来すため，評価の際に留意が必要である。また，右室容量負荷，右室圧負荷，右室圧上昇，術後，異常早期興奮，収縮性心筋障害，心タンポナーデ，換気状態などが心室中隔運動に影響を及ぼす点にも留意する必要がある。

d. 多量空気塞栓，巨大心腫瘤，血栓

心腔内，血管内の空気，腫瘍，血栓の診断は臨床的に重要である。心血管内空気は，血液と音響インピーダンスが大きく異なるため，超音波の伝播を障害し高輝度陰影として描出される。小さい空気はサイドローブ，多重反射などアーチファクトを生じ，大きくなるに従って音響陰影を伴うようになる。以前は脳外科領域における坐位手術で問題となったが，現在は心臓手術における遺残空気の検出と除去時のガイドにTEEが有効であるため，よく利用される。心原性の腫瘍としては左房粘液腫の頻度が高く（図8），悪性腫瘍の頻度は低い[34)]。また腎腫瘍は腎静脈から下大静脈へ伸展することがあり，摘出手術中に塞栓源となりうるため，TEEモニターの有用性が期待されている[35)36)]。心内血栓としては左房内の頻度が高く左心耳内の検索が重要となる。また広範囲心筋梗塞では心室内血栓も生じうるため評価が必要となる。神経内科領域では，塞栓源の検索としてTEEが重要であるが，卵円孔開存を伴う奇異性脳梗塞の診断としてTEEの有用

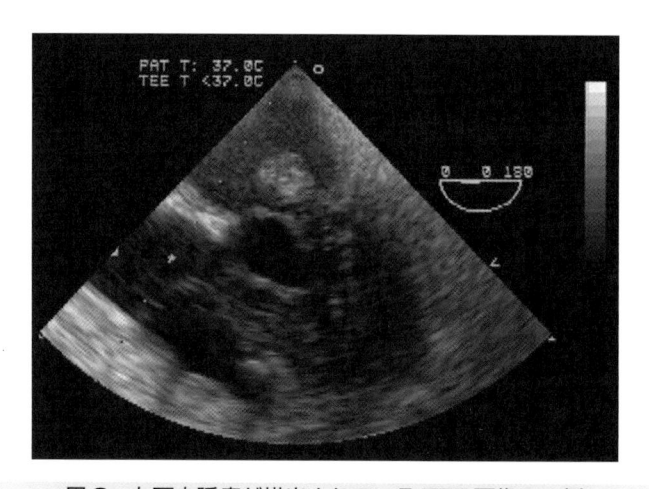

図8 左房内腫瘍が描出されている TEE 画像の一例
a. ME 四腔断面の画面中央の左房内に粘液腫が描出されている。

性が示されている。

e. 高度弁疾患[37)〜39)]

　TEE は弁手術において，術式決定に大きな影響を及ぼす重要な情報を提供できるため，きわめて有用な診断方法である．その評価を行うにあたっては，包括的で詳細な TEE 検査が必要となるが，周術期モニターとして TEE を利用する場合は，重症弁疾患の有無を判断することが重要であり基本的な評価法を知る必要がある（表15）．

1) 大動脈弁狭窄症

　h. ME 大動脈弁短軸断面を描出し，著しく肥厚して，高度に可動性の低下した弁尖を観察できる．開放時の弁口面積が 1 cm^2 未満の場合，高度大動脈弁狭窄と診断できる．k. deep TG 長軸断面または j. TG 長軸断面を描出し，連続波ドプラーモードで血流速度波形を測定すると，高速血流が描出される．最高血流速度が 4 m／s より大きい場合（平均圧較差が 40 mmHg より大きい場合），高度大動脈弁狭窄と診断される．

2) 大動脈閉鎖不全症

　i. ME 大動脈弁長軸断面を描出し，カラードプラー法を利用して拡張期に左室内に流入する逆流ジェットを確認することにより，容易に大動脈弁逆流の描出が可能である．心臓手術において心筋保護が不十分になることや心室膨張を来しうるため，中等度の大動脈閉鎖不全でも臨床的に重要と考えられる．重症度評価は，逆流ジェットの縮流部径と，左室流出路に対する逆流ジェット幅の比を計測することにより簡便な定性的評価が可能となる．それぞれ 6 mm，65％を超える場合，重度と診断される．この断面では追加情報として，弁輪径，バルサルバ洞径，sinotubular junction 径，上行大動脈径などの測定が重要である．

表15 弁疾患の重症度評価

指　標	軽度	重症度 中等度	高度
大動脈弁狭窄症			
大動脈ジェット速度（m/s）	＜3.0	3.0～4.0	4.0＜
平均圧較差（mmHg）	＜25	25～40	40＜
弁口面積（cm^2）	＞1.5	1.0～1.5	1.0＞
大動脈弁逆流			
逆流ジェット径/左室流出路径（％）	＜25	25～60	60＜
縮流部径（cm）	＜0.3	0.3～0.6	0.6＜
僧帽弁狭窄症			
平均圧較差（mmHg）	＜5	5～10	10＜
肺動脈圧（mmHg）	＜30	30～50	50＜
弁口面積（cm^2）	＞1.5	1.0～1.5	1.0＞
僧帽弁逆流			
逆流ジェット面積/左房面積比（％）	＜20	20～40	40＜
縮流部径（cm）	＜0.3	0.3～0.69	0.7≦

〔文献37）38）39）を参照して作成〕

3）僧帽弁狭窄症

僧帽弁狭窄の存在は，f. TG 心基部短軸断面ばかりでなくa. ME 四腔断面，b. ME 二腔断面，c. ME 長軸断面を利用して容易に診断が可能である（図9）。断層法では弁尖肥厚と拡張時開放制限による左室方向へのドーミングが特徴的な所見である。カラードプラー法では，吸い込み血流が描出され，スペクトラムドプラー法では最高速度，平均速度の増加した特徴的なパターンを呈する。圧半減時間を測定することにより弁口面積が推定される。平均圧較差が10より大きい場合，弁口面積が1 cm^2 より小さい場合，重度僧帽弁狭窄と診断される。付帯所見として左房拡大，もやもやエコーが描出され，左房内血栓存在の有無を確認する必要がある。

4）僧帽弁逆流症

僧帽弁逆流の存在の有無や重症度評価は，僧帽弁狭窄症で利用された断面と大動脈閉鎖不全症の診断を利用した手法を利用して行うことが可能である。左房面積に対する逆流ジェット面積比と縮流部径が，それぞれ25～40％，0.3～0.69の場合，中等度逆流と診断され，これらより小さい値は軽度，これらより大きい値は重度と診断される。偏心性逆流は重症度を過小評価するため留意が必要である。また逆流の重症度は心室負荷状態に依存するため，本来は proximal isovelocity surface area（PISA）法などを利用した逆流口面積測定などの定量評価が必要とされる。TEEの包括的検査では，弁尖の

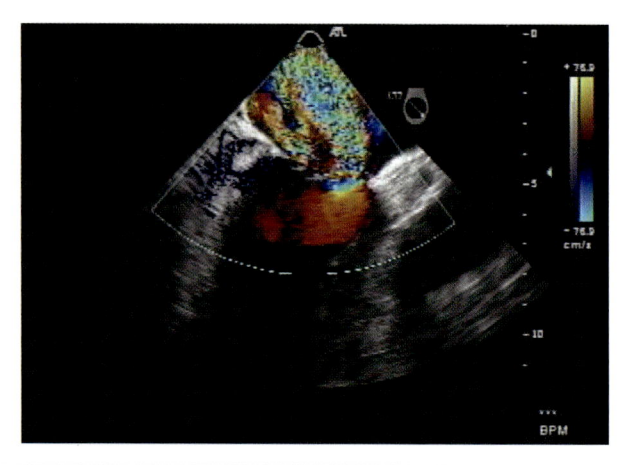

図9 重度僧帽弁閉鎖不全症患者のTEE画像
c. ME長軸断面の画面中央から，上方の左房内に多量の逆流が描出されている。

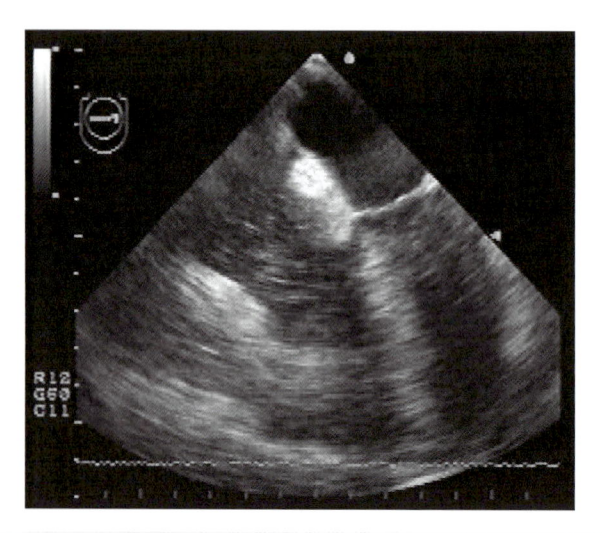

図10 心タンポナーデのTEE画像
a. ME四腔断面の画面左下方に心嚢貯留液を認め，右室が圧迫されている所見が観察される。

形態や逆流のメカニズム，病変領域などを知ることが，術式決定に必要な情報を寄与できるため，きわめて重要である。

f. 多量心膜液貯留[40]

　心嚢内は正常でも15〜30 mlの心嚢液が存在するが，浸出液または血液の増加により心嚢内圧が上昇した際に症状が出現する。急性期では出血が主たる原因であり，急性心筋梗塞による左室破裂，大動脈瘤・大動脈瘤解離の心嚢内破裂，経皮的冠動脈形成術中の冠動脈穿孔，外傷などが原因となり，200 ml程度の貯留で心タンポナーデ症状を来す。慢性的貯留は，心膜伸展により許容貯留量は著明に増加するが，急激な貯留量増加は，心房・心室の虚脱と心タンポナーデを来しうる（図10）。右室の虚脱は拡張早期，

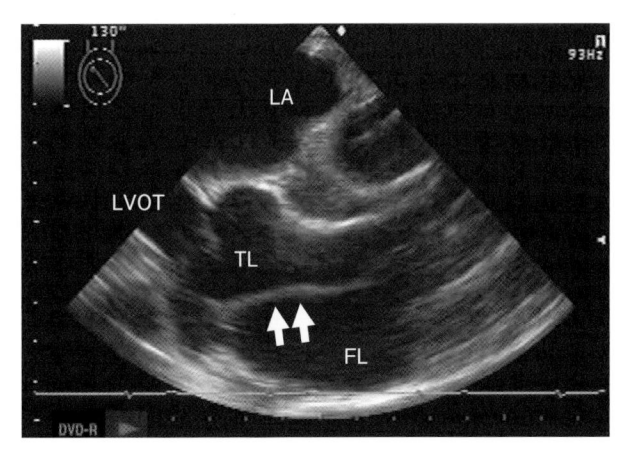

図 11　I型大動脈解離患者のTEE画像

i. ME 大動脈弁長軸断面にて intimal flap（↑）が観察される。左室流出路（LVOT）と連続した真腔（TL）と intimal flap で隔てられた偽腔（FL）が観察される。
LA : left atrium, LVOT : left ventricular outflow tract, TL : true lumen, FL : false lumen

右房の虚脱は拡張後期と収縮早期に見られることが多く，両心腔の虚脱が観察された場合は血行動態的に影響のある心膜液貯留と考えられる。左室は壁厚と硬度により，左房はその解剖学的位置により虚脱を来しにくいが，容量が増加した際は虚脱しうる。心臓手術後は部分的な貯留でも心タンポナーデ症状を呈するため，詳細な観察が必要である。

g. 重症大血管病変

　TEE は外傷後において簡便性や所要時間，診断的正確性，安全性などの面から大動脈造影法や CT 撮影などと比較して優れた診断方法であることが証明されている[41)42)]。また大動脈解離患者において，上行大動脈の一部で特異度が MRI, CT と比較して低かったものの，感度，エントリー部位の検出においてそれぞれ TTE, CT と比較して利点があり，MRI と比較して所要時間における優位性が認められた[43)]。解離の合併症として心タンポナーデ，大動脈弁逆流，血胸などが起こりえるが，TEE ではこれらの描出に優れており，有用と考えられる。また大動脈の粥状硬化性病変の診断を容易に行えるため，手術操作による塞栓防止に役立つと考えられている（図 11）。

3　血圧低下時の評価方法

　周術期モニタリングとして TEE を活用するためには，低血圧発生時の診断を行い，治療の指標とすることが可能でなくてはならない。次に示したフローチャートは，その骨格となるものであるが，特に，循環血液量の低下か心不全かを判断するだけでも，臨床上有益な情報である。TEE の正常画像に慣れ親しみ，異常像を短時間で診断し治療を開始することが重要である（図 12）。

5. 超音波モニタリング

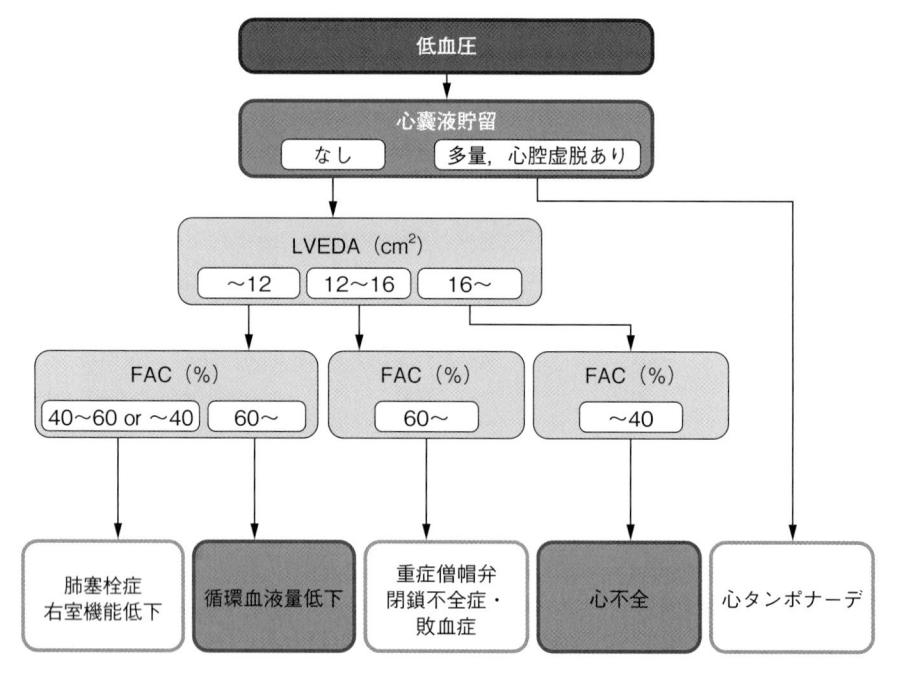

```
                    低血圧
                      │
                 心嚢液貯留
            ┌────────┴────────┐
           なし            多量, 心腔虚脱あり
            │
       LVEDA (cm²)
    ┌───────┼───────┐
   ~12    12~16    16~
    │       │       │
  FAC(%)  FAC(%)  FAC(%)
 ┌──┴──┐   │       │
40~60  60~  60~    ~40
 or ~40
  │    │    │       │    │
肺塞栓症 循環血液量 重症僧帽弁  心不全  心タンポナーデ
右室機能   低下    閉鎖不全症・
低下             敗血症
```

図12 TEEを用いた血圧低下時の原因検索フローチャート

血行動態が安定しない状況では素早い診断が必要となる。心嚢液貯留の有無を確認し，LVEDAとFACを計測する。LVEDA低下，FAC増加を伴う循環血液量低下とLVEDA上昇，FAC低下を伴う心不全の相対する病態の診断が重要である。そのほかはチャートに従う。

LVEDA：left ventricular end-systolic area（左室収縮終期面積），FAC：fractional area change（積変化率）

〔清野雄介. 集中治療室での経食道心エコーの利用. 日本周術期経食道心エコー認定委員会（JB-POT）編. 第7回経食道心エコー講習会スライド集. 東京：日本心臓血管麻酔学会（JSCVA）；2008. p.60-4 より改変引用〕

その他

1 心臓手術における包括的評価

　本項では，TEEをモニターとして活用するために必要な知識や技術を中心に記載がなされているが，包括的検査を行うことにより，心臓手術術式に影響を及ぼす重要な情報を得ることが可能である。背景因子の異なる報告によりその頻度は狭い値に収まってはいないが，麻酔導入後に施行されたTEE検査において，術式追加変更を伴う新たな病変の診断がなされる割合は，3.4～27％と報告されている[45)～47)]。基礎的TEE検査の施行後に，時間的に余裕がある症例では，8つの最少断面に加え残りの断面を描出し，病態を把握する必要がある。また，TEEをさまざまなカテーテル，カニューレ留置のガイド・確認に利用することで，TEEをリスクマネージメントとして利用することが可能である。これらの診断を行うためには，TEE施行者にも必要な要件が存在し，適

切な教育を受け，トレーニングを行う必要がある。包括的評価に関してはTEE専門書に譲り，本項では割愛する。

2 費　用

　TEE検査を行う際の費用は，超音波診断装置の初期投資費用，維持費用，人件費などを考慮すると安価ではない。国内の診療報酬改訂では，2008年に超音波検査内の経食道的超音波法区分の診療点数が800点から1,500点に引き上げられた。平成22年にはマスクまたは気管挿管による閉鎖循環式全身麻酔において，特に長時間の使用が必要とされる術中経食道心エコー連続監視加算が新設されており，医療者側から判断した費用面では改善の方向へ向かうことが期待されるが，長時間使用を余儀なくされるTEEでは，症例あたりの費用が高く算定されうる。しかし，TEEが追加術式に寄与する診断を行えることで，再手術を避けうる状況が生じ，潜在的な費用削減効果は，症例あたり＄30,000〜＄70,000に上るとも報告されている[48]。BensonとCahalanの報告[49]では，このようなTEEの費用的な恩恵は，先天性心疾患でもっとも多く＄875，以下，先天性心疾患，弁形成，冠動脈再建術，弁手術の順でそれぞれ＄750，＄100〜500，＄125と算出されている。TEEの患者に及ぼす利益とともに，費用面での利点も期待される。

3 記　録

　検査結果の記録，報告書作成，保存はきわめて重要である。患者の状態は周術期に変動しやすく，検査時の状態と比較を行う際に必要となる可能性もあり，これは後日の再手術などでも同様である。記録媒体として動画の保存が必要である。短時間の変化を一時的に参照する際は，装置内部の記憶装置も有用性が高い。報告書の作成は，後日の簡易的な情報収集の際に重要であり，診療報酬上も米国では必須となっている。これらの情報を，有事の際にすぐに活用できるよう一定期間適切に保存することも，必要である。

4 異常類似正常構造物とアーチファクト

　TEE診断の難易度を増すものとして，異常と判断される可能性がある正常構造物とアーチファクトが挙げられる。図13に挙げられたクマジン稜は前者の代表例であるが，左肺静脈と左心耳の隔壁であり，血栓の誤診のもとに，ワルファリンを投与された歴史があり，命名された。仮に人工心肺離脱後に異常構造物と診断し，再人工心肺を開始してしまっては，多くの不利益を生じる。また多重反射やサイドローブ，ミラーイメージにより，本来存在しない動脈内にintimal flap様の構造物が描出されることがある。この所見を大動脈解離と診断し手術を開始してしまっては，上記と同様に多くの不利益が生じることは明白である。TEE検査では異常を発見することも重要であるが，陽性所見の整合性を判断することもきわめて重要である。TEE検査ではこれらの異常類似正常構造物とアーチファクトが数多く存在することを念頭に置く必要があり，TEE施行

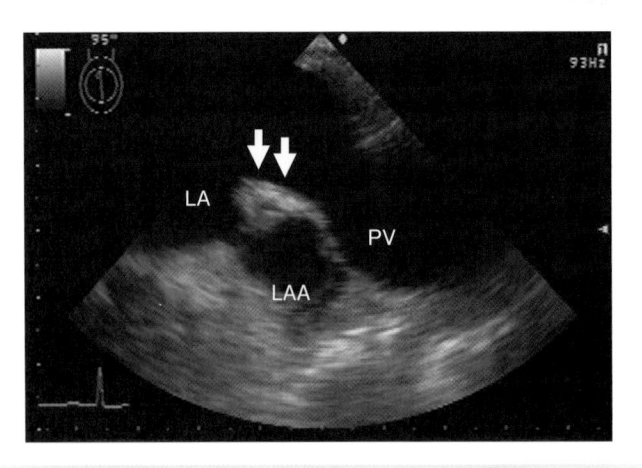

図13 クマジン稜が描出されたTEE画像
左心耳と左肺静脈間に血栓類似のクマジン稜（⇩）が明瞭に描出されている。
PV : pulmonary vein, LA : left atrium, LAA : left atrial appendage

者はこれらに関する内容も熟知することが要求される。

5 その他の検査

本項では，TEEをモニターとして活用するための必須事項が中心に記載されている。その他の検査として，拡張能評価，右心系評価も重要であり近年注目を浴びている。また，組織ドプラーから得られる情報は多く，組織ハーモニックイメージングも一部の機種で利用可能である。さらに，3D-TEEが2008年よりわが国でも利用可能となっており，多くの期待が寄せられている。これらの項目は，TEE成書に委ねる。

おわりに

TEEをモニターとして有用に活用するために，必要な事項について述べた。TEEは無侵襲検査ではないため，安全に施行するために施行開始前に十分な知識が必要である。TEEを有効に活用するためには，装置の操作法や基本的原理などを十分に習得する必要がある。基礎的検査を施行するために8つの最少断面を理解し，描出させる必要がある。TEEの有効な症例を把握し，検出すべき異常所見を理解したうえで，描出，診断する必要がある。特に血圧低下時の評価は重要であり，すぐに治療を開始できるよう，心室容積と収縮力の即時の診断が必要となる。TEEは，モニタリングのほか，リスクマネージメントおよび診断のための機器として高い能力を保持しているため，上級施行者として包括的TEE検査が有用であることを認識する必要がある。またTEE施行者は，いずれの検査においても十分な知識と経験が必要である。経験を十分積んだ施行者が増え，TEEの恩恵を受ける患者が増えることを祈念して，本項を閉じる。

■参考文献

1) Side CD, Gosling RG. Non-surgical assessment of cardiac function. Nature 1971 ; 232 : 335-6.
2) Frazin L, Talano JV, Stephanides L, et al. Esophageal echocardiography. Circulation 1976 ; 54 : 102-8.
3) Matsumoto M, Oka Y, Lin YT, et al. Transesophageal echocardiography ; for assessing ventricular performance. NY State J Med 1979 ; 79 : 19-21.
4) Teichholz LE, Kreulen T, Herman MV, et al. Problems in echocardiographic volume determinations : Echocardiographic-angiographic correlations in the presence of absence of asynergy. Am J Cardiol 1976 ; 37 : 7-11.
5) Matsumoto M, Oka Y, Strom J, et al. Application of transesophageal echocardiography to continuous intraoperative monitoring of left ventricular performance. Am J Cardiol 1980 ; 46 : 95-105.
6) Matsuzaki M, Matsuda Y, Ikee Y, et al. Esophageal echocardiographic left ventricular anterolateral wall motion in normal subjects and patients with coronary artery disease. Circulation 1981 ; 63 : 1085-92.
7) Matsumoto M, Hanrath P, Kremer P, et al. Evaluation of left ventricular performance during supine exercise by transoesophageal M-mode echocardiography in normal subjects. Br Heart J 1982 ; 48 : 61-6.
8) Hisanaga K, Hisanaga A, Nagata K, et al. Transesophageal cross-sectional echocardiography. Am Heart J 1980 ; 100 : 605-9.
9) Wells MK, Histand MB, Reeves JT, et al. Ultrasonic transesophageal measurement of hemodynamic parameters in humans. ISA Trans 1979 ; 18 : 57-61.
10) Schluter M, Langenstein BA, Hanrath P, et al. Assessment of transesophageal pulsed Doppler echocardiography in the detection of mitral regurgitation. Circulation 1982 ; 66 : 784-9.
11) Mohr-Kahaly S, Erbel R, Borner N, et al. Combination of color Doppler and transesophageal echocardiography in emergency diagnosis of type I aortic dissections. Z Kardiol 1986 ; 75 : 616-20.
12) Omoto R, Kyo S, Matsumura M, et al. Recent technological progress in transesophageal color Doppler flow imaging with special reference to newly developed biplane and pediatric probes. In : Erbel R, Khandheria B, Brennecke R, et al, editors. Transesophageal Echocardiography. Heidelberg : Springer-Verlag ; 1989. p.21-6.
13) Roelandt JR, Thomson IR, Vletter WB, et al. Multiplane transesophageal echocardiography ; latest evolution in an imaging revolution. J Am Soc Echocardiogr 1992 ; 5 : 361-7.
14) Pandian NG, Nanda NC, Schwartz SL, et al. Three-dimensional and four-dimensional transesophageal echocardiographic imaging of the heart and aorta in humans using a computed tomographic imaging probe. Echocardiography 1992 ; 9 : 677-87.
15) Sharma R, Mann J, Drummond L, et al. The evaluation of real-time 3-dimensional transthoracic echocardiography for the preoperative functional assessment of patients with mitral valve prolapse ; A comparison with 2-dimensional transesophageal echocardiography. J Am Soc Echocardiogr 2007 ; 20 : 934-40.
16) Souquet J, Hanrath P, Zitelli L, et al. Transesophageal phased array for imaging the heart. IEEE Trans Biomed Eng 1982 ; 29 : 707-12.
17) Thys DM, Abel M, Bollen BA, et al. Practice guidelines for perioperative transesophageal echocardiography. A report by the American Society of Anesthesiologists and the Society of Cardiovascular Anesthesiologists task force on transesophageal echocardiography. Anes-

thesiology 1996 ; 84 : 986-1006.

18) Shanewise JS, Cheung AT, Aronson S, et al. ASE/SCA guidelines for performing a comprehensive intraoperative multiplane transesophageal echocardiography examination ; Recommendations of the American Society of Echocardiography council for intraoperative echocardiography and the Society of Cardiovascular Anesthesiologists task force for certification in perioperative transesophageal echocardiography. Anesth Analg 1999 ; 89 : 870-84.

19) Cahalan MK, Abel M, Goldman M, et al. American Society of Echocardiography and Society of Cardiovascular Anesthesiologists task force guidelines for training in perioperative echocardiography. Anesth Analg 2002 ; 94 : 1384-8.

20) Thys D, Brooker R, Cahalan M, et al. Practice guidelines for perioperative transesophageal echocardiography. An updated report by the American Society of Anesthesiologists and the Society of Cardiovascular Anesthesiologists task force on transesophageal echocardiography. Anesthesiology 2010 ; 112 : 1084-96.

21) Vezina DP, Johnson KB, Cahalan M. Transesophageal echocardiography. In : Miller RD, editor. Miller's anesthesia. Vol 1. 7th ed. Philadelphia : Churchill Livingstone ; 2010. p.1329-56.

22) Min JK, Spencer KT, Furlong KT, et al. Clinical features of complications from transesophageal echocardiography ; A single-center case series of 10,000 consecutive examinations. J Am Soc Echocardiogr 2005 ; 18 : 925-9.

23) Kallmeyer IJ, Collard CD, Fox JA, et al. The safety of intraoperative transesophageal echocardiography ; A case series of 7200 cardiac surgical patients. Anesth Analg 2001 ; 92 : 1126-30.

24) 日本消化器内視鏡学会卒後教育委員会. 消化器内視鏡ガイドライン. 第3版. 東京：医学書院；2006. p.53-63.

25) 日本消化器内視鏡技師会安全管理委員会. 内視鏡の洗浄・消毒に関するガイドライン（第二版）. 日消内視鏡技会報 2004；32：82-96.

26) Darmon PL, Hillel Z, Mogtader A, et al. Cardiac output by transesophageal echocardiography using continuous-wave Doppler across the aortic valve. Anesthesiology 1994 ; 80 : 796-805 ; discussion 725A.

27) Gorcsan J 3rd, Diana P, Ball BA, et al. Intraoperative determination of cardiac output by transesophageal continuous wave Doppler. Am Heart J 1992 ; 123 : 171-6.

28) Miller JP, Lambert AS, Shapiro WA, et al. The adequacy of basic intraoperative transesophageal echocardiography performed by experienced anesthesiologists. Anesth Analg 2001 ; 92 : 1103-10.

29) Cheung AT, Savino JS, Weiss SJ, et al. Echocardiographic and hemodynamic indexes of left ventricular preload in patients with normal and abnormal ventricular function. Anesthesiology 1994 ; 81 : 376-87.

30) Tei C, Ling LH, Hodge DO, et al. New index of combined systolic and diastolic myocardial performance ; A simple and reproducible measure of cardiac function—a study in normals and dilated cardiomyopathy. J Cardiol 1995 ; 26 : 357-66.

31) Lang RM, Bierig M, Devereux RB, et al. Recommendations for chamber quantification ; A report from the American Society of Echocardiography's guidelines and standards committee and the chamber quantification writing group, developed in conjunction with the European Association of Echocardiography, a branch of the European Society of Cardiology. J Am Soc Echocardiogr 2005 ; 18 : 1440-63.

32) Cerqueira MD, Weissman NJ, Dilsizian V, et al. Standardized myocardial segmentation and

nomenclature for tomographic imaging of the heart ; A statement for healthcare professionals from the cardiac imaging committee of the council on clinical cardiology of the American Heart Association. Circulation 2002 ; 105 : 539-42.

33) Schiller NB, Shah PM, Crawford M, et al. Recommendations for quantitation of the left ventricle by two-dimensional echocardiography. American Society of Echocardiography committee on standards, subcommittee on quantitation of two-dimensional echocardiograms. J Am Soc Echocardiogr 1989 ; 2 : 358-67.

34) Reynen K. Cardiac myxomas. N Engl J Med 1995 ; 333 : 1610-7.

35) Treiger BF, Humphrey LS, Peterson CV Jr, et al. Transesophageal echocardiography in renal cell carcinoma ; An accurate diagnostic technique for intracaval neoplastic extension. J Urol 1991 ; 145 : 1138-40.

36) Sasaoka N, Kawaguchi M, Sha K, et al. Intraoperative immediate diagnosis of acute obstruction of tricuspid valve and pulmonary embolism due to renal cell carcinoma with transesophageal echocardiography. Anesthesiology 1997 ; 87 : 998-1001.

37) Zoghbi WA, Enriquez-Sarano M, Foster E, et al. Recommendations for evaluation of the severity of native valvular regurgitation with two-dimensional and Doppler echocardiography. J Am Soc Echocardiogr 2003 ; 16 : 777-802.

38) Baumgartner H, Hung J, Bermejo J, et al. Echocardiographic assessment of valve stenosis : EAE/ASE recommendations for clinical practice. J Am Soc Echocardiogr 2009 ; 22 : 1-23 ; quiz 101-2.

39) Douglas PS, Khandheria B, Stainback RF, et al. ACCF/ASE/ACEP/ASNC/SCAI/SCCT/SCMR 2007 appropriateness criteria for transthoracic and transesophageal echocardiography : A report of the American College of Cardiology foundation quality strategic directions committee appropriateness criteria working group, American Society of Echocardiography, American College of Emergency Physicians, American Society of Nuclear Cardiology, Society for Cardiovascular Angiography and Interventions, Society of Cardiovascular Computed Tomography, and the Society for Cardiovascular Magnetic Resonance endorsed by the American College of Chest Physicians and the Society of Critical Care Medicine. J Am Coll Cardiol 2007 ; 50 : 187-204.

40) Nussmeier NA, Hauser MC, Sarwar MF, et al. Transesophageal echocardiography. In : Miller RD, ed. Miller's anesthesia. Vol 2. 7th ed. Philadelphia : Churchill Livingstone ; 2010. p.1889-976.

41) Buckmaster MJ, Kearney PA, Johnson SB, et al. Further experience with transesophageal echocardiography in the evaluation of thoracic aortic injury. J Trauma 1994 ; 37 : 989-95.

42) Vignon P, Gueret P, Vedrinne JM, et al. Role of transesophageal echocardiography in the diagnosis and management of traumatic aortic disruption. Circulation 1995 ; 92 : 2959-68.

43) Nienaber CA, von Kodolitsch Y, Nicolas V, et al. The diagnosis of thoracic aortic dissection by noninvasive imaging procedures. N Engl J Med 1993 ; 328 : 1-9.

44) 清野雄介. 集中治療室での経食道心エコーの利用. 日本周術期経食道心エコー認定委員会 (JB-POT) 編. 第7回経食道心エコー講習会スライド集. 東京：日本心臓血管麻酔学会 (JSCVA) ; 2008. p.60-4.

45) Qaddoura FE, Abel MD, Mecklenburg KL, et al. Role of intraoperative transesophageal echocardiography in patients having coronary artery bypass graft surgery. Ann Thorac Surg 2004 ; 78 : 1586-90.

46) Click RL, Abel MD, Schaff HV. Intraoperative transesophageal echocardiography : 5-Year prospective review of impact on surgical management. Mayo Clin Proc 2000 ; 75 : 241-7.

47) Mishra M, Chauhan R, Sharma KK, et al. Real-time intraoperative transesophageal echo-

cardiography—How useful? Experience of 5,016 cases. J Cardiothorac Vasc Anesth 1998 ; 12 : 625-32.
48) Murphy PM. Pro：Intraoperative transesophageal echocardiography is a cost-effective strategy for cardiac surgical procedures. J Cardiothorac Vasc Anesth 1997 ; 11 : 246-9.
49) Benson MJ, Cahalan MK. Cost-benefit analysis of transesophageal echocardiography in cardiac surgery. Echocardiography 1995 ; 12 : 171-83.

(国沢　卓之)

IV

神経・筋

IV. 神経・筋

1 筋弛緩モニター

はじめに

　記録されたデータの信頼性という点で，筋弛緩薬の効果は筋張力や筋電位を指標に評価するのが一般的であった。しかしそれらの機器は大型で，セットアップも容易ではないため，主に研究用ツールとして用いられてきた。その点，加速度モニターは携帯性や簡易性を備え，日々の臨床麻酔モニターとして適した型に進歩してきた。本項では，加速度モニターの使用法と注意点，筋弛緩維持や神経筋機能回復の定量評価の重要性について解説する。

筋弛緩モニタリングの始まり

　1942年にモントリオールの麻酔科医 Harold R. Griffith とレジデントである Enid Johnson により，クラーレの臨床麻酔への応用が報告[1]されて以後，筋弛緩薬の有用性は広まり，デカメトニウム（1949年）やスキサメトニウム（1951年）など脱分極性筋弛緩薬やそのほかの非脱分極性筋弛緩薬も開発，使用されるようになった。筋弛緩薬を用いる麻酔の普及に伴い，ネオスチグミンにより拮抗されにくい d-ツボクラリンへの高感受性症例が存在することが報告された[2,3]。この事例のような遷延筋弛緩予防のため，患者覚醒下に d-ツボクラリンの感受性試験を実施する施設もあった[2]。まず d-ツボクラリン挿管量の約1/3量を静脈内投与し，呼吸停止などの過度の反応が生じなければ，静脈麻酔薬と追加の d-ツボクラリンを投与して全身麻酔を導入するという方法であった。術後遷延無呼吸が生じた場合，筋弛緩作用の遷延による末梢性機序と，麻酔薬，鎮痛薬あるいは高二酸化炭素血症による中枢神経系の抑制機序を鑑別する必要があった。そこで無呼吸時の診断や筋弛緩遷延の予防のために，簡易的な神経刺激装置（単収縮刺激と50 Hz テタヌス刺激のみ可能）が開発，市販され，その有用性が1958年に報告されている[4]。1970年前後，神経筋遮断の定量法に関する研究が精力的になされ，現在の筋弛緩モニタリングの基本となる四連（train-of-four：TOF）刺激[5]が開発され研究や臨床に応用されるようになった。

筋弛緩モニターの意義

元来，筋弛緩薬への感受性は個々の症例で大きく異なるうえ，その効果は年齢，性，体重，合併症などの患者特性，種々の麻酔薬や併用薬などにより容易に影響される。図1にはロクロニウム1 mg/kg単回静脈内投与後の10％作用持続時間を示しているが，前述した筋弛緩効果への影響因子を無視して記録した場合，思った以上にばらつきが大きいことが分かる[6]。この大きな差を麻酔科医の勘と経験だけで正確に把握するのは困難であり，筋弛緩薬の薬力学を確実に評価できる筋弛緩モニターを用い，TOF刺激やポストテタニックカウント（post-tetanic count：PTC）刺激などの神経刺激法を状況に応じて使い分ければ，筋弛緩効果を容易に監視でき，個々の症例や手術内容に応じた筋弛緩を提供できる。さらに麻酔終了時には筋弛緩からの回復程度と拮抗の必要性をTOF比より定量的に評価できる。呼吸量や握力などの症状観察のみで筋弛緩からの回復を評価した場合，術後残存筋弛緩の発生率は意外に高く[7]～[13]（図2），無気肺や肺炎などの術後合併症の原因ともなる。呼吸，循環，麻酔深度などのモニターに筋弛緩モニターを加えることにより，麻酔時の患者安全性は確実に向上するはずである。

筋弛緩モニターの種類と原理

現在臨床で主に使用されているのは，末梢神経刺激装置と加速度モニターである。

1 末梢神経刺激装置

末梢神経を電気刺激し，その支配筋の収縮に基づく体表の運動を評価者の視覚あるい

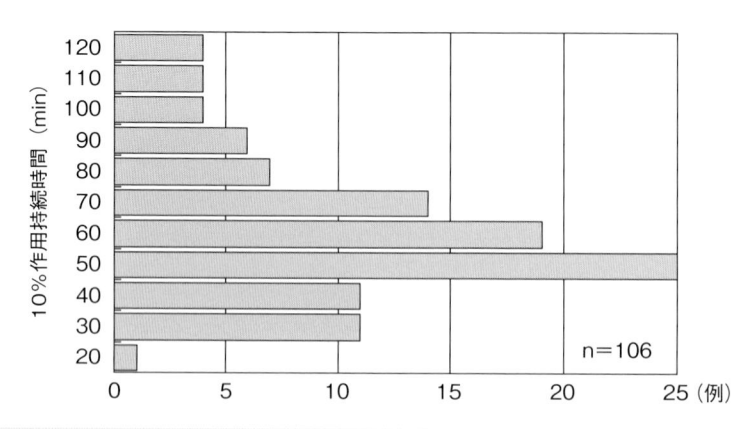

図1 ロクロニウム1 mg/kg投与よりT1がコントロールの10％に回復するまでの作用持続時間のばらつき
（鈴木孝浩．筋弛緩薬の投与量はしっかりしたモニタリングから―投与量への影響因子を探る―．日臨麻会誌 2010；30：759-63より引用）

は触覚で把握するものであり，正確にはモニターとしての範疇に属さない機種であろう。しかし麻酔中の筋弛緩モニターの歴史はここから始まったのである[4]。簡易的で小型のため種々の機種がこれまで開発，臨床応用されてきた（図3）。全身麻酔導入期における安全な気管挿管や維持期の筋弛緩薬追加投与のタイミングを察知するには十分な装置といえる。例えば尺骨神経刺激時の母指運動における TOF カウント（一連の TOF 刺激中何発の筋運動が確認されるか，0-4 で表される）が 2 に回復したところで筋弛緩薬を追加投与すると，開腹手術などに要される筋弛緩が提供できる。しかしあくまで評価者の主観的評価に頼らざるをえないことが欠点であり，たとえ作用発現や維持期には有用であっても，筋弛緩からの回復の評価には不十分な装置である。回復期には TOF，ダブルバーストやテタヌスなどの連続刺激を応用し，筋収縮中の減衰を触知評価する。その際，麻酔科医が覚えておかねばならない重要なポイントは，筋弛緩モニターにいかに習熟した麻酔科医であっても，実際に計測した TOF 比が 0.4 を超えて回復してしまえば，TOF 刺激時の減衰を察知できなくなる[14]ということである（図4）。つまり末梢神経刺激装置のみでは，至適回復である TOF 比＞ 0.9 の基準を到底把握できないのである。

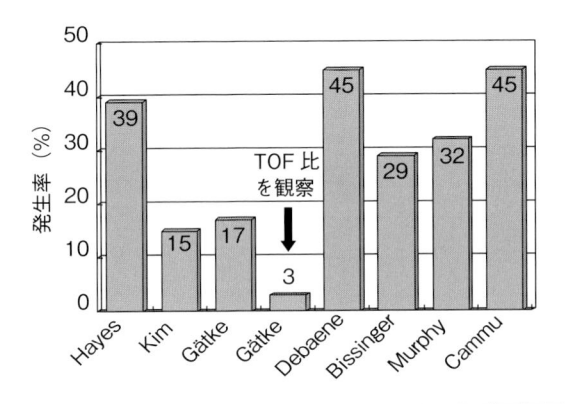

図2　ロクロニウム使用後の残存筋弛緩の報告例

Gätke らの報告のように筋弛緩状態を客観的に定量評価できるモニターを使用したときのみ，残存筋弛緩発生率を低減させることができる。これ以外の報告では定量モニターは使用しておらず，全くモニタリングをしていないか，あるいは用いたとしても末梢神経刺激装置による母指運動における減衰の有無の感覚的な評価のみである。大部分の症例で抗コリンエステラーゼにより拮抗されているにもかかわらず，残存筋弛緩は発生している。つまり，患者安全のためには筋弛緩モニターによる至適回復の評価が必要なのである。

(Hayes AH, Mirakhur RK, Breslin DS, et al. Postoperative residual block after intermediate-acting neuromuscular blocking drugs. Anaesthesia 2001；56：312-8, Kim KS, Lew SH, Cho HY, et al. Residual paralysis induced by either vecuronium or rocuronium after reversal with pyridostigmine. Anesth Analg 2002；95：1656-60, Gätke MR, Viby-Mogensen J, Rosenstock C, et al. Postoperative muscle paralysis after rocuronium：less residual block when acceleromyography is used. Acta Anaesthesiol Scand 2002；46：207-13, Debaene B, Plaud B, Dilly MP, et al. Residual paralysis in the PACU after a single intubating dose of nondepolarizing muscle relaxant with an intermediate duration of action. Anesthesiology 2003；98：1042-8, Bissinger U, Schimek F, Lenz G. Postoperative residual paralysis and respiratory status：a comparative study of pancuronium and vecuronium. Physiol Res 2000；49：455-62, Murphy GS, Szokol JW, Marymont JH, et al. Residual paralysis at the time of tracheal extubation. Anesth Analg 2005；100：1840-5, Cammu G, De Witte J, De Veylder J, et al. Postoperative residual paralysis in outpatients versus inpatients. Anesth Analg 2006；102：426-9 よりデータ引用)

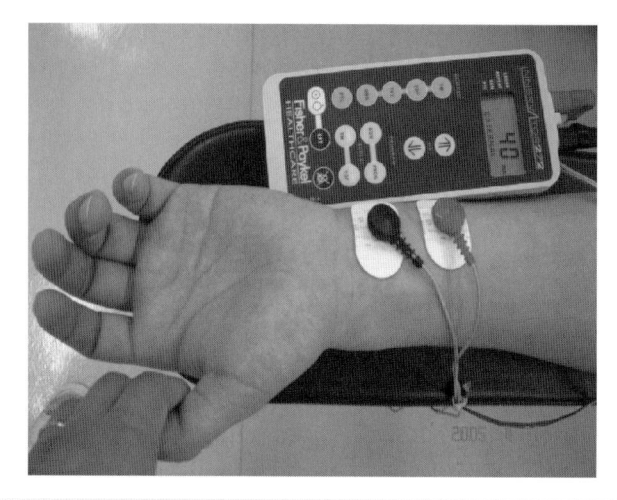

図3　末梢神経刺激装置の一例

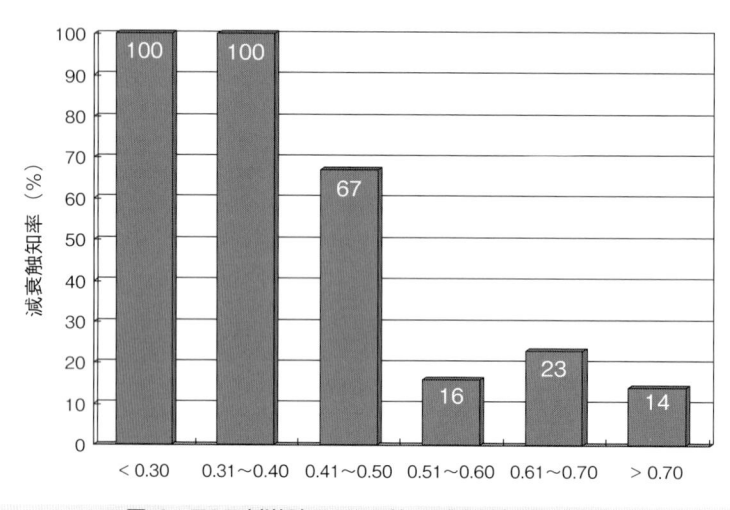

図4　TOF刺激時のTOF比と減衰触知率の関係

2 加速度モニター（acceleromyogram：AMG）（図5）

　一定の質量を有するトランスデューサにかかる加速度はその動きを生じさせている力と比例するという，ニュートンの第二法則（力＝質量×加速度）を応用したモニターである。つまり筋収縮力とその加速度の変化率は同等であるという理論から成り立っている。トランスデューサは小型，軽量で，母指に限らず比較的多くの筋種に対応できるのが利点である。加速度感知の感受性も高く，顔面筋の小さな動きをも増幅できる。AMGで記録したデータは他機種でのデータとは相関性が低いが，研究用ツールとしての地位もこれまでの研究結果より確立されてきている[15]。研究に用いるのであれば，PCにリンクできるTOF-ウォッチ®SXタイプが勧められる。

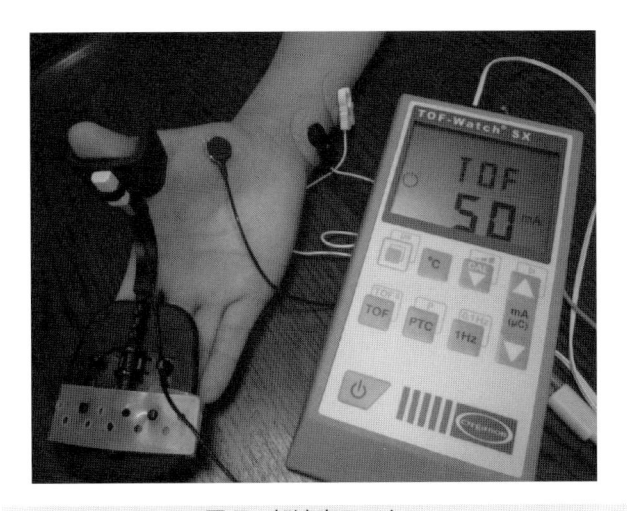

図5 加速度モニター
尺骨神経刺激による母指内転筋収縮反応の導出

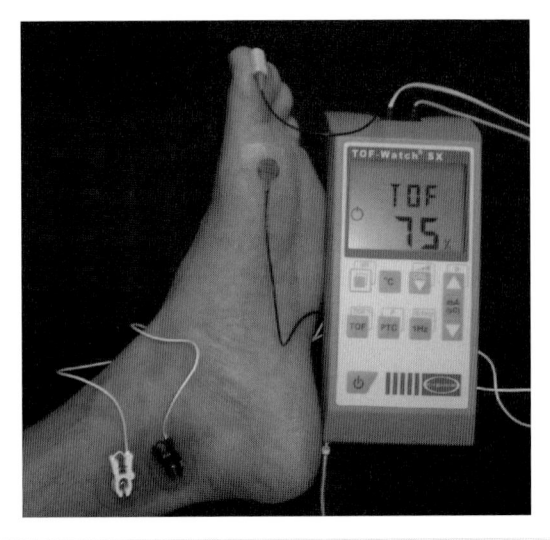

図6 脛骨神経刺激時の母趾屈曲反応の導出

加速度モニタリングの基礎知識

1 測定筋の選択

　　筋弛緩モニタリングは尺骨神経刺激による母指内転筋反応（図5）が基本であるが，加速度トランスデューサは母指以外の筋にも応用できるため，母趾（図6）や顔面筋（図7）でもモニタリングが可能になった．それに伴い母指内転筋とそのほかの測定筋の間で生じる筋弛緩薬の効果差を認識し，有効利用する必要がある．筋弛緩作用の筋種差の

説明には，筋血流量や筋のアセチルコリン受容体数に関する知識が必須となる。筋弛緩薬の作用発現は筋血流量や薬物到達時間に依存し，喉頭筋や横隔膜のような中枢に位置する筋では発現が速く，母指のような末梢筋では遅くなる[16]。作用持続時間や回復時間は筋単位面積あたりのアセチルコリン受容体密度の濃い筋，つまり喉頭筋や横隔膜で短く，それよりも母指における筋弛緩からの回復は遅れる[17]（図8）。手術中のバッキングやしゃっくりを防ぐには，呼吸筋をモニターし筋弛緩を維持すればよく，筋弛緩からの完全な回復を観察するには母指が適している。しかしながら呼吸筋のモニタリングは臨床上容易ではなく，その代用として近似した筋弛緩推移を示す皺眉筋（図7）が適している[18]。確かにロクロニウム1 mg/kg投与時の平均作用発現時間は母指の77秒と比べて皺眉筋では62秒と速く，10％作用持続時間は母指で70分，皺眉筋で55分と有意差が出る。各筋でT1をコントロールの10％に維持するようにロクロニウムを持続投与した場合，その維持量は母指の5 μg/kg/minに比し，皺眉筋では7 μg/kg/minと高用量を要する[19]。母趾では母指と比べて，作用発現は遅く，回復が速い[20]。

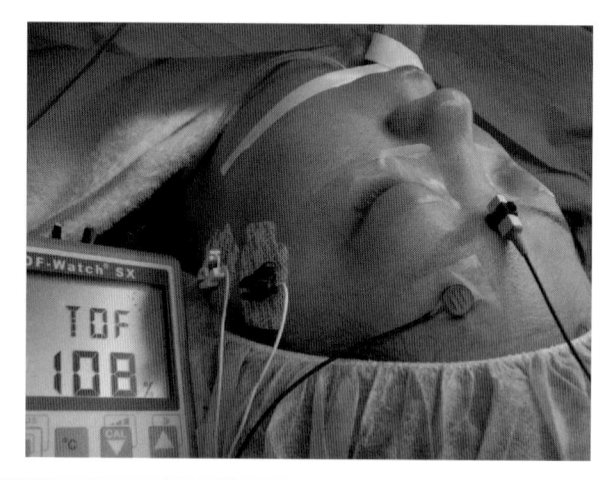

図7 顔面神経刺激による皺眉筋収縮反応の導出

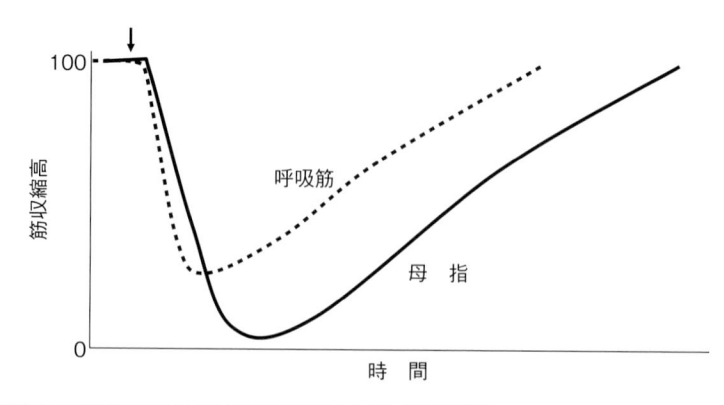

図8 呼吸筋と母指における筋弛緩の推移
横隔膜や喉頭筋における筋弛緩の推移を母指と比べると，作用発現も回復も速い。
筋弛緩の程度は母指のほうで強く現れる。

2 刺激電極の貼付と刺激ケーブルの接続

まず酒精綿で皮膚をよく擦り皮膚抵抗を減らしたうえで，目的とする神経上へ2枚の電極の間隔を1cm程度あけて貼付する．

- 尺骨神経：手関節近位で尺側手根屈筋腱あるいは尺骨動脈上（図5）
- 脛骨神経：脛骨内果とアキレス腱間，脛骨動脈上（図6）
- 顔面神経：耳前部で頬骨弓の上下（図7）

神経走行の中枢側に陽極，末梢側に陰極ケーブルを接続したほうが筋収縮反応は大きくなる[21]．

3 トランスデューサの装着

安定かつ十分に大きな反応を得るためには，運動方向に対してトランスデューサが垂直に位置するよう設置しなければならない（図9）．母指や母趾にトランスデューサを装着する場合には掌側関節上の平らな面にテープで貼付してもよいが，TOFウォッチ™に付属するディスポリング（図9）を用いれば装着方向の微調整が容易である．母指の場合には付属のハンドアダプタ™（図10）を用いてトランスデューサを設置すれば，指の固定とともに母指に適度な前負荷がかかり測定が安定する．手指は専用の固定具を使用しない場合には，テープである程度固定しトランスデューサの運動方向が途中で変化しないよう努める．図11のように前腕を固定しないと，加速度が前腕の肢位により変化し，T1がコントロール値まで十分に回復しないことが多い（図12）．前腕が内転

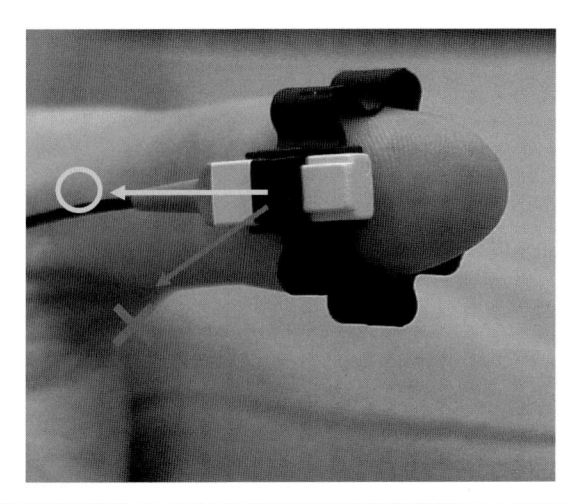

図9　トランスデューサの設置
運動方向に対して垂直になるよう位置を調整する．

1. 筋弛緩モニター

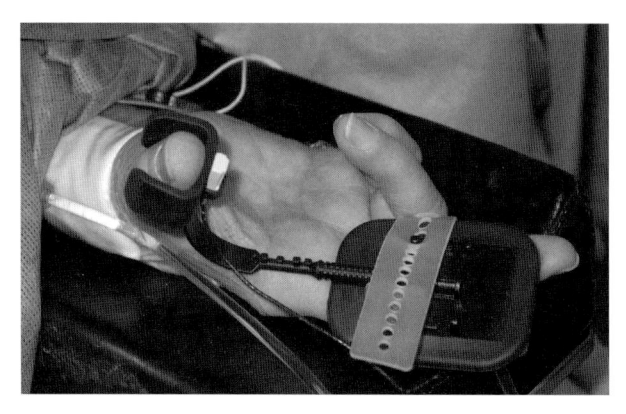

図10　ハンドアダプタ™を用いたトランスデューサの設置と手指の固定

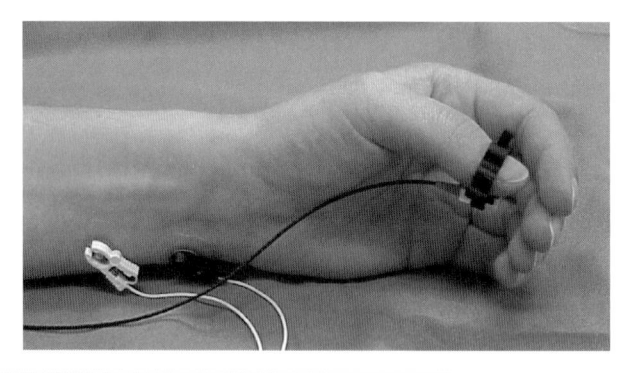

図11　前腕の肢位不良例

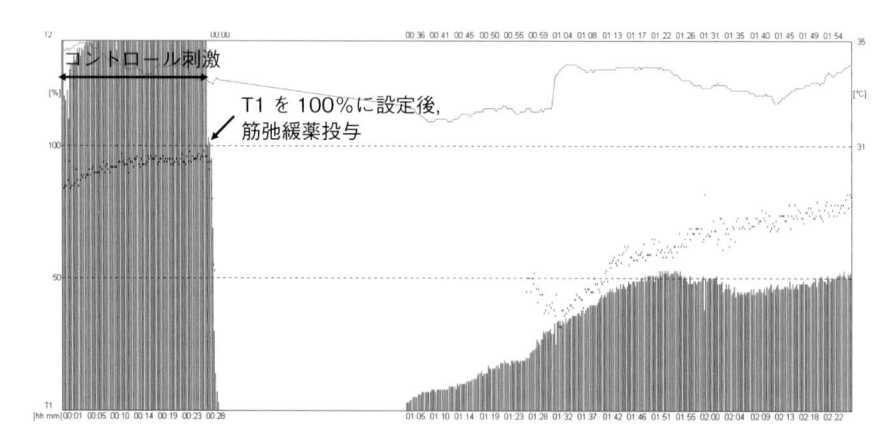

図12　前腕位の変化により，T1がコントロール値に回復しない例
　　TOF比も安定しておらず，信頼性のないデータである。縦棒がT1値，点がTOF比（T4/T1比），グラフ上方の線は皮膚温の推移を表している。

位（図11）にあると尺骨神経麻痺を生じやすいことにも注意を要する。
　顔面筋の収縮運動は母指などに比較してかなり小さいため，モニタリングするにはモニターの感度を増幅する必要があるが，まずはトランスデューサを適切に位置させるこ

とが信頼できうるモニタリングの鍵となる。皺眉筋の収縮反応は眉間に皺を寄せる方向であるため，反応をできるだけ大きく導出するにはトランスデューサを眉毛内側で眉間中心に向けて立てて設置する必要がある（図7）。TOF-ウォッチ®にはこのためのアダプタと両面テープも付属されており，正確なモニタリングのためには利用すべきである。

4 刺激電流の設定

　神経刺激時の筋収縮力はその際に活性化される筋線維数に左右される。1本1本の筋線維は全か無かの法則に従うため，閾値以上の十分な刺激強度を与える必要がある。各神経刺激時の筋収縮力をばらつきがない状態に安定化させるためには，筋収縮反応を最大にする必要があり，その際の刺激強度を最大刺激という。長時間のモニタリングや筋弛緩薬による部分遮断時にも安定した反応を維持するためには，最大刺激よりもさらに25％程度大きい最大上刺激が必要である。TOF-ウォッチ®では，初期設定（CAL2モード）の状態でキャリブレーションボタン（CAL）を押すだけで最大上刺激を自動的に設定でき，通常尺骨，脛骨神経の場合には50〜60 mA程度となる。一方，顔面神経の場合には筋収縮反応が小さいため，自動設定にしてしまうとモニターが正確に反応を判定できず，刺激を過剰に出してしまうことがある。この場合は筋が直接刺激され，神経筋接合部では筋弛緩薬によって十分に刺激伝達が遮断されているにもかかわらず，筋収縮が生じ解釈が困難になる。特に神経刺激部位と測定筋の距離が短い場合には注意が必要である。このため，顔面神経刺激時には最初から電流を30 mA程度に抑える必要がある。そこでTOF-ウォッチ®の初期設定であるCAL2モードからCAL1モードに変更し，刺激電流を30 mAと一定にして，トランスデューサの感度とコントロール値を自動設定させる方法が容易である。

　刺激は矩形波で与えられるが，その刺激幅は通常200〜300 μsが適している。これ以上にすれば刺激時の電気量が大きくなるため筋収縮反応も大きくなるが，神経反復性発火を生じさせたり，前述したように神経を介さず直接筋を刺激したりする可能性が出てくる。したがって筋弛緩効果測定中は200 μsと，一定の刺激幅で刺激するのが原則である。

5 刺激モードの選択

　筋弛緩モニタリング中は10〜15秒ごとに連続的に刺激するが，その基本刺激として単収縮刺激とTOF刺激のどちらかを選択することになる。T1値とTOF比より終板機能と神経終末機能を分けて評価できる点でTOF刺激の利便性が高い。TOF刺激は2 Hz（0.5秒間隔）の4連続刺激を1サイクルとし15秒ごとに繰り返す方法で，作用発現から維持，回復までを通じて用いうる。4つの収縮反応を最初から順番にT1，T2，T3，T4（Tはtwitchの略）と呼ぶ。非脱分極性筋弛緩薬による部分遮断時には特徴的な減衰反応（フェード）をとらえることができ，TOF比を筋弛緩からの至適回復の客観的指標として評価できる。

1. 筋弛緩モニター

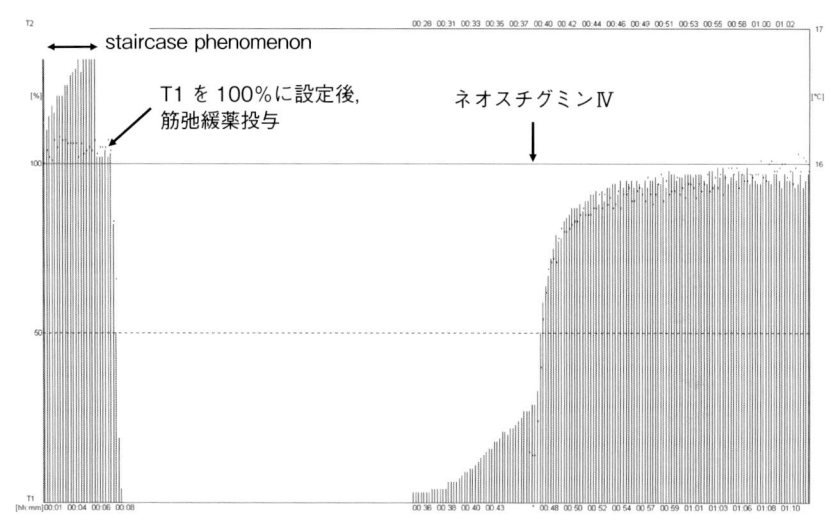

図13　staircase phenomenon
縦棒がT1値，点がTOF比（T4/T1比）を表している。

6　コントロール刺激の必要性

　最大上刺激設定後，TOFボタンを押し刺激を開始する。TOF刺激を連続的に加えていくと母指運動の加速度は漸増していく。これを階段現象（staircase phenomenon）と呼び，15秒ごとのTOF刺激を繰り返した場合，約10分かけて反応は安定する[22]（図13）。この現象は筋における興奮収縮連関が徐々に亢進される様子を表していると推測される。さらに早く反応を安定化させるには，高頻度に筋収縮させればよく，例えば最初に50Hzのテタヌス刺激を5秒間加える方法がとられる[23]。PCにデータ送信できるタイプの機種では，反応の安定後にT1値を100％に設定するためにCALボタンを再度押し，最大上刺激とT1値の再設定を行うか，あるいは感度設定画面で感度値を下げて増加したT1値を100％に近づくよう調整する（図13）。例えばT1値を指標として，筋弛緩薬の有効投与量や作用持続時間，回復指数などを測定する研究時にはこの現象を無視できず，必ず安定を待って筋弛緩投与前に対照値を設定しなければならない。刺激時間が不十分である場合，図14のように回復期にT1が100％を超えてしまう結果に終わる。超え幅が10％以上に達する場合には，T1を指標とした作用持続時間や回復指数などのデータに影響が出てしまう。ただし筋種によってこの反応の大きさは異なり，母指では著明であるが，皺眉筋ではそれほど大きくなく，通常のTOF刺激だけでも早期に安定する[24]。日々の臨床麻酔のモニターとしてTOF比のみを評価すればよい場合には，このようなキャリブレーションは全く必要ない。staircase phenomenonはTOF刺激で得られるT1～T4すべてに同率に生ずることから，T4/T1値で算出されるTOF比は筋収縮が漸増中であっても一定値を示す[22]ためである。よってTOF比のみを観察するのであれば，筋弛緩薬を投与後にモニターを作動させても問題ない。

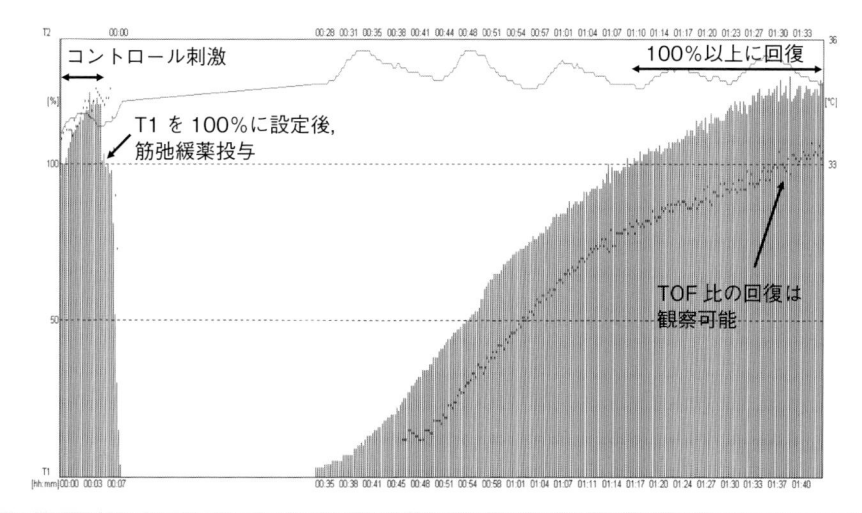

図14 コントロール刺激不十分時の回復期の問題点
コントロール刺激時間が十分あれば，T1はもっと増大していたはずであるが，T1を早く再設定したため回復期に100％を超えてしまった．縦棒がT1値，点がTOF比（T4/T1比），グラフ上方の線は皮膚温の推移を表している．

7 筋弛緩薬投与前のTOF比の特徴

加速度トランスデューサの場合，TOFコントロール刺激中にはT1よりもT4が大きくなる（TOF比＞1）という特徴を有している．症例によって多少のばらつきがあるが，筋弛緩薬投与前の平均TOF比は1.1である[22]．データの信頼性が高いが，臨床ではあまり使用されない筋張力モニターではこのような現象は認められず，T1～T4まですべて同じ収縮高を呈するためコントロールのTOF比≒1であり，至適回復の基準はTOF比＞0.9でよいが，AMGにおいては1.1×0.9≒1.0，つまりTOF比＞1.0と設定されねばならない．研究データとして扱う場合にはノーマリゼーション（対照TOF比で測定値を割った値を採用する）やハンドアダプタ（図10）を用いて前負荷をかけることで，筋張力モニターで記録したデータに近似してくる[25]．

8 間欠的に用いられる刺激法

TOF刺激では全く筋収縮反応が認められない深部遮断状態で，テタヌス刺激後増強機序を応用し，何分後にTOF刺激に対する筋収縮が回復してくるかを予測する方法がポストテタニックカウント（post-tetanic count：PTC）である（図15）．まず1 Hz単収縮刺激で反応が得られないことを確認後，5秒間50 Hzテタヌス刺激を加える．このテタヌス刺激により神経終末内ではアセチルコリンが貯蔵型から放出型へと動員され，放出量が一時的に増えることで受容体における競合作用が増加するとともに，筋血流量が増大するため筋弛緩薬が神経筋接合部からウォッシュアウトされると考えられる．それでも血液中や神経筋接合部の筋弛緩薬濃度が十分に高い場合には，テタヌス刺激後に

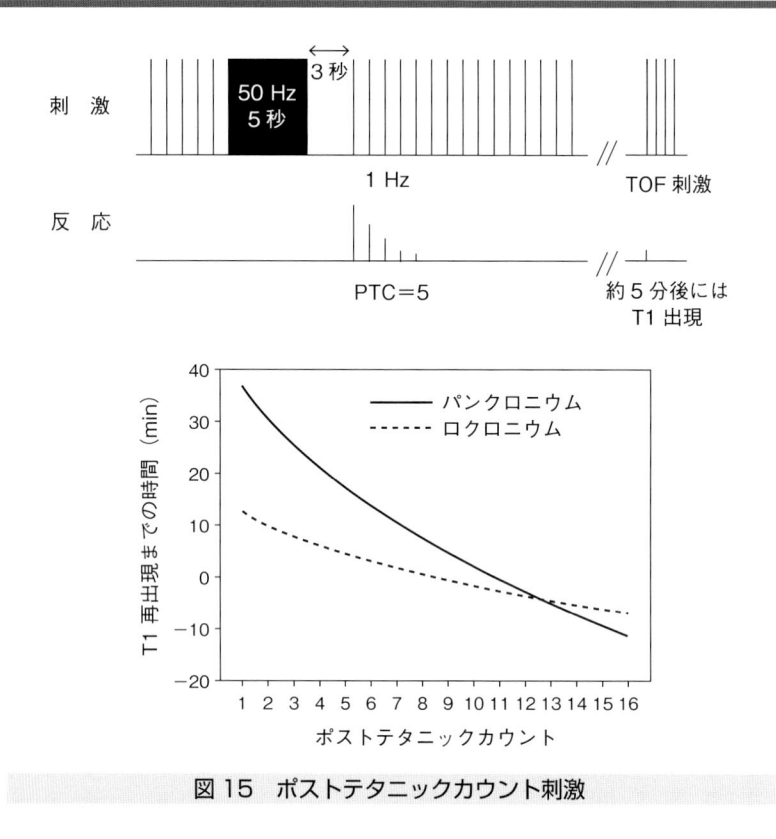

図15 ポストテタニックカウント刺激

加えられる1Hzの単収縮刺激に対してまだ筋収縮は認められない。しかし時間の経過とともに効果部位の筋弛緩薬濃度が徐々に減少してくると，テタヌス刺激時の神経終末からのアセチルコリン放出量はさらに増加し，かつその遺残効果時間が延長する。またウォッシュアウトの効果も大きくなることで，1Hzの単収縮刺激に対して筋収縮が認められるようになる。数秒でテタヌス刺激やウォッシュアウトの影響が消失するため，筋収縮力は漸減していき再度確認できなくなる。つまり筋弛緩の深度によってそのカウント数は異なるのである。ロクロニウムの深部遮断時，母指においてPTC＝1であれば約10分後，PTC＝5であれば約5分後にTOF刺激に対するT1が再出現すると予測できる（図15）[26]。

PTCは筋弛緩からの回復を予測するだけではなく，手術中の深い筋弛緩維持にも役立つ。深部遮断からの迅速回復を可能にしたスガマデクスが臨床応用されるようになり，手術終了間際まで深部遮断を維持する症例も増えた。これに伴い深部遮断維持目的にPTCが応用されるようになっている。例えばマイクロサージェリーなどにおいて体動を予防したい場合や，気管吸引時に横隔膜運動を誘発しないようにするには，母指でPTC＜5を維持するよう筋弛緩薬を追加投与すればよい[27]。

9 モニタリング時の注意点

吸入麻酔薬[28]や局所麻酔薬[29]との相互作用で筋弛緩作用が増強されるため，研究デー

タを比較する際には同一麻酔法を選択する必要がある。

　測定筋温度の保持は安定した筋弛緩モニタリングにとって非常に重要となる．筋温が低下するとAMGで得られる反応は減少しやすくなる．臨床上筋温の測定は困難であるため，体温や皮膚温が指標とされるが，TOF-ウォッチ®では付属のプローブを貼付するのみで簡単に筋上皮膚温を経時的に観察できる．この皮膚温変動とAMGで記録した筋弛緩作用持続時間の増減は相関し，皮膚温が1℃下がるごとに作用時間は20％増となる[30]．体温で36℃[31]，皮膚温で32℃[32]を下回ると，筋弛緩薬非投与下でも収縮反応は減少するため，積極的に保温対策をとるべきである．顔面皮膚温が大きく減少することはないが，末梢の母指などでは温度減少が顕著になりやすい．

■参考文献

1) Griffith HR, Johnson GE. The use of curare in general anesthesia. Anesthesiology 1942；3：418-20.
2) Gray TC, Halton J. Idiosyncrasy to d-tubocurarine chloride. Br Med J 1948；1：784-6.
3) Hunter AR. Neostigmine-resistant curarization. Br Med J 1956；20：919-21.
4) Christie TH, Churchill-Davidson HC. The St. Thomas's Hospital nerve stimulator in the diagnosis of prolonged apnea. Lancet 1958；12：776.
5) Ali HH, Utting JE, Gray C. Stimulus frequency in the detection of neuromuscular block in humans. Br J Anaesth 1970；42：967-78.
6) 鈴木孝浩．筋弛緩薬の投与量はしっかりしたモニタリングから―投与量への影響因子を探る―．日臨麻会誌 2010；30：759-63.
7) Hayes AH, Mirakhur RK, Breslin DS, et al. Postoperative residual block after intermediate-acting neuromuscular blocking drugs. Anaesthesia 2001；56：312-8.
8) Kim KS, Lew SH, Cho HY, et al. Residual paralysis induced by either vecuronium or rocuronium after reversal with pyridostigmine. Anesth Analg 2002；95：1656-60.
9) Gätke MR, Viby-Mogensen J, Rosenstock C, et al. Postoperative muscle paralysis after rocuronium：Less residual block when acceleromyography is used. Acta Anaesthesiol Scand 2002；46：207-13.
10) Debaene B, Plaud B, Dilly MP, et al. Residual paralysis in the PACU after a single intubating dose of nondepolarizing muscle relaxant with an intermediate duration of action. Anesthesiology 2003；98：1042-8.
11) Bissinger U, Schimek F, Lenz G. Postoperative residual paralysis and respiratory status：A comparative study of pancuronium and vecuronium. Physiol Res 2000；49：455-62.
12) Murphy GS, Szokol JW, Marymont JH, et al. Residual paralysis at the time of tracheal extubation. Anesth Analg 2005；100：1840-5.
13) Cammu G, De Witte J, De Veylder J, et al. Postoperative residual paralysis in outpatients versus inpatients. Anesth Analg 2006；102：426-9.
14) Viby-Mogensen J, Jensen NH, Engbaek J, et al. Tactile and visual evaluation of the response to train-of-four nerve stimulation. Anesthesiology 1985；63：440-3.
15) Claudius C, Viby-Mogensen J. Acceleromyography for use in scientific and clinical practice：A systematic review of the evidence. Anesthesiology 2008；108：1117-40.
16) Plaud B, Proost JH, Wierda MKH, et al. Pharmacokinetics and pharmacodynamics of rocuronium at the vocal cords and the adductor pollicis in humans. Clin Pharmacol Ther 1995；58：185-91.
17) Ibebunjo C, Srikant CB, Donati F. Morphological correlates of the differential responses of

muscles to vecuronium. Br J Anaesth 1999 ; 83 : 284-91.

18) Hemmerling TM, Schmidt J, Hanusa C, et al. Simultaneous determination of neuromuscular block at the larynx, diaphragm, adductor pollicis, orbicularis oculi and corrugator supercilii muscles. Br J Anaesth 2000 ; 85 : 856-60.

19) Suzuki T, Mizutani H, Miyake E, et al. Infusion requirements and reversibility of rocuronium at the corrugator supercilii and adductor pollicis muscles. Acta Anaesthesiol Scand 2009 ; 53 : 1336-40.

20) Suzuki T, Suzuki H, Katsumata N, et al. Evaluation of twitch responses obtained from abductor hallucis muscle as a monitor of neuromuscular blockade : Comparison with the results from adductor pollicis muscle. J Anesth 1994 ; 8 : 44-8.

21) Brull SJ, Silverman DG. Pulse width, stimulus intensity, electrode placement, and polarity during assessment of neuromuscular block. Anesthesiology 1995 ; 83 : 702-9.

22) Suzuki T, Fukano N, Kitajima O, et al. Normalization of acceleromyographic train-of-four ratio by baseline value for detecting residual neuromuscular block. Br J Anaesth 2006 ; 96 : 44-7.

23) Lee GC, Szenohradszky J, Caldwell JE, et al. Improving the design of muscle relaxant studies. Stabilization period and tetanic recruitment. Anesthesiology 1997 ; 86 : 48-54.

24) Deschamps S, Trager G, Mathieu PA, et al. The staircase phenomenon at the corrugator supercilii muscle in comparison with the hand muscles. Br J Anaesth 2005 ; 95 : 372-6.

25) Claudius C, Skovgaard LT, Viby-Mogensen J. Is the performance of acceleromyography improved with preload and normalization? A comparison with mechanomyography. Anesthesiology 2009 ; 110 : 1261-70.

26) El-Orbany MI, Joseph NJ, Salem MR. The relationship of posttetanic count and train-of-four responses during recovery from intense cisatracurium-induced neuromuscular blockade. Anesth Analg 2003 ; 97 : 80-4.

27) Werba A, Klezl M, Schramm W, et al. The level of neuromuscular block needed to suppress diaphragmatic movement during tracheal suction in patients with raised intracranial pressure : A study with vecuronium and atracurium. Anaesthesia 1993 ; 48 : 301-3.

28) Suzuki T, Munakata K, Watanabe N, et al. Augmentation of vecuronium-induced neuromuscular block during sevoflurane anaesthesia : Comparison with balanced anaesthesia using propofol or midazolam. Br J Anaesth 1999 ; 83 : 485-7.

29) Suzuki T, Mizutani H, Ishikawa K, et al. Epidurally administered mepivacaine delays recovery of train-of-four ratio from vecuronium-induced neuromuscular block. Br J Anaesth 2007 ; 99 : 721-5.

30) Suzuki T, Kitajima O, Watanabe A, et al. Duration of vecuronium-induced neuromuscular block can be predicted by change of skin temperature over the thenar muscles. J Anesth 2004 ; 18 : 172-6.

31) Heier T, Caldwell JE, Sessler DI, et al. The relationship between adductor pollicis twitch tension and core, skin, and muscle temperature during nitrous oxide-isoflurane anesthesia in humans. Anesthesiology 1989 ; 71 : 381-4.

32) Eriksson LI, Lennmarken C, Jensen E, et al. Twitch tension and train-of-four ratio during prolonged neuromuscular monitoring at different peripheral temperatures. Acta Anaesthesiol Scand 1991 ; 35 : 247-52.

〔鈴木　孝浩〕

IV. 神経・筋

2 運動誘発電位，体性感覚誘発電位

はじめに

　手術後の運動機能障害発生は患者の機能的予後に重大な影響を及ぼすため，その回避に努めなければならない。特に，胸腹部大動脈手術，脊髄脊椎手術，開頭手術などは術後運動機能障害発生のリスクが高い。運動機能を全身麻酔下でモニタリングすることが困難であったため，その代用としに感覚誘発電位（somatosensory evoked potential：SEP）モニタリングや術中に患者を覚醒させる wake-up test などが施行されていた。しかし，SEP はあくまで感覚路のモニターであるため，運動機能の評価のためには偽陽性・偽陰性などの結果が認められるため，問題とされていた。また，術中での患者の覚醒（wake-up test）は，もっとも信頼できる検査法であるが，持続的なモニターができないうえ，患者への負担が大きく，体動や事故抜管の可能性などの安全性の面でも問題を有していた。近年，運動野刺激装置の改良や麻酔法の変化により全身麻酔下でも運動誘発電位（motor evoked potential：MEP）を用いた運動機能モニタリングが可能となり，その臨床使用が盛んに行われつつある[1)2)]。一方で，SEP は感覚路のモニターであり，長年にわたり術中モニタリングとして広く使用されてきた。運動路と感覚路のモニターを適切に併用することにより，より精度の高い術中モニタリングが可能となるため，multimodal monitoring の有用性が推奨されている。本項では広く普及している MEP と SEP について概説する。

運動誘発電位（MEP）

1 MEP モニタリングとは

　人間の随意運動をつかさどる錐体路は，大脳運動野（中心前回），内包，中脳大脳脚，延髄錐体交差，脊髄側索または前索，脊髄前角細胞，α運動神経，筋肉へと至る下行性の経路である。この経路のいずれかで傷害が発生した場合に，運動機能が障害され，麻痺が発生する可能性がある。MEP とは，運動路の傷害が予想される部分よりも上部で

刺激し，下部で電位を記録するものである．刺激部位は主に運動野で，記録部位は脊髄硬膜外や筋肉である場合が多い．運動野刺激には経頭蓋刺激と運動野直接刺激がある．電位を硬膜外から記録する場合を spinal MEP，筋肉から記録する場合を myogenic MEP (muscle MEP) と呼んでいる (図1)．全身麻酔中は，手術開始時の MEP を記録し，術中操作により MEP が変化しないかをモニターする．振幅の低下などが見られた場合にその原因を追求し，外科的操作が原因と考えられる場合は外科医に警告を出すことで，永続的な運動障害の発生を予防するものである．ただし，MEP 施行にあたっては，MEP が全身麻酔薬の影響を著明に受けることを考慮し，施行法や麻酔管理法，術中 MEP 所見の解釈などを行わなければならない．

2 MEP の歴史

1954年に Patton と Amassian[3] はサルの運動野を直接電気刺激すると，下行性の電位として，シナプスを介さない錐体路の直接的な電位 D-wave とそれに引き続き認められるシナプスを介した1〜5個からなる電位 I-wave が検出できることを報告した．1980年には Merton と Morton[4] が，覚醒下の人において高電圧で経頭蓋電気刺激（単発刺激）を行い，末梢の筋肉から運動誘発電位を記録している．高電圧経頭蓋電気刺激は痛みを伴うため，Baker らは1987年に経頭蓋磁気刺激運動誘発電位を報告した．これは磁気を発生する円形コイルを用いたもので，主に大脳皮質でシナプス前に作用するため，I-wave を発生させて誘発筋電図を記録するというものである．I-wave は全身麻酔薬の影響を受けやすいことと，コイルが手術中は使いにくいため，経頭蓋磁気刺激運動誘発電

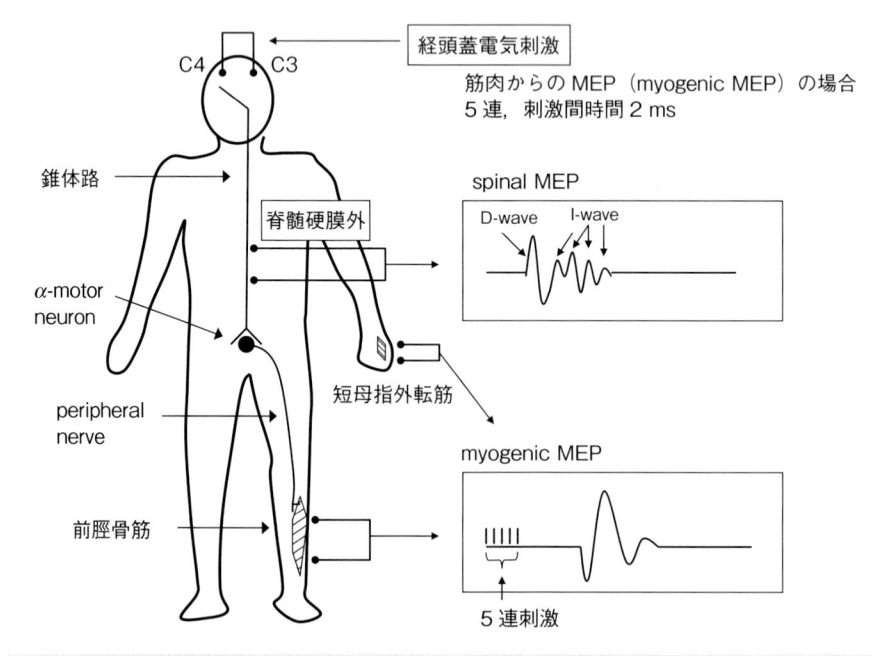

図1 脊髄硬膜外または末梢の筋肉から記録する運動誘発電位のシェーマ
C3, C4：国際10-20法での位置

位の術中使用には至らなかった。

全身麻酔下では興奮性シナプス後電位（excitatory post-synaptic potential : EPSP）が抑制されるため誘発筋電図が記録できないが，麻酔の影響を受けにくい D-wave は硬膜外で記録できるため，手術時の運動機能モニターの一手段となり，応用されるに至った。しかし，この方法は硬膜外カテーテル電極の挿入が必要で侵襲的であった。またこの頃，単発刺激での経頭蓋電気刺激による全身麻酔下での誘発筋電図の記録も試みられた。単発電気刺激は通常の全身麻酔下では誘発筋電図を記録できないため，覚醒に近い形の浅いニューロレプト麻酔（neuroleptanesthesia : NLA）やもっとも影響の少ないとされたケタミンを中心とした麻酔管理での施行がなされた。しかし，術中覚醒の可能性や麻酔の特殊性などから一般化しなかった。

1993 年に Taniguchi ら[5]は，開頭手術で脳表の運動野を 3-5 連のトレインパルスで電気刺激することで EPSP を蓄積（summation）させ，発火閾値に到達させ，誘発筋電図が記録できることを報告し話題を呼んだ。さらに，1996 年には経頭蓋電気刺激をトレインパルスで行う方法が報告された[6]。わが国においても経頭蓋電気刺激をトレインパルスで行うマルチパルスとプロポフォールの普及により広く MEP が普及するに至った。

3 運動誘発電位の施行法

a. 刺激法

運動野刺激として経頭蓋刺激と運動野直接刺激がある。経頭蓋刺激として，刺激電極は主には皿電極，スクリュー電極などが用いられる。皿電極は非侵襲的である点が，スクリュー電極は固定性の良い点が利点である。いずれも使用可能である。刺激部位は国際 10-20 法で C3 と C4 で刺激するのが一般的である。ただし，その 1〜2 cm 前方を選択するという方法も推奨されている[2]。前方での刺激のほうが SEP 併用時にアーチファクトが少なくなる。また，C3-C4 では電流シャントが少なく効率的に刺激できるが，脳深部での刺激となりやすいため，大脳皮質での評価を困難にする場合もある。主に左の運動野を刺激し，右手から myogenic MEP を記録したい場合は，左の運動野刺激部（C3 など）を陽極（anode）として刺激する。低い刺激強度では，右手からのみ MEP が記録できるが，刺激強度が高くなると両手から MEP が記録できるようになる。片手のみの記録でよい場合は，C3（C4）-Cz での組み合わせでの刺激も選択できる。C3-C4 はもっとも強力な刺激であるが，刺激による体動などの原因になる。下肢の MEP 記録が主な目的であれば，Cz-Fz や C1-C2 などの刺激法も用いられ，刺激による体動は少なくなる。

運動野直接刺激は開頭手術でのみ適応される。開頭部分から脳表にグリッド電極を設置する（図 2）。脳腫瘍では術野に運動野が露出されている場合があるが，脳動脈瘤などでは硬膜下に滑り込ませて電極を挿入する必要がある。この際，出血の危険性があることも認識する必要がある。刺激は運動野直上を陽極（anode）とし，陰極を Fpz とする[7]。脳腫瘍などで運動野が変異して分かりにくい場合は，正中神経刺激での SEP を

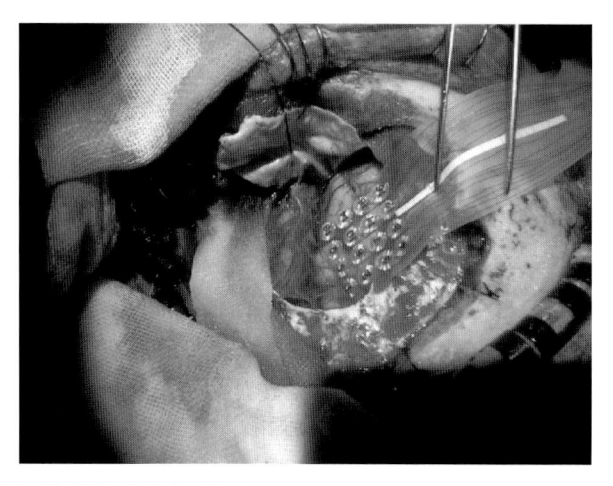

図2　脳表直接刺激の場合のグリッド電極

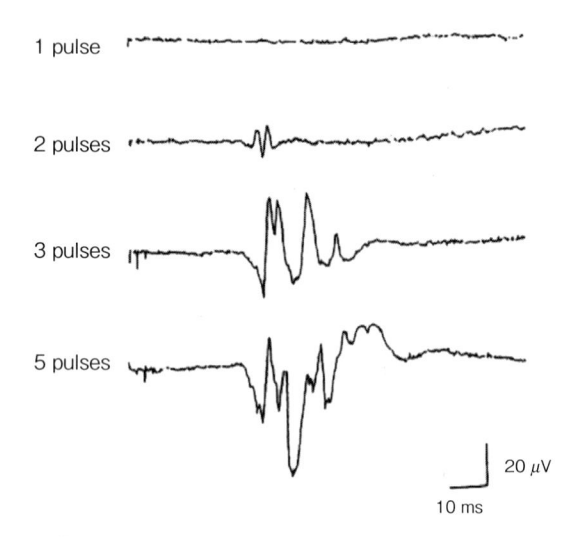

図3　プロポフォール麻酔中の，経頭蓋電気刺激での運動誘発電位
トレインパルスを用いることにより運動誘発電位の増大が認められる。

試行し，中心溝を同定する。中心溝の前後で SEP 波形が反転（phase reversal）するので，中心溝の同定が可能である。

　全身麻酔下で myogenic MEP の記録を行う場合，単発刺激では MEP は著明に抑制されるため，トレインパルスを用いる（図3）。トレインパルスとしては 4-6 連，500 Hz，刺激間時間（inter-pulse interval）2-4 ms 程度の刺激を選択する。これは，EPSP の持続時間が 7〜10 ms であるので，この持続時間よりも短い速さで次の刺激を与えた場合，麻酔薬によって抑制された電位が蓄積（temporal summation）し，発火閾値に到達できるというものである。脳表の直接刺激では通常の電気刺激装置で可能であるが，経頭蓋的に刺激する場合は，頭蓋骨の高い抵抗に対して電流を流すため高電圧刺激装置が必要である。

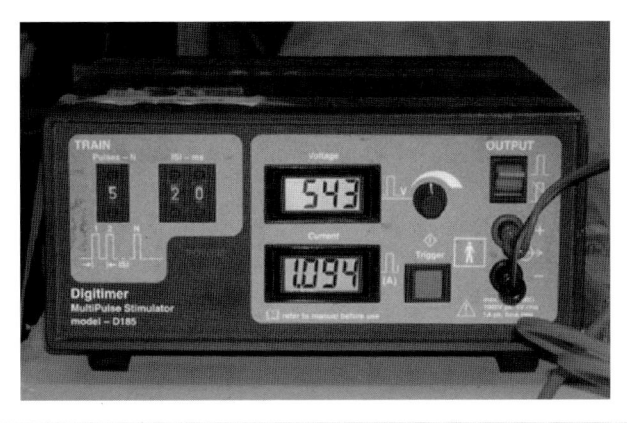

図4 トレインパルスで刺激可能な経頭蓋電気刺激装置（Digitimer 社製 Multipulse™）

表1　記録部位による MEP の相違

	筋　肉	脊髄硬膜外
名称	myogenic MEP	spinal MEP
記録	複合筋活動電位 （CMAP）	D-wave, I-wave （麻酔中は D-wave をモニター）
方法	表面電極（非侵襲的）	脊髄硬膜外電極（侵襲的）
特徴	麻酔の影響大 筋弛緩薬使用制限 加算は不要 脊髄虚血には鋭敏	麻酔の影響小 筋弛緩薬使用可 加算が必要 脊髄虚血後反応まで10分

　近年，高頻度のトレインパルスを使用した経頭蓋高電圧刺激装置（Digitimer 社製 Multipulse™ D-185）が開発され，術中の MEP 記録が飛躍的に進歩した（図4）。経頭蓋的電気刺激の場合は，400〜500 V 程度で刺激する。ただし，開頭手術などで経頭蓋刺激を行う場合は，刺激強度を最小限にする必要がある。脳深部が刺激されることにより偽陰性の結果を招くからである。

b．記録法

　記録法としては，筋肉から複合筋活動電位を記録する myogenic MEP と，脊髄硬膜外にカテーテルを挿入して記録する spinal MEP がある（表1）。その選択は施設や疾患により異なるが，非侵襲的な myogenic MEP を第一選択としている場合が多い。前述した C3-C4 刺激では，前腕や母指球筋などの上肢からの MEP の記録と同時に，前脛骨筋，母趾外転筋などの下肢の筋肉からも myogenic MEP が記録できる。記録電極としては，針電極や表面電極などが使用される。手術時に使用する場合，小児用心電図ワッペンや特性の貼付型表面電極も使いやすい（図5）。筋肉からの電位は SEP などの感覚電位に比して振幅が大きいので加算を必要としない。ただし，振幅のばらつきが大きいので注意が必要である。術中に myogenic MEP を記録する場合は，後述する筋弛緩の

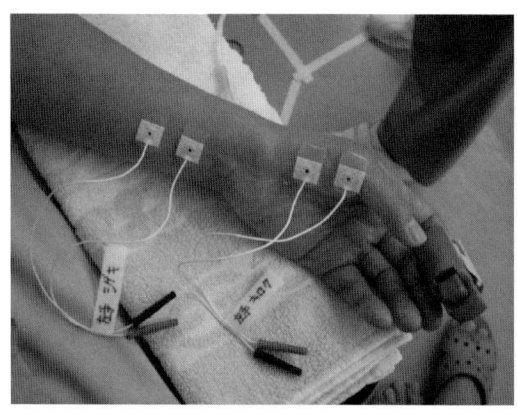

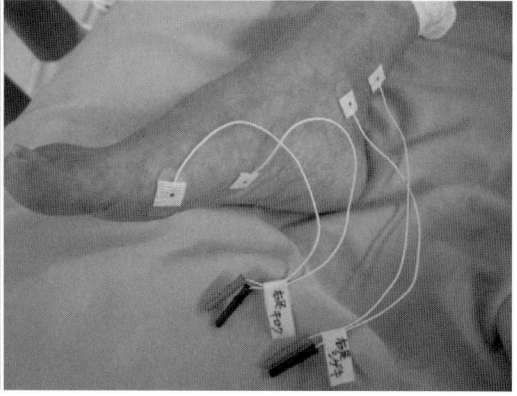

図5　貼付型表面電極の一例

モニタリングとその調節投与が必要となる。

脊髄硬膜外から記録する spinal MEP では，筋弛緩薬使用の制限はなく，麻酔の影響も myogenic MEP よりも少ない。麻酔の影響を受けにくいとされる D-wave に続き，数個の I-wave が記録できる。I-wave は麻酔薬により抑制されやすいため，D-wave をモニターする。硬膜外カテーテル電極の挿入が必要となるため，myogenic MEP よりは侵襲が大きくなる。一般には経皮的に硬膜外電極を挿入するが，脊髄脊椎疾患などでは術野から挿入できるため簡便で，選択される場合も多くなる。ただし，下部胸椎以下の病変には使用できない。myogenic MEP と異なり電位が小さくなるので加算が必要となる。主に，運動に関連した側索をモニターしていることになるので，脊髄虚血に弱いとされる脊髄前角細胞の機能は反映しない。脊髄虚血に対しては，myogenic MEP よりも抵抗性を示し，変化が現れるまでの時間が長く（10分以上），鋭敏度が myogenic MEP に劣る。

4 MEP に対する麻酔薬や体温の影響

a. 麻酔薬

麻酔薬の影響が大きい myogenic MEP に関する麻酔薬の影響を表2に示す。MEP はイソフルランやセボフルランなどの吸入麻酔薬，バルビツレートなどの大部分の麻酔薬により著明に抑制される[1]。もっとも影響の少ない麻酔薬はケタミンで，フェンタニルやレミフェンタニルなどの麻薬鎮痛薬も比較的影響は少ない。静脈麻酔薬であるプロポフォールは吸入麻酔薬に比較すると影響は少なく，第一選択と考えられているが，高濃度では抑制効果が認められる。亜酸化窒素も抑制効果があるため，その使用は50%以下にすべきとされている。近年，麻薬性鎮痛薬のレミフェンタニルの導入により，安定した麻酔と鎮静薬の必要量が低下してきたため，術前からの神経障害がない場合はセボフルランでも MEP の記録が可能となりつつある。ただし，高濃度でセボフルランを使用した場合や，術前より神経障害がある患者では，MEP が記録できない可能性が高く，

表2 myogenic MEP に対する麻酔薬の影響

吸入麻酔薬	イソフルラン	↓↓↓
	セボフルラン	↓↓↓
	亜酸化窒素	↓↓
静脈麻酔薬	バルビツレート	↓↓↓
	ベンゾジアゼピン	↓↓
	プロポフォール	↓↓
	フェンタニル	―or ↓
	レミフェンタニル	―or ↓
	ケタミン	―

注意が必要である[8]。

b. 筋弛緩薬

　myogenic MEP は筋弛緩薬の使用により抑制されてしまう。麻酔導入時に超短時間作用性の脱分極性筋弛緩薬であるスキサメトニウムを使用し，以後は筋弛緩薬を投与せずに行う場合もあるが，経頭蓋電気刺激時は体動が多く，問題となる場合もある。非脱分極性筋弛緩薬であるベクロニウムまたはロクロニウムを持続調節投与することも可能である。ただし，筋弛緩度が変化した場合，MEP の振幅も変化するため，筋弛緩モニターは必須である。筋弛緩のモニターとしては，正中神経を電気刺激し，短母指外転筋からM-response を記録し，単収縮反応の振幅 T1 を麻酔導入前の 25 ～ 50％程度に調節する。麻酔前のコントロールがない場合は，T1 の振幅を 2.5 ～ 5 mV 程度に調節する。ただし，この筋弛緩レベルでも経頭蓋電気刺激を行う場合は体動があり，手術を一時中断する必要がある。刺激による体動がない状態で顕微鏡下手術を施行するには，T1 の振幅を 1 mV 程度に維持する必要がある[9]。

c. 低体温

　誘発電位モニタリングに体温低下が影響を及ぼすことは，知られている。MEP の潜時については体温の低下とともに延長する。振幅については，MEP への直接作用としては 28℃程度までは影響が少ないと考えられている[10]。28℃以下になると温度依存性に MEP が記録できなくなる可能性が高くなる。MEP が一度消失すると，復温しても記録できるようになるまで長い時間を必要とする場合が多い。低体温は電位への直接作用以外に，薬物代謝に影響を及ぼすため，プロポフォールや筋弛緩薬の血中濃度が容易に変化する[11]。この麻酔薬の血中濃度の変化が，間接的に MEP に影響するため，低体温時には麻酔薬や筋弛緩薬の投与量を適宜調節しなければならない。ただし，その的確な調節は困難なため，低体温の場合は蓄積しても MEP に影響を及ぼしにくいケタミンや麻薬を中心とした麻酔管理が望ましい。

5 アラームポイント

　どの程度のMEPの変化で術者に警告するかは重要なポイントであるが，そのコンセンサスはいまだ得られていない．少しの変化での警告は手術の進行を妨げてしまうが，遅すぎる警告は神経障害の程度が非可逆的になってしまう可能性がある．一般的には，D-waveについては振幅の50％以上の低下を警告レベルとしているものが多い．myogenic MEPについては，振幅の低下または消失，刺激閾値の変化などが報告されているが，振幅の低下が一般的である．振幅低下の程度については，50％以上や75％以上の低下などが用いられる．ただし，脊髄腫瘍については取り残しによる再発などを考慮し，長期的に障害を残さないような最大限の摘出を主張している報告もある．Salaら[12]は，脊髄腫瘍においてはD-waveの振幅低下が50％未満であれば，myogenic MEPが消失しても手術を続行し，D-waveの振幅低下が50％以上になれば手術を中止すると述べている．これは，D-waveの振幅低下が50％未満ならば長期的に運動障害が回復する可能性が高いからである．

6 各疾患でのMEPモニタリングの実際

a. 脊髄脊椎手術

　脊髄脊椎手術では脊髄を直接的に圧迫または損傷することにより，術後に運動障害を発生させる可能性がある．側彎症の矯正固定時，脊髄腫瘍摘出時などに術後運動障害の可能性が高くなり，術中のモニタリングが必要となる．脊髄脊椎手術ではさまざまな病変や手術アプローチがあるため，病変や術式に従い，MEPのみならずSEPや脊髄誘発電位のモニタリングなどのmultimodal approachが主流となっている．脊髄腫瘍の場合，後方から脊髄を切開する時点はSEP，脊髄内で腫瘍を切除する場合はmyogenic MEPとspinal MEPをモニターするなどの例も報告されている．麻酔法としてはもっとも影響を受けやすいmyogenic MEPに準じたものを選択する．脊髄脊椎疾患で，軽度でも神経障害がある場合は麻酔薬のMEP抑制効果が強くなるため，プロポフォールによる静脈麻酔を選択すべきである．

　術前より運動障害がある場合は，麻酔による影響を受けやすく，MEPを記録できない場合が多い．この点が，今後の解決すべき問題点である．MEP記録が困難な場合は，MEPへの影響が少ないケタミンの投与なども考慮される．また，MEPの振幅が小さい場合の増幅法として，post-tetanic MEPが用いられる．これは経頭蓋的に運動野を刺激する1秒前に，正中神経や後脛骨神経などの末梢神経に3〜5秒程度のテタヌス刺激を50 Hz，50 mAで行うものである（図6）[13]．一側の末梢神経をテタヌス刺激しただけで，両上下肢のMEPの振幅が増幅される[14]．

　前述したように，脊髄腫瘍ではD-waveとmyogenic MEPのモニターを併用することを推奨する報告がある[12]．これは，myogenic MEPのみでは手術の中断により腫瘍の取

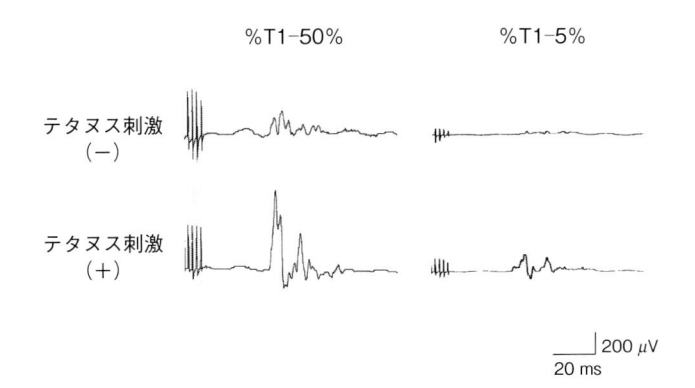

図6 経頭蓋電気刺激に先立って後脛骨神経へテタヌス刺激を行ったときのMEP

経頭蓋電気刺激の前に，後脛骨神経にテタヌス刺激を行うと，筋弛緩レベルがコントロールの50%でも5%でも，MEPの振幅が増大する。

(Kakimoto M, Kawaguchi M, Yamamoto Y, et al. Tetanic stimulation of the peripheral nerve before transcranial electrical stimulation can enlarge amplitudes of myogenic motor evoked potentials during general anesthesia with neuromuscular blockade. Anesthesiology 2005；102：733-8 より引用)

り残しなどが問題となるからである。疾患の進行度，短期的な運動障害と長期的な回復の可能性などを考慮し，各症例でのゴールを設定する必要がある。

b. 開頭手術

運動野近傍に脳腫瘍がある場合は，術中に運動野と腫瘍との位置関係を確認したり，腫瘍切除中に運動機能をモニタリングする必要がある。また，皮質脊髄路は前脈絡叢動脈，レンズ核線条体動脈，中大脳動脈皮質枝などにより支配されているが，脳動脈瘤クリッピング術などで，これらの血管の血流を障害していないかをモニターすることで，術後の運動障害発生を予防できる（図7）[15]。脳動脈瘤などで開頭範囲に運動野がない場合は，術野からグリッド電極を滑り込ませ，運動野の直上に設置する必要がある。正しく設置されなければMEPは記録できない。術野で覆布がかかってしまうとオリエンテーションが困難な場合があるので，覆布がかかる前に開頭部位と運動野との関係をマーキングしておく。挿入後は刺激強度を10 mAから20〜30 mA程度まで上げていき，もっとも低い閾値で明瞭なMEP波形が得られる部位を刺激電極とする。開頭手術での経頭蓋電気刺激については議論が分かれている。強い強度では皮質下での刺激になってしまうため，偽陰性の結果となりやすい。経頭蓋電気刺激の刺激強度は，対側の上肢からのみMEPを記録できる最小の刺激強度にする必要がある。

c. 胸腹部大動脈手術

胸腹部大動脈瘤手術では5〜15%程度に術後に対麻痺が発生する可能性がある[16]。これは脊髄の血流は肋間動脈や腰動脈から分枝する前根動脈から流入しているが，特に下部胸椎から上部腰椎の高さにある大前根動脈（アダムキーヴィッツ動脈）は脊髄血流維持にとって重要であり，この血流が途絶すると対麻痺が発生してしまうからである。また，脊髄血流は必ずしもアダムキーヴィッツ動脈のみで支配されているわけではなく，

2. 運動誘発電位，体性感覚誘発電位

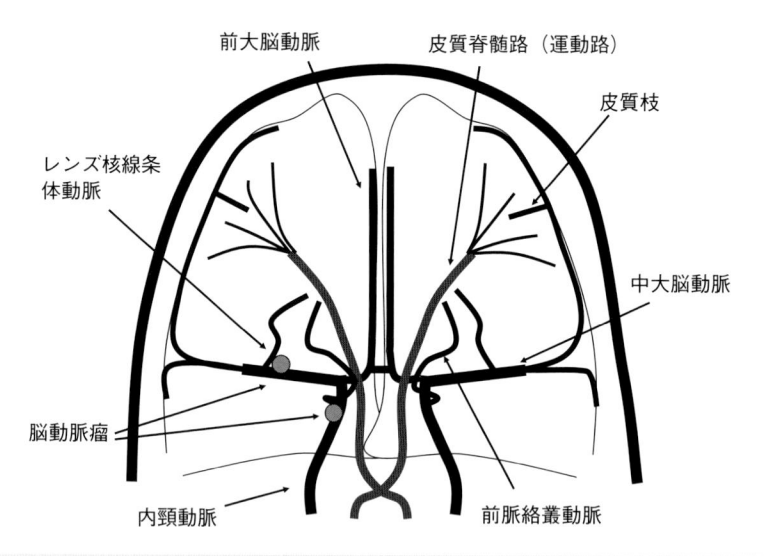

図7 脳の血管と皮質脊髄路との関係
脳動脈瘤が前脈絡叢動脈やレンズ核線条体動脈の近傍にあると，クリップ操作により皮質脊髄路への血流が障害される場合がある。

　特に胸腹部大動脈患者ではアダムキーヴィッツ動脈の閉塞などもあり，実際はより遠位の腰動脈などを介した側副血行に依存している場合が多く，複雑である。実際に手術で大動脈を遮断したときにどれだけの脊髄血流が保たれるのか，脊髄機能が保たれているのかはモニターなしでは大動脈の再建プランは立てることができない。分節的遮断テストでMEPの振幅が低下すれば，遮断部分の血管が脊髄血流にとって重要であることが分かり，その血管を再建する必要が明らかになる。また，脊髄血流は大血管の遮断部より遠位の腰動脈などを介した側副血行に依存している場合が多いので，遮断中の血圧が脊髄血流を維持するのに十分であるかとの判断にも利用できる。遮断テストでMEPに変化がなかったが，その後の血圧低下によりMEPの振幅が低下した場合は，側副血行を介した脊髄血流が不十分になったことを示唆する（図8）。
　胸腹部大動脈瘤手術で特に注意が必要なのは，大動脈遮断，部分体外循環，低体温の導入などにより，麻酔深度が変化し，MEPが記録できなくなる場合があることである。これは，大動脈遮断による肝血流の低下，体外循環によるクリアランスの変化や低アルブミン血症による薬剤の蛋白結合率の変化，低体温による代謝率の変化など，予測できない麻酔薬の血中濃度や効果の変動が発生する。ケタミンの投与を行い，プロポフォールや筋弛緩薬の量を最小限にしておく場合もある[17]。
　術中の下肢MEP低下時の対応を図9に示す。下肢MEPが低下した場合，下肢MEPの変化が脊髄虚血によるものか，全身の麻酔薬などによる影響かは，上肢MEPの変化を見ることで鑑別できる。上肢MEPも低下していれば，麻酔や筋弛緩などの全身性因子による可能性が高いため，麻酔薬や筋弛緩薬の量を調節する。上肢MEPに変化がなく，下肢MEPのみ変化した場合は，脊髄虚血の可能性を考慮する。脊髄虚血になった場合は，myogenic MEPは2分程度で変化するため，非常に鋭敏な運動機能モニターと

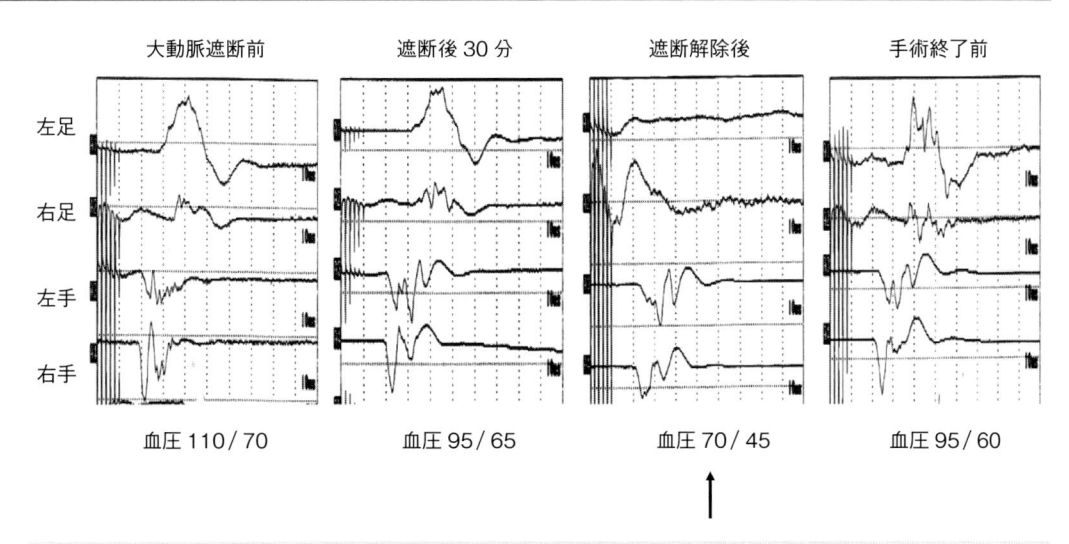

	大動脈遮断前	遮断後30分	遮断解除後	手術終了前
左足				
右足				
左手				
右手				
	血圧 110/70	血圧 95/65	血圧 70/45	血圧 95/60

図8　大動脈遮断解除後の血圧低下時に MEP が低下した症例

血圧の回復とともに MEP が回復している。

```
下肢 MEP 変化
振幅低下（25%以下）  ─────→  上肢 MEP 変化なし
または消失                    │
    │                    ┌───┴───┐
    ▼                送血管側のみ  両側変化
上肢 MEP 変化あり          │         │
振幅低下・消失         一過性の変化  脊髄虚血の可能性
    │                    │         │
    ▼                    ▼      血圧上昇
麻酔・筋弛緩の影響    経過観察    送血管チェック
    │                          肋間動脈灌流または再建
    ▼                          脊髄ドレナージ増量
麻酔・筋弛緩の調節
```

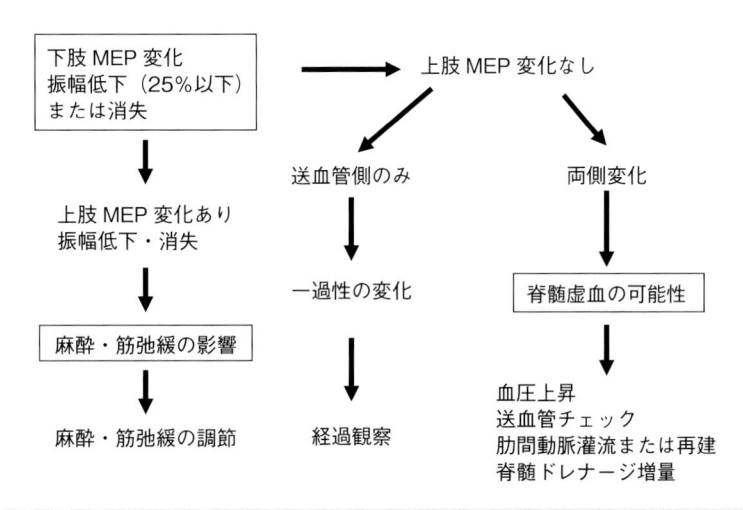

図9　大血管手術時の MEP 変化に対する対応

して使用できる．ただし，大腿動脈に入れた送血管側のみの変化であれば，下肢の末梢性の一時的な変化の可能性が高い．両側性の MEP 低下が認められた場合には，脊髄血流を維持すべく，血圧の維持，送血不良などの有無の確認，肋間動脈の選択的灌流や再建，脊髄ドレナージ量の増大などを行う．これらによっても MEP が回復しない場合は，内膜剥離などを行い隠れた肋間動脈を同定し，再建する場合もある．

体性感覚誘発電位（SEP）

1 SEPとは

　体性感覚誘発電位（SEP）とは一般に，上肢（正中または尺骨神経）または下肢（後脛骨神経など）の末梢神経を皮膚表面から電気刺激し，頭皮や脊髄などから導出される誘発電位で感覚伝導路機能の指標となる。ただし，SEPで記録できる電位は，図10に示した脊髄後索同側をシナプスを介さず上行し，下部脳幹でシナプスを介し，対側の内側毛帯から視床に入る経路のモニターであり，温痛覚を伝える脊髄視床路の評価はできない[18]。下部脳幹の神経核まではシナプスを介さないため，麻酔薬などの影響が少ないことが理解できる。SEPは刺激部位や記録電極の位置によりさまざまな波形が記録され，その解釈が必要となる。潜時の長さにより，短潜時性（50 ms以下），中潜時性（50〜100 ms），長潜時性（100 ms以上）に分けられる。術中は主に短潜時SEP（SSEP）が用いられる[19]。

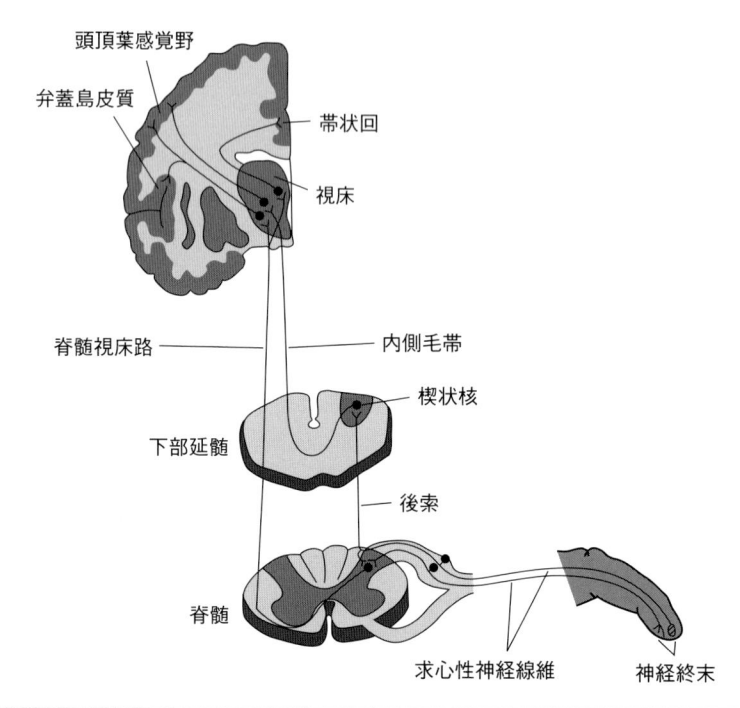

図10　感覚路
SEPでは後索-内側毛帯系をモニターしている。
（Cruccu G, Aminoff MJ, Curio G, et al. Recommendations for the clinical use of somatosensory-evoked potentials. Clin Neurophysiol 2008；119：1705-19より改変引用）

2 SEPの歴史

1947年にDowsonにより加算平均法が考案され，現在のSEPの基礎が形成された。以後，術中の脳や脊髄機能のモニタリング法として使用されるようになった。MEPの術中使用が可能となるまでは，SEPは感覚路のモニターのみならず，運動路モニターの代用としても使用されてきた。しかし，SEPはあくまで感覚路の神経伝導を評価しているため，運動路の障害発見に関しては偽陽性や偽陰性など発生率が高く問題であった。特に，上肢刺激のSEPと下肢刺激の少なくも一部のSEPを伝える脊髄後索への血液の供給は後脊髄動脈からなされ，前脊髄動脈から供給される運動路とは異なる。近年，運動誘発電位が術中にも記録できるようになってからは，SEPは感覚路のモニターとしての役割が強く，MEPモニターと併用して用いられることが多い。運動と感覚の両面からモニターするmultimodality monitoringの重要性が盛んに提唱されている。

3 SEP測定法

a. 刺激法

末梢神経の刺激はサドル型刺激電極，表面皿電極，心電図電極などを用いて，一側の上肢または下肢の末梢神経を刺激する。正中神経や尺骨神経は手関節部で，後脛骨神経刺激は足関節内側部で刺激する。大脳や脳幹，上位頸椎では正中神経刺激が一般的である。正中神経では最下端の伝導神経根がC7であるため，C5/6椎間板レベル以下の高位の診断には適さない。下位頸椎の手術では尺骨神経刺激が望ましい[20]。胸椎以下の病変については後脛骨神経刺激が使用される。電気刺激では陽極から陰極へと電流が流れ，陰極のところで末梢神経が刺激されるため，陰極は陽極よりも身体の中枢側に設置する。刺激強度は通常，運動閾値の2倍程度または最大上反応が得られる電流を用いる。麻酔中は20～50 mA程度の刺激が用いられることが多い。刺激頻度は1～5 Hz程度とする。下肢の場合に7 Hz以上にすると後期抑制のため振幅が小さくなることがある。刺激刺激幅は200～300 μsに設定する。

b. 記録法

SEPは刺激部位と記録部位によりさまざまな波形が記録できる。波形は出現する潜時と波の極性で呼称される。極性はモニターでゼロから上に出た波形をnegative (N)，下に出た波形をpositive (P) としている，例えば，N20は，刺激から20 msに出現する上向きの波形ということになる。また，SEP記録にあたっては，近接電場電位 (near-field potential) と遠隔電場電位 (far-field potential) の概念を理解する必要がある。near-field potentialは近傍で発生した電位を記録したものであるが，far-field potentialは記録部位から離れた皮質下以下の電位が記録されるものである。これは，伝導路の回りの容積導体の大きさや伝導性が急激に変化するところは，活動電位の通過に伴い比較

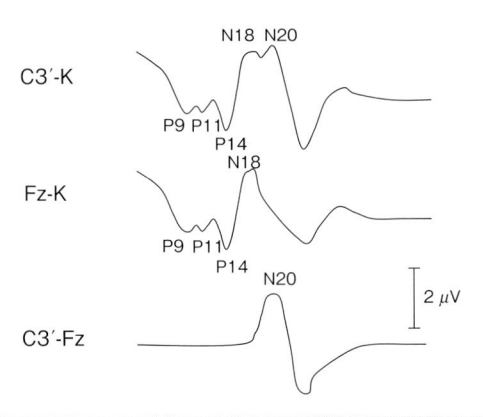

2. 運動誘発電位，体性感覚誘発電位

図11　近接電場電位と遠隔電場電位

記録電極の位置により得られる電位が異なる。Kは頭蓋外である膝に電極を設置。C3'-Kでは近接電場電位と遠隔電場電位の両方を，Fz-Kでは遠隔電場電位のみが，C3'-Fzでは近接電場電位のみが記録されている。

（松本美志也．脊椎外科麻酔と脊髄機能モニタリング．麻酔 2008；57：S95-107 より改変引用）

的大きな電位が発生し，これが頭皮上でも記録できるというものである。far-field potentialは電位が発生した部位から見ると頭皮上はどこでも同じ電位になるため，頭皮上に関電極（陰極）と不関電極（陽極）を設置すると記録できない。far-field potentialを記録する場合，不関電極は両耳朶などの頭蓋外に設置する必要がある。

上肢（正中神経刺激）の場合は，非刺激側のC3'（C4'）に関電極を設置し記録する。C3'，C4'はそれぞれ，C3，C4の後方2 cmにあたり，これは頭頂と外耳孔を結ぶ線上で頭頂から7 cm下方，2 cm後方の点（Shagassの点）に一致する。不関電極の位置により得られる波形は異なる。不関電極を頭皮上に設置した場合，near-field potentialであるN20の波形が得られるが，far-field potentialは記録できない（図11）。不関電極を頭蓋外に設置した場合は，P9，P11，P14，N18などのfar-field potentialが記録できる。関電極をC3ではなくFzなど頭皮上の別の部位に設置すると，N20以外のfar-field potentialのみが記録できる。P9は腕神経叢，P11は頸髄後索と後根，P14は下部脳幹の楔状核，N18は視床，N20は大脳皮質感覚野などの電位を反映していると考えられている。後脛骨神経刺激の場合は，Czの2 cm後方にあたるCz'の部位に関電極を設置して記録する。不関電極をFpzなどにするとnear-field potentialである大脳皮質感覚野由来のP39が記録できる。不関電極を頭蓋外に設置すると，far-field potentialであるN22，P30などが記録できる。P22は腰髄後索と後根，P30は下部脳幹の薄束状などに由来する電位である。図12に一般的なnear-field potentialを用いたSEP記録法を示す。SEPに関する主な波形の潜時などは報告によりさまざまであり，統一されていないのが現状である。

4 SEPに対する麻酔薬などの影響

MEPの場合と同様にプロポフォールなどを中心とした静脈麻酔のほうがSEPへの

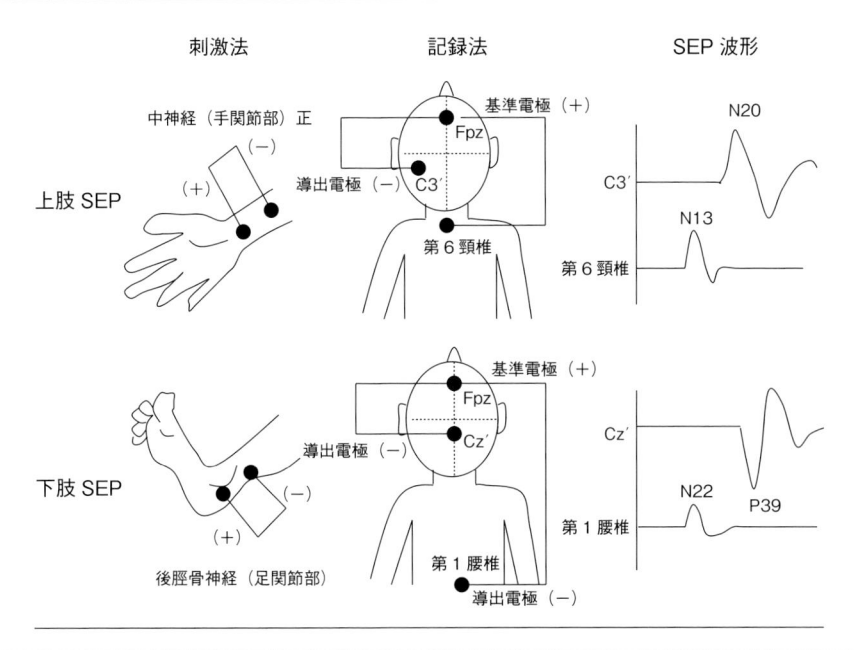

図12 一般的な近接電場電位を用いたSEP記録法
近接電場電位を用いてモニターする場合,正中神経刺激ではN20を,後脛骨神経刺激ではP39を指標とする。

影響は少ないので第一選択となる。吸入麻酔薬はSEPに対し抑制的に作用する。振幅の低下と潜時の延長が特徴である。ただし,MEPほど著明ではなく,神経障害がなければ吸入麻酔薬使用下でもモニタリングは可能である。麻酔薬の影響はどの波形をモニターするかで異なる。正中神経刺激SEPでのfar-field potentialであるP13をモニターする場合,下部脳幹の楔状核までの神経伝導にはシナプスを介さないため麻酔薬の影響は少ない。一方,near-field potentialであるN20をモニターする場合はシナプスを介するため,麻酔薬の影響が大きくなる。脊髄脊椎疾患では麻酔薬の影響の少ないP13やP30などのfar-field potentialでのモニターを推奨する報告も見られるが,far-field potentialは振幅が小さく検出しにくくなるという欠点がある。体温低下は振幅低下や潜時延長の原因となるため,体温を一定に維持することが重要である。

5 アラームポイント

一般的には,50%以上の振幅低下または10%以上の潜時延長を異常と判断する。SEPの欠点は,波形が小さく加算が必要なため,1回の記録に時間がかかることである。

6 SEPの主な適応疾患

SEPの主な適応疾患として,内頸動脈などの一時遮断時のモニタリング,脊髄や脳幹腫瘍,側彎症などの脊髄脊椎手術などが挙げられる。また,前述したように開頭脳腫

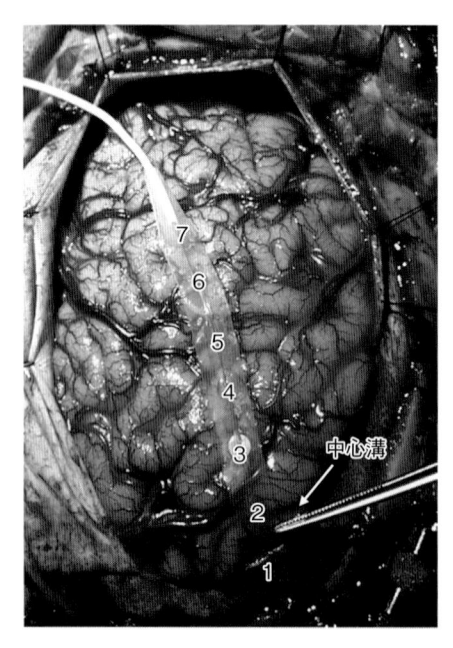

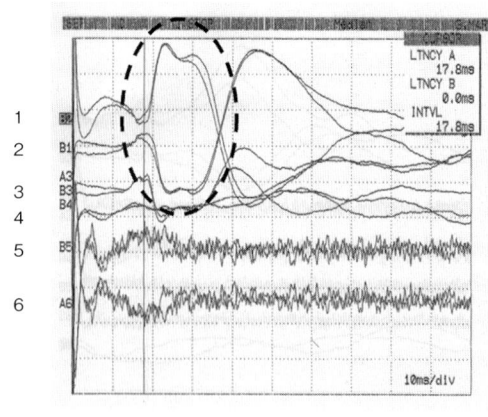

2. 運動誘発電位, 体性感覚誘発電位

図 13　正中神経刺激 SEP を用いた中心溝の同定

中心溝付近の皮質上に記録電極を留置し，正中神経を刺激する。極性の逆転がもっとも著明なところ（1と2の間）を検索し，中心溝を確認する。

瘍摘出術での中心溝同定などにも使用される（図13）。正中神経刺激での SEP は，中心後回（感覚野）では陰性電位である N20 が記録されるが，中心溝を挟んで前方の中心前回（運動野）では陰性電位の位相が逆転し（phase reversal），陽性電位である P22 が記録されるため，どの溝が中心溝であるかを同定できる。大血管手術での SEP モニターも報告されたが，MEP モニターが可能になった現在，脊髄虚血のモニターとしては，MEP との併用で行うことが望ましい。

■参考文献

1) Kawaguchi M, Furuya H. Intraoperative spinal cord monitoring of motor function with myogenic motor evoked potentials：A consideration in anesthesia. J Anesth 2004；18：18-28.
2) MacDonald DB. Intraoperative motor evoked potential monitoring：Overview and update. J Clin Monit Comput 2006；20：347-77.
3) Patton HD, Amassian VE. Single and multiple unit analysis of cortical stage of pyramidal tract activation. J Neurophysiol 1954；17：345-63.
4) Merton PA, Morton HB. Stimulation of the cerebral cortex in the intact human subject. Nature 1980；285：287.
5) Taniguchi M, Cedzich C, Schramm J. Modification of cortical stimulation for motor evoked potentials under general anesthesia：Technical description. Neurosurgery 1993；32：219-26.
6) Jones SJ, Harrison R, Koh KF, et al. Motor evoked potential monitoring during spinal surgery：Responses of distal limb muscles to transcranial cortical stimulation with pulse trains. Neurosurgery 1996；100：375-83.

7) Kawaguchi M, Sakamoto T, Ohnishi H, et al. Intraoperative myogenic motor evoked potentials induced by direct electrical stimulation of the exposed motor cortex under isoflurane and sevoflurane. Anesth Analg 1996 ; 82 : 593-9.
8) Hayahsi H, Kawaguchi M, Abe R, et al. The evaluation of applicability of sevoflurane during post-tetanic myogenic motor evoked potential monitoring in patients undergoing spinal surgery. J Anesth 2009 ; 23 : 175-81.
9) Yamamoto Y, Kawaguchi M, Hayashi H, et al. The effects of the neuromuscular blockade levels on amplitudes of posttetanic motor-evoked potentials and movement in response to transcranial stimulation in patients receiving propofol and fentanyl anesthesia. Anesth Analg 2008 ; 106 : 930-4.
10) Sakamoto T, Kawaguchi M, Kakimoto M, et al. The effect of hypothermia on myogenic motor-evoked potentials to electrical stimulation with a single pulse and a train of pulses under propofol/ketamine/fentanyl anesthesia in rabbits. Anesth Analg 2003 ; 96 : 1692-7.
11) Kakinohana M, Nakamura S, Fuchigami T, et al. Influence of the descending thoracic aortic cross clamping on bispectral index value and plasma propofol concentration in humans. Anesthesiology 2006 ; 104 : 939-43.
12) Sala F, Bricolo A, Faccioli F, et al. Surgery for intramedullary spinal cord tumors : The role of intraoperative (neurophysiological) monitoring. Eur Spine J 2007 ; 16 : S130-9.
13) Kakimoto M, Kawaguchi M, Yamamoto Y, et al. Tetanic stimulation of the peripheral nerve before transcranial electrical stimulation can enlarge amplitudes of myogenic motor evoked potentials during general anesthesia with neuromuscular blockade. Anesthesiology 2005 ; 102 : 733-8.
14) Hayashi H, Kawaguchi M, Yamamoto Y, et al. The application of tetanic stimulation of the unilateral tibial nerve before transcranial stimulation can augment the amplitudes of myogenic motor-evoked potentials from the muscles in the bilateral upper and lower limbs. Anesth Analg 2008 ; 107 : 215-20.
15) 鈴木恭一, 松本正人, 佐々木達也ほか. 脳動脈瘤手術における運動誘発電位を用いた脳血流不全のモニタリング. 日臨麻会誌 2005 ; 25 : 51-9.
16) 福田 悟, 川口昌彦, 垣花 学ほか. 胸腹部大動脈瘤手術時の脊髄保護. 麻酔 2004 ; 53 : 1106-29.
17) 堀内俊孝, 川口昌彦, 古家 仁. 大動脈手術時の脊髄モニタリング. 臨床麻酔 2008 ; 31 : 17-30.
18) Cruccu G, Aminoff MJ, Curio G, et al. Recommendations for the clinical use of somatosensory-evoked potentials. Clin Neurophysiol 2008 ; 119 : 1705-19.
19) 松本美志也. 脊椎外科麻酔と脊髄機能モニタリング. 麻酔 2008 ; 57 : S95-107.
20) 齊藤貴徳, 串田剛俊, 今田直紀ほか. 体性感覚誘発電位と経頭蓋電気刺激筋誘発電位を用いた術中脊髄機能モニタリング. 整・災外 2008 ; 51 : 251-60.

〈川口　昌彦〉

V

体　温

はじめに

　周術期の体温低下が術後アウトカムに悪影響を与えることが分かり，体温モニターの重要性は今では広く麻酔科医に認識されるようになった。体温計は，実測式から予測式へと，そして接触式から非接触式へと変わりつつあるがいまだ改良の余地があり，それぞれの機器の特徴を把握したうえでその値を解釈しなければならない。また測定部位により中枢温との格差や急激な変化への追随性が異なり，特に人工心肺での冷却・復温では顕著となり注意が必要である。

体温の歴史

　発熱が病気の初期の症状であることから，大昔より体温の上昇が重要な異常所見であることは強く認識されていた。Hippocratesの方法として，皮膚に湿った粘土を塗りつけて，早く乾いた部位の下に皮下膿瘍があるので，そこを切開すればよい，との記述も知られている[1]。この時代，発熱は患者の訴えと医師のeducated handによって主観的に診断されるしかなかった。

　イタリアのパドア大学の学生であったGalileoが，1595年頃に気体の熱膨張を原理とした温度計を作った（図1-A）。彼は，物理学や天文学には興味を持っていたが人体には関心がなかったようで，体温は測定しなかった。同じくパドア大学の教授であったSanctoriusが1609年にGalileoの原理を利用して体温計を考案し，世界で初めて体温を測定した（図1-B）。これまでは医師の手によって測定されていた体温が，体温計によって客観的に測定されるようになったことは大きな進歩であった。しかし，この時代は温度計の目盛りを個人が勝手につけていたためにデータとしての普遍性はなかった。ちなみにSanctoriusは世界で初めて心拍数を測定し，さらに毎日の食事摂取量，水分摂取量，糞便量，尿量，そして自分の体重を測定し続けて，摂取量より排泄量のほうが少ないことを発見し，この差を不感蒸泄とした。

　水銀体温計は，1659年にフランスの天文学者であり司祭でもあったBoulliauによって作られた。水銀体温計の目盛りについては，まず1714年にドイツの物理学者であるFahrenheit（華倫海特）が，寒剤（氷，塩化アンモニウム）で作ったもっとも低い温度と自分の体温の2つの基準点間を12等分し，さらに8等分（体温が96度となる）した華氏温度を決めた。

　1730年にはフランスのReaumurが氷の融解点を0度，水の沸点を80度とする温度目盛り（列氏温度）を提唱したが広まらなかった。1742年にスウェーデンの物理学者Celsius（摂爾修）が水の沸点を0，凝固点を100とした現在とは逆の摂氏温度を提唱したが，1750年になされたデンマークの生物学者であるLinnaeusの提言によって，現在の沸点を100，凝固点を0とする摂氏温度となった。摂氏温度はフランスやドイツで普及したが華氏温度はイギリス，アメリカに広まった。いずれにせよこれらの普及によ

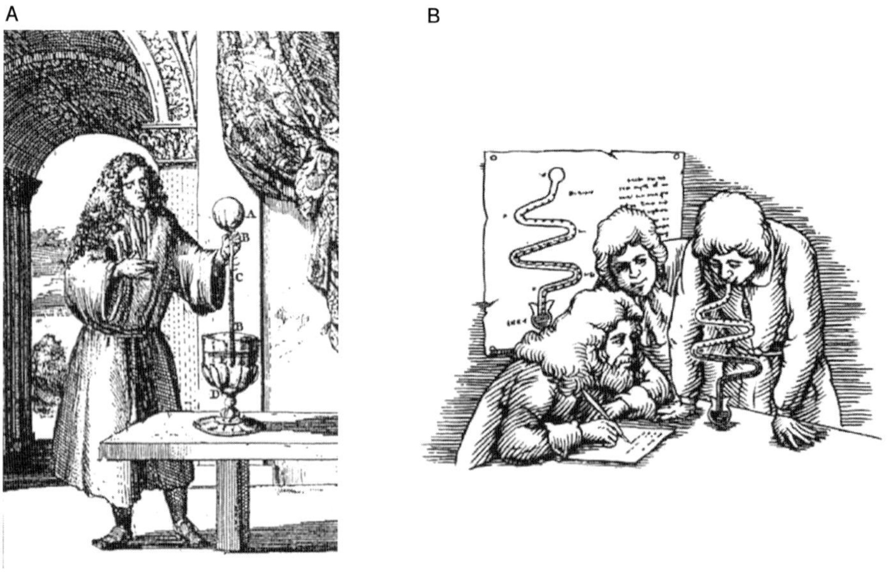

図1 初期の温度計

A：Galileo's thermoscope：open system の温度計で，気体が膨張して水面を押し下げることで温度を測定した。

B：Sanctorius's thermometer：一端のガラス球を口に含むことで管内の空気が膨張し水位を押し下げることで体温を測定した。

りデータの比較ができるようになったことは，体温がサイエンスとなるためには大きな出来事である。両者の間には，$C = 5/9 \times (F - 32)$ の関係がある。

その後，医師の間で病気の診断に体温変化が重要であるとの認識は徐々に広まっていったが，現在のような日常診療での体温測定の概念を作ったのは，ドイツの医師 Wunderlich である[2]。彼は，1851年から入院患者の体温測定を始め，15年以上にわたって25,000人以上の患者に，初期は2日に1回，その後は1日4〜6回の体温測定（延べ100万回以上の腋下温測定）をし，その結果を1868年に刊行した著書"諸疾患における体温の変化"にまとめて発表した（表1）。彼は正常体温を37度と決定し，健康であれば環境にかかわらず体温は，36.3〜37.5度の範囲で一定していること，病気によって特徴的な熱型があること，そして体温の急激な変化が容態の急変の予兆であることなどを報告し，臨床体温の基礎を確立した。やがて彼の著書が英訳され，アメリカの医学界で高く評価された。Seguin は，体温測定を医療機関だけでなく家庭にまで普及させ，また彼の息子，Edward Seguin は，呼吸，脈拍，体温をバイタルサインと名付け，同僚の Draper に図を作ってもらい，カルテにバイタルサインを記載することを広めた。

余談であるが，彼のデータが腋下温であるにしては高めであることから，Philadelphia の Mutter Museum に残っている彼の体温計を計測したところ，経年変化も否定できないが1.9度高かったことが分かった。

表1 historical excerpts by Dr. Wunderlich

The normal temperature
正常体温：37.0℃
The constancy of temperature in healthy persons
正常域：36.3～37.5℃
The maintenance of a normal temperature
正常体温に保つことが重要な治療
The variation of temperature in disease
病気による特徴的な熱型
The sudden alteration of temperature
体温の急激な変化は予後不良を示す

体温の恒常性

　生体を構成する水は，0℃になれば凍り，蛋白質は43℃以上では不可逆的に変性することから，生物が生存できるのはせいぜい0～40℃という狭い温度環境である。また生命現象はすなわち化学反応であり，酵素の至適温度は個々に異なるものの，一般に高温であるほど反応速度は大きくなる。したがってわれわれの体温は，単純に35～40℃の間に落ち着くことになる。変温動物から恒温動物への進化は，恒温性を獲得することで変温動物が生息できない寒冷・暑熱環境でも生存できるためであると考えられてきた。

　無酸素反応によるエネルギー動員は瞬発力と関係するが，変温動物と恒温動物の間に差はない。しかし，スタミナと関係するといわれている有酸素反応によるエネルギー動員能は，恒温動物のほうが5倍以上高い。とすると，捕食者と被食者の間でスタミナ獲得競争が進化の過程で起こった結果，と考えることもできる。しかし，有酸素反応による最大エネルギー動員能を大きくすると安静時のエネルギー消費も大きくなることから，恒温動物は変温動物の10倍以上の食料を必要とする。恒温動物は常に食料補給に駆られ，そのために学習することが必要となり大きな脳が発達したともいえる。高い知能は多くの食料を得るために仕方なく発達させた機能とすると，動物にとって恒温性を獲得したことは単純に進化といってよいのだろうか[3]。

温度受容器の比較器説

　体温調節は，環境温度の変化に伴う体温変化を温度受容器がとらえ，その情報がインパルスとして視床下部の体温調節中枢に送られ処理された結果が効果器を通じて発現さ

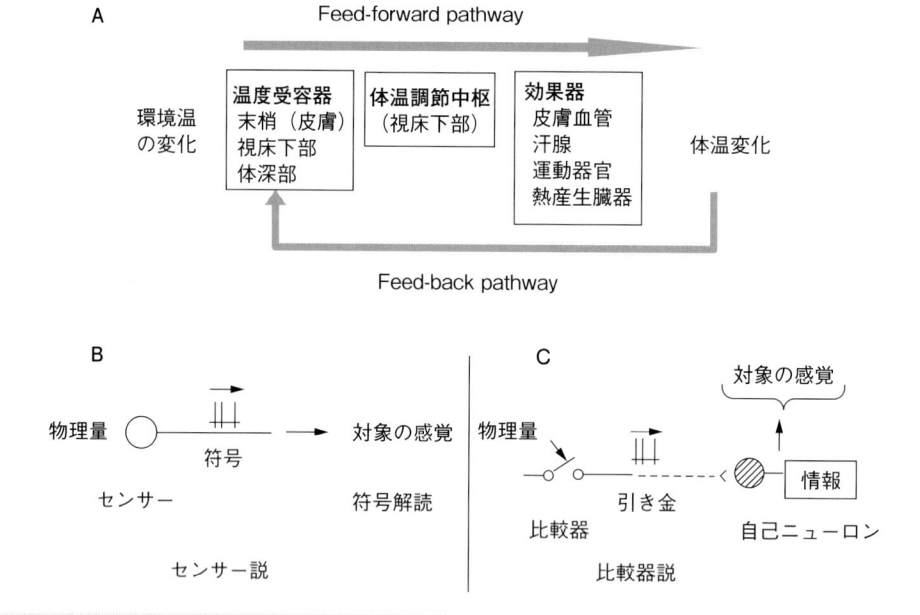

図2　体温調節のメカニズム

A：体温調節機構の feed-back pathway と feed-forward pathway。かつては，feed-back pathway がメインと考えられてきたが，最近では feed-forward pathway がより重要と考えられている。

B，C：体温受容器のセンサー説（B）と比較器説（C）。体温受容器そのものが体温制御装置であるとする比較器説をとると，体温調節中枢がいまだにブラックボックスであることが理解できる。

れ体温の恒常性を保つフィードフォワード系と，体温変化を自らの温度受容器がとらえて調整するフィードバック系とによって行われている（図2-A）[4]。このメカニズムにおいては，体温調節中枢が制御機構であり，温度受容器は物理量である温度の単なる検出器であるセンサーだと考えられてきた（センサー説，図2-B）。

しかし，いまだに体温調節中枢がブラックボックスであることから，新しい仮説も生まれた。温度受容器そのものが温度の制御装置であるとの，比較器説である（図2-C）[5]。温度受容器がセンサーなら，物理量である温度の符号であるインパルスは温度の変化に追従するはずである。しかし，冷受容器は閾値温度より低い場合のみ，温受容器は高い場合のみ，インパルスを発するオン-オフ式の比較器である。オフのときはインパルスを出さないので，インパルスを見ていても温度は分からない。また温度受容器は，温度以外にもメントールなどの化学物質にも反応することから，温度受容器のインパルスは温度の符号ではない。したがって，符号を解読する脳には温度の絶対値は分からないし，分かる必要もない。比較器である温度受容器のインパルスを体温調節の効果器に中継するだけでよいからである。そして温度受容器からのインパルスが標的ニューロンに届いたときに，暑い，あるいは寒いといった感覚情報を発するのが，脳の役目であると考える。このことは，感覚を生む情報があらかじめ標的ニューロンに備わっていることを意味する。

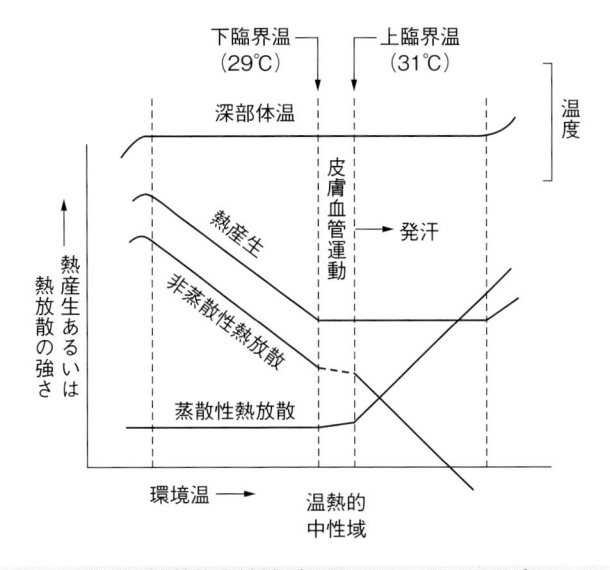

図3 温熱的中性域（thermoneutral zone）
裸のヒトでは，29～31℃である。

温熱的中性域

　水分の蒸発によらない非蒸散性熱放散は，体表面温度（皮膚温と環境温の較差）に依存する。皮膚温は皮膚血管が拡張・収縮することで調節される。しかし環境温が体温より高くなると，水分を蒸発させて熱を放散する蒸散性熱放散が，熱を逃がす唯一の手段となる。また環境温が大きく低下すると，皮膚血管の収縮だけでは不十分となり熱産生を増加させなくてはならない。蒸散性熱放散も熱産生も増やすことなく，皮膚血管の拡張・収縮だけで体温を維持できる環境温の範囲を温熱的中性域（thermoneutral zone）と呼び，裸のヒトでは，29～31℃である（図3）。熱産生の増加が起きる環境温を下臨界温，蒸散性熱放散が起きる環境温を上臨界温という[3]。

人体の比熱

　人体を熱伝導体と考えると平均比熱は，0.83 kcal/kg/℃である。したがって，体重60 kgの成人では，50 kcalで体温が1℃変化することになる。水の比熱は1なので常温（23℃）の輸液を使うと，

　$(37 - 23) \times 1 \times ??\,l = 50\,\text{kcal} \qquad ?? = 3.5\,l$

ということで，500 mlの輸液7本で体温は1℃下がる。また，血液の比熱は，0.87なので，4℃のマンニトール-アデニン-リン酸〔mannitol-adenine-phosphate：MAP（140 ml）〕を使うと

$(37 - 4) \times 0.87 \times ?? \, l = 50$ $?? = 1.74 \, l$

$1.74 / 0.14 = 12$

ということで，4℃の MAP 12 単位の輸血で体温は 1℃下がる．

また，体重 60 kg の成人では，50 kcal で体温が 1℃変化し，

4℃の MAP 1 単位（140 ml）で 4 kcal

常温（23℃）の MAP 1 単位（140 ml）で 2 kcal

常温（23℃）の輸液（500 ml）で 7 kcal

が失われるので，例えば，常温の輸液 400 ml，4℃の MAP 8 単位だとすると

$8 \times 7 + 8 \times 4 = 88$ $88 / 50 = 1.76℃$

の体温低下をもたらすことになる．

ちなみに，水の気化熱は 0.58 kcal/g なので，50/0.58 = 100 g/℃ となり，発汗 100 g，あるいは術野から水分 100 g が蒸発すると体温は 1℃下がる．

水銀体温計

　初期の体温計では水，アルコール，水銀などが使用されていたが，体積膨張率が大きくかつ一定ということから水銀が主流となった．ガラス管内に水銀を詰めた体温計は，1659 年にフランスの天文学者 Boulliau が初めて作り，現在使われているような水銀体温計は 1866 年に Allbut が作製した．

　一般的な水銀体温計は内径約 50 μm の細管が留点を介して 1 g の高純度水銀を含む水銀槽と連結している．温度上昇時には，水銀の膨張力により水銀は留点を通過するが，温度が下がるときには，水銀は自らの凝集力のため留点のところで切れて元には戻らず，最高温度が測定できる．

　日本では Allbut に遅れること 17 年，1983 年にドイツから帰国した柏木幸助によって初めて製造されたが，実用に耐える製品ではなく輸入品に頼っていた．しかし第一次世界大戦（1914 〜 1918 年）のためドイツやイギリスからの水銀体温計の輸入が途絶えたことから良品な国産体温計が要望され，北里柴三郎を設立発起人として，1921 年（大正 10 年）に赤線検温器株式会社（目盛りを赤線にして見やすくした：現テルモ株式会社）が設立された[6]．ガラス毛細管製作の機械化や留点を毛細管とは別に作る工夫などにより，精度の高い度量衡法の規制に耐えうる製品が作られ国産品が需要を満たすようになった．水銀体温計は簡便で電源を必要とせず，簡単に較正できる利点がある反面，平衡に達するまでに時間がかかる（口腔で 5 分，腋下で 10 分）欠点があった．

　1985 年にイギリスの厚生省は，多くの小児病棟が許容濃度以上の水銀蒸気に汚染されており，この原因は割れた水銀体温計から漏れた金属水銀であると発表した[7]．例えばグラスゴー小児病院では 6 カ月間に 1,600 本の水銀体温計を破損し，またベッド数 1,000 の別の病院では年間 2,000 本の水銀体温計を購入していた．金属水銀は有毒な有

機水銀（メチル水銀など）とは異なる化学物質であるが，漏れた水銀は小滴となり揮発すると肺や皮膚から容易に吸収され肢端疼痛症（acrodynia）などの原因となる（腸からの吸収は5％程度であるため有害ではないが，肺からは80％吸収される）。日本では，それ以前から水銀の飛散が問題となっていたので体温計は急速に電子体温計へと移行し，水銀体温計は1984年に製造中止となった。

体温計の種類

接触式体温計には，水銀体温計と電子体温計があり，後者は水銀の代わりにサーミスタ（後述）をプローブに用いており，実測式と予測式がある（図4-A）。実測式電子体温計は，体温上昇が穏やかになったときにアラームが鳴って測定値を知らせる。予測式電子体温計は，熱が他の物質に伝わる速度は物質間の温度差が大きくなるほど速いという原理を応用して，温度センサーで約30～60秒間測定した温度を基に予測機能が働き，約10分後の予測温を表示する（図4-B）。アラームが鳴った後も測定を続けると，実測式に移行する。JIS規格によって接触式体温計の精度は，一般型で0.1℃，婦人用で0.05℃と決められている。非接触式体温計には赤外線体温計があり，耳用が普及しておりJIS規格によって誤差範囲は0.2℃以下である[8]。

1 連続測定法

a. サーミスタ

サーミスタは電気抵抗が温度によって線型性に変化することを利用した体温計で，金属酸化物（Mn, Co, Ni）やシリコン，セラミックなどが用いられている。温度の上昇で抵抗値が増大する物質と低下する物質がある。サーミスタは構造上漏電の危険性があるので，長期使用による劣化には注意する。

b. サーモカップル

2つの異なる金属の接点に温度差があると金属間に電圧が発生し（熱起電力），電流が流れる。この電圧と電流は2種類の金属の材質と温度差によってのみ規定される（Seebeck effect）。この起電力の大きさから接点間の温度差を測定するセンサーをサーモカップル（熱電対）といい，体温計には銅とコンスタンタンが使われていることが多い。

c. 深部体温計

体表面と体深部を熱平衡状態にすると体表面からの熱放散がなくなり，この状態の体表面温が深部温と同じになるという熱流補償法（zero heat flow method）を利用して測定する。体表面温を測定するセンサーとヒーター温を測定するセンサーが断熱材を挟ん

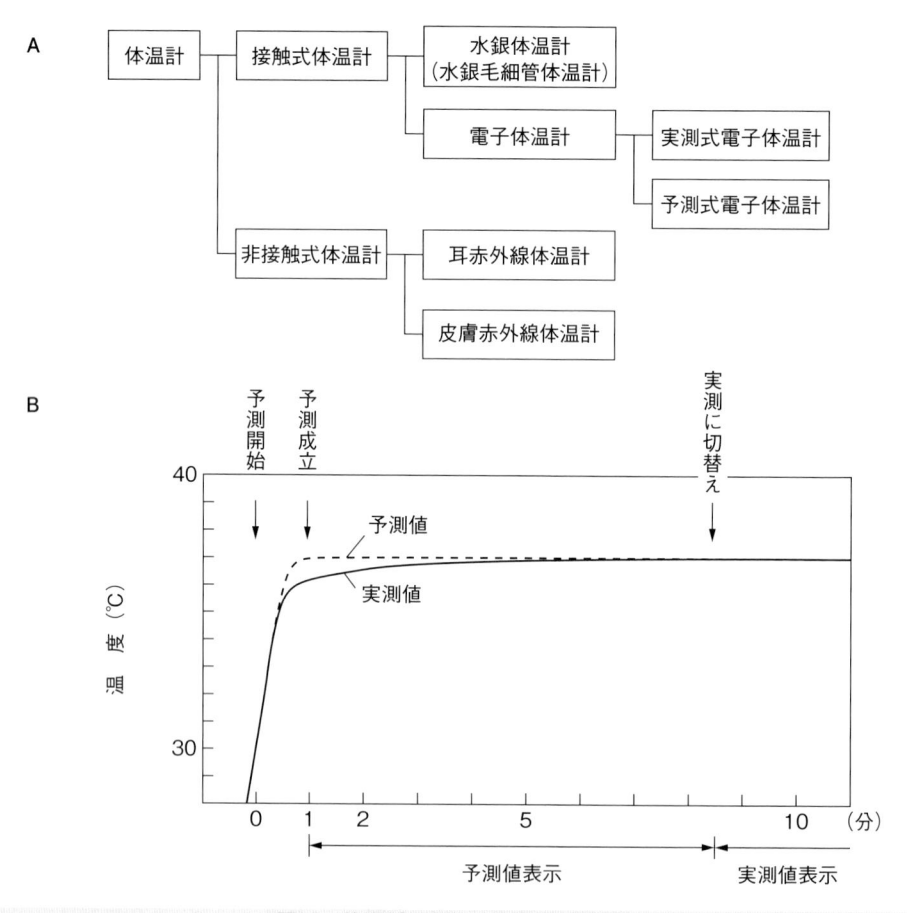

図4 体温計の種類と予測温度曲線
A：体温計の種類
B：予測式電子体温計による予測曲線。測定終了のアラームが鳴った後も測定を続けると実測式に移行する。

で設置されており，ヒーターによって2つのセンサーの温度差をゼロにする（図5-A）。皮下より10〜15 mm深い部位の体温を測定している。前額部や右上腹部の温度は中枢深部体温といわれ核温に近く，また手掌の温度は末梢深部体温といわれ末梢循環不全の指標となりうる。成人用から未熟児用までさまざまなサイズのプローブがあるがプローブ径と精度に関連はない。長期装着時にはプローブによる皮膚炎や低温熱傷に気をつける。

2 測定部位

中枢温（核心温，core temperature）とは，環境温の変化の影響を受けることなく一定である部分を指し，37℃前後の狭い範囲に維持されている。しかし厳密には臓器によって異なり，視床下部＝子宮＞肝臓＝胃＝直腸＞大動脈＝食道＞口腔＞腋下であり，視床下部と腋下温の間には約1.0℃の差がある。これに対して，環境温に伴い変化する

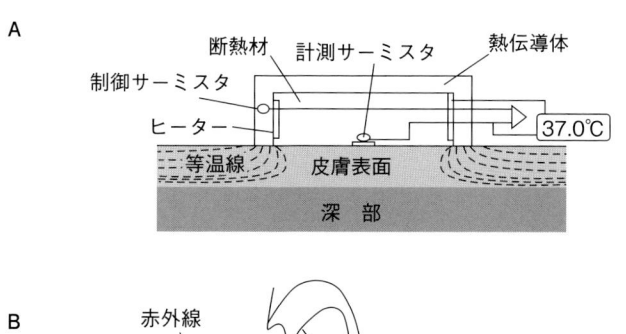

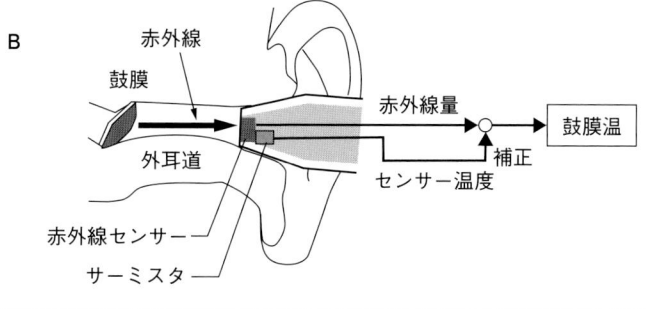

図5 体温計の構造
A：深部体温計の構造
B：耳赤外線温度計の構造

部分を外殻温（shell temperature）といい，熱放散の効果器として働き，皮膚血流などにより大きく変化する。麻痺側では血流量が低下している，あるいは発汗できないなどの理由から，測定は避けたほうがよい。同様に乳癌術後の患側は，むくみがあり熱伝導が低下しているので避けたほうがよい。中枢温は，大動脈温，食道温，鼓膜温などで代表されるが，臨床的には膀胱温，直腸温も使われる（表2）。

a. 口腔温

舌深動脈や舌下動脈が走行している，舌下部付け根の左右どちらかで測定する。盛んな会話の最中や温かいものや冷たいものを飲食した直後，口呼吸をしているときは，正確な体温を反映していない。

b. 腋下温

腋下動脈が走行している腋下中央部で，外気を完全に遮断することが大切である。汗は熱伝導を妨げるのでしっかりふき取ってから測定する。

c. 直腸温

10 cm程度直腸内に挿入する（小児では3～4 cm）ことで正確に測定でき，食道温，膀胱温，鼓膜温とも良く相関するが直腸温のほうがやや高い。しかし人工心肺や悪性高熱，熱中症などのように体温が急激に変化するときは正確な体温を反映しない。また便やガスが直腸内に滞留していると正確な測定はできない。

表2 体温測定部位とその特徴

体温	測定部位	利点	欠点
体表温(外核温)	口腔温	簡便	末梢血流,換気,飲食に影響 乳幼児では不可
	腋下温	簡便	末梢血流,上肢の輸液に影響
臨床的中枢温(核心温)	鼻咽頭温	内頸動脈に近い	換気に影響,出血に注意
	鼓膜温(非接触式)	迅速・簡便	間欠測定のみ,耳垢の影響 手技による測定誤差
	直腸温	簡便	便やガスの影響 変化への追随性に劣る
	膀胱温	尿道カテーテルに不随	尿量に影響
	鼓膜温(接触式)	内頸動脈に近い	不快感あり,出血に注意 頭部冷却時は不可
	食道温	心臓・大血管に近い 変化への追随性に優れる	位置による誤差(大気温の影響) TEEのプローブの発熱に影響
中枢温	肺動脈温	中枢温にもっとも近い 変化への追随性に優れる	侵襲的,高価
	深部体温	簡便	低温熱傷・皮膚炎,高価
その他	額皮膚温	マススクリーニング用	非医療用,外気温に影響
	サーモグラフィ	マススクリーニング用 可視化	非医療用,外気温に影響 アラーム設定が難しい

d. 鼓膜温

鼓膜に直接プローブを付着させて測定する鼓膜温は,近傍を内頸動脈が走行しており中枢温を正確に反映している。プローブによる出血に注意する。頭部冷却時は正確な測定はできない。

e. 食道温

麻酔中に成人で鼻から45 cmにプローブを置けば(あるいは甲状軟骨から24 cm以上),正確に中枢温が測定できる(心音がもっとも大きく聞こえる部位)。しかしこれより浅いと気管や気管支に近く大気温の影響を受ける。食道心エコー法(transesophageal echocardiography:TEE)施行中は,プローブの発熱に影響され正確な測定はできない。

f. 鼻咽頭温

全身麻酔中に好んで使われる測定部位であるがプローブの位置が分かりにくい。プローブによる出血に注意する。

g. 膀胱温

尿量が維持されているかぎりは正確な測定が行えるが，腹部洗浄液の温度に影響される。

h. 肺動脈温

肺動脈カテーテルが適応となる患者では，正確な中枢温が測定できる。肺動脈は混合静脈血であるため視床下部温よりやや低く，この較差は熱発時や低体温療法中は大きくなる。

i. 平均皮膚温

平均皮膚温の求め方にはいくつかあるが代表例を示す。以下のように全身の皮膚面積に占めるその部位の面積割合を係数として求める。

A) 平均皮膚温＝0.3（胸部温＋上腕温）＋0.2（大腿温＋ふくらはぎ温）
B) 平均皮膚温＝0.43胸部温＋0.25前腕温＋0.32大腿温)

また，平均体温は以下のように求められることが多い。

平均体温＝0.3×平均皮膚温＋0.7×直腸温

人体の熱のほとんどは皮膚を通して失われ，気道を通じての熱の損失は5％程度と小さい。

3 赤外線温度計

a. 耳赤外線体温計（非接触型）

生体が常時放射している電磁波を測定する放射体温計の一種であり，37℃の生体が放射する電磁波のピーク波長が9.35μmで中赤外線領域にあるために赤外線体温計と呼ばれる。生体がその温度の4乗に比例して体表から放射する赤外線を基に，体温を推定する。鼓膜から放射された赤外線は直接赤外線センサー（サーモパイル）に入る。センサーは検知した赤外線量に応じて信号を出すが，その信号レベルが赤外線自身の温度に影響されるため，隣接した温度センサー（サーミスタ）で補正している（図5-B）。耳たぶを後上に引っ張りながら（eartug法）プローブを挿入し，やや前方（鼻方向）に向けると鼓膜からの赤外線をとらえやすい。冬場は外耳道が冷却されているため暖かい環境で10分程度待ってから測定する。また耳垢が多いと低く測定される。赤外線体温計を繰り返し使用すると，赤外線センサーが蓄熱し低く測定されてしまう。

b. 皮膚赤外線温度計（非接触型）

現時点では医療用ではないが，非接触型皮膚赤外線温度計が，SARS，鳥インフルエ

ンザ，新型インフルエンザなどの感染対策用に接触リスクの低減ができ，有用である。外来や多人数が出入りする場所での発熱患者のスクリーニングに適しており，5～15 cm離れて額に赤外線を当てるだけで瞬時に体温が測定できる（図6-A）。発熱患者が見つかったときには医療用体温計で正確に体温を測定し直す。暗いところでも，また皮膚の色にも影響されずに測定可能であるが，外気温が10℃以下では使用できないので原則として室内での使用となる。また額は外気温の影響を受けるので，寒いときは室内でしばらく暖まってからの測定が勧められる。

c. 赤外線サーモグラフィ

対象物から出ている赤外線エネルギーを温度に換算して，その温度分布を画像表示する。非接触でリアルタイムに，温度情報を可視化して得られる。感染者の1m以内に接近すると飛沫感染の危険性が増加することから，医療用器具ではないがパンデミック時の多人数スクリーニング（3分で100人）に有用である。体温と体表面温との間には1.5～3℃の差があるので，アラーム設定値（一般には，35.9℃）を決定するのが難しい（図6-B）。外気温の影響を受ける(被験者の室温馴化時間は20分)ので，発熱患者が見つかっ

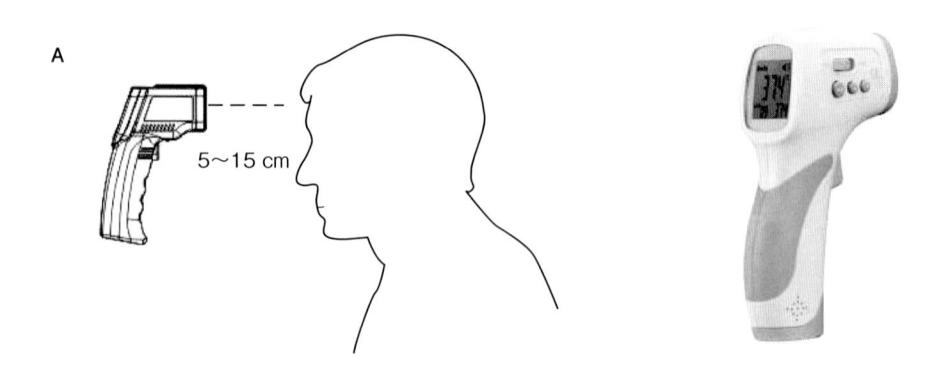

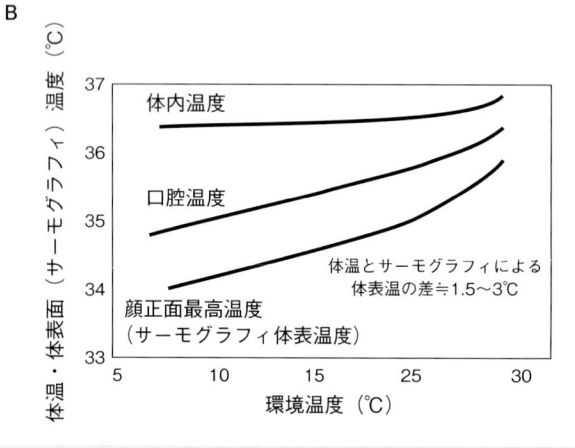

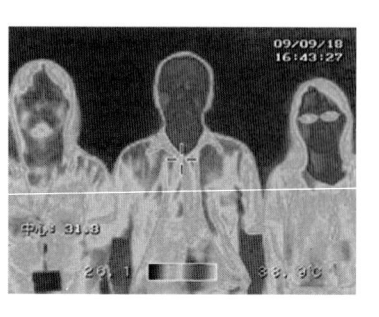

図6 皮膚赤外線温度計と赤外線サーモグラフィ
A：皮膚赤外線温度計
B：赤外線サーモグラフィ

たときには医療用体温計で正確に体温を測定し直す。医療では，末梢血流障害，慢性疼痛，神経ブロックの効果判定などにも用いられている。

人工心肺による冷却と復温

　人工心肺による心臓外科手術では，しばしば低体温管理がなされる。酸素消費量は体温が1℃低下するごとに約7％低下し，その低下の程度は脳で著しい（図7-A）。したがって低体温による臓器保護と人工心肺中の灌流圧を低く保つことが可能となり，例えば30℃では酸素消費量は常温の半分となり，脳は約10分間の血流遮断に耐えられる。

　人工心肺中は，高灌流組織温（送血温）である中枢温と低灌流組織温（脱血温）である末梢温，ならびに中枢・末梢温度較差をモニターすることにより組織の酸素化が分かる[9]。一般に人工心肺中は，中枢温としては肺動脈カテーテルによる血液温や食道温が用いられ，膀胱温や直腸温は急激な温度変化への追随性に劣る。食道温を使用する際はTEE時のプローブによる発熱の影響に注意する。鼓膜温や鼻咽頭温も有用であるが出血に注意する。また中枢・末梢温度較差が大きいと，復温に際して血中に溶解していたガスが気泡化しやすくなり空気塞栓を起こしたり，また復温後の再分布性低体温により血液凝固障害が起きる可能性があり，温度較差は10℃以内にする管理が求められる。

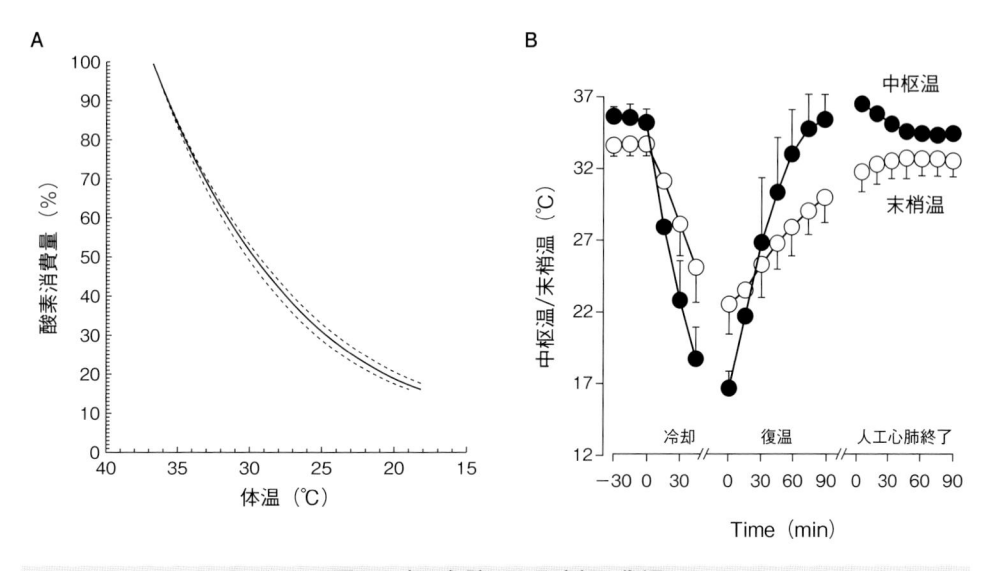

図7　人工心肺による冷却・復温

A：低体温による代謝率の低下。体温が1℃低下するごとに酸素消費量は7％減少する。したがって体温が7℃低下すれば酸素消費量は半分になる。

B：低体温を伴う人工心肺での中枢温・末梢温の変化。横軸は，冷却開始時，復温開始時，人工心肺終了時をそれぞれ0分としてある。中枢温（●）は，冷却前の35.5±0.9℃から16.8±1.1℃まで低下し，復温により36.5±0.3℃に戻り，末梢温（○）は，冷却前の33.7±0.7℃から22.6±2.1℃まで低下し，復温により31.8±1.5℃に戻っている。すなわち中枢・末梢温度較差は，冷却前の1.6±0.8℃が冷却により拡大するとともに逆転し－5.9±0.9℃となり，復温により4.7±1.5℃と冷却前より大きくなっている。また末梢温の変化が常に中枢温に遅れている。

しかし実際には，すでに system up された施設では末梢温の測定は省かれることが多い。冷却時も復温時も，末梢温度は中枢温度に遅れて変化することに注意が必要である（図7-B）。体温低下の過程で体血管抵抗が大きくなり，平均血圧が上昇し後負荷が増加する。逆に復温過程では末梢温の上昇に伴い末梢血管が拡張し，血圧低下が見られることもある。

■参考文献

1) Ring EFJ. The historical development of thermometry and thermal imaging in medicine. J Med Eng Technol 2006；30：192-8.
2) Haller JS. Medical thermometry－A short history. West J Med 1985；142：108-16.
3) 彼末一之，中島敏博．脳と体温．東京：共立出版；2000. p.10-1, p.180-2.
4) 溝部俊樹．麻酔で体温調節機構は乱れるか．高崎真弓編．麻酔科診療プラクティス20 臨床麻酔の疑問に答える生理学．東京：文光堂；2006. p.52-7.
5) Kobayashi S, Okazawa M, Hori A, et al. Paradigm shift in sensory system：Animals do not have sensors. J Thermal Biol 2006；31：19-23.
6) 戸澤三雄．水銀体温計製造の変遷．水銀体温計の歴史編集事務局編．水銀体温計の歴史．東京：テルモ株式会社；1985. p.1-41.
7) Blumenthal I. Shoud we ban the mercury thermometer? Discussion paper. J R Soc Med 1992；85：553-5.
8) Mizobe T, Sessler DI. Temperature monitoring. In Gabrielli A, Layon AJ, Yu M, editors. Civetta, Taylor & Kirby's Critical Care. 4th ed. Philadelphia：Lippincott, Williams & Wilkins；2009. p.271-83.
9) Rajek A, Lenhardt R, Sessler DI, et al. Tissue heat content and distribution during and after cardiopulmonary bypass at 17℃. Anesth Analg 1999；88：1220-5.

〈溝部　俊樹〉

索 引

和 文

あ
アーチファクト 211
アセチルコリン受容体 224
圧電効果 172
圧-容量曲線 73
アネロイド血圧計 118
アラームポイント 240
アンダーダンプ 89

い
異常所見 199
異常ヘモグロビン 156
異常類似正常構造物 211
一酸化炭素中毒 160
一酸化炭素ヘモグロビン 154
インジゴカルミン 161
インスリン 113
インドシアニングリーン 161

う
右室1回仕事量係数 134
右室拡張終期容積 126
　──係数 134
右室虚血 108
右室駆出率 126, 134
右心房圧 126, 129
運動誘発電位 233

え
腋下温 261
エポック 7
エリアシング 6

お
横隔膜 224
オーバーサンプリング法 7
オーバーダンプ 89
オームの法則 112
オッシレーション法 84
オッシロメトリック法 121
折り返し現象 178
折り返しノイズ 6
音圧 28
音響振動分析法 49
温度受容器 256
温熱的中性域 257

か
外殻温 261
階段現象 228
外腸骨静脈 179
開頭手術 233
ガイドライン 183
ガイドワイヤー 103, 104
解剖 195
　──学的死腔 55
過換気 19
核心温 260
覚醒遅延 33
華氏温度 253
画像調節 189
加速度トランスデューサ 223
加速度モニター 222
下腿静脈 175, 176
合併症 185

か
カニュレーション 97
カフ 118
カプノグラムの基線 63
カプノグラム標準モニター ... 48
カラードプラー 98, 173
　──法 169, 182, 189
簡易ベルヌーイ式 193
感覚誘発電位 233
換気量モニター 69
肝硬変 148
間接フィック法 139
肝臓移植 148
顔面神経 225
灌流指標 153, 156

き
幾何（相乗）平均 116
気胸 105
気道抵抗 68
気道内圧-時間曲線 72
機能的残気量 75
吸気終末休止期圧 72
吸気ポーズ 72
急性呼吸窮迫症候群 146
キュベット 51, 52
胸腔内血液容量 145
胸腹部大動脈手術 233
胸壁インピーダンス 64
局所壁運動異常 203
曲線下面積 115
虚血 19
禁忌 185
筋弛緩モニター 219
近接電場電位 245

267

く

空気塞栓 205
矩形波テスト 87
矩形変換 115
口呼吸 64
クリック音 27

け

経胸壁心エコー法 181
脛骨神経 225
頸静脈拍動 127
経肺的熱希釈法 144
ゲイン 190
血圧 83
　──トランスデューサ 85
血液の逆流 98
血腫 97, 103
血小板減少 136
血栓 170, 176, 177, 178, 205
減衰 227
　──係数 86

こ

高エネルギーリン酸 113
恒温性 255
恒温動物 255
口腔温 261
後耳介筋 26, 30
高速フーリエ変換 3
喉頭筋 224
呼気終末二酸化炭素分圧 ... 139, 140
呼吸変動 108
呼気量カプノグラム 55
国際10-20電極法 7
鼓膜温 261, 262
固有振動数 86
コロトコフ音 84, 120
混合静脈血酸素含量 135, 139
混合静脈血酸素飽和度 124, 126, 135

混合静脈血二酸化炭素含量 140
コンプライアンス 67

さ

サーミスタ 259
サーモカップル 259
最高気道内圧 72
再呼吸ループ 142
最少8断面 195
最大刺激 227
最大上刺激 227
最適な周波数応答 87
サイドストリーム方式 52
鎖骨下アプローチ 104
鎖骨下静脈穿刺 128
左室1回仕事量係数 134
左室拡張終期径 201
左室駆出率 201
左室内径短縮率 202
左室容積 200
差動増幅器 29
算術（相加）平均 116
三尖弁逆流 108
三尖弁狭窄 108, 109
三尖弁閉鎖不全 109
酸素運搬量係数 135
酸素化ヘモグロビン 153
酸素消費量係数 135
酸素摂取率 135
残存筋弛緩 221
サンプリングの定理 6

し

時間速度積分値 193
色素希釈法 132, 149
色素注入 161
シグナルクオリティインジケータ 136
刺激電極 225
刺激電流 227
刺激幅 227
視床 5

　──-皮質回路 5
　──-皮質反響回路 18
　──網様核 18
耳赤外線体温計 263
自然睡眠 33
膝窩静脈 175, 176
実測式電子体温計 259
質量分析法 48
自動血圧計 111
尺骨神経 223, 225
尺骨動脈 97
従圧式換気 67
収縮性心膜炎 108, 109, 110
周術期経食道心エコー試験 184
周術期静脈血栓症 166
周波数解析 7
皺眉筋 224
重複切痕 90
従量式換気 67
術中覚醒 33
術中モニタリング 233
循環作動薬 102
消毒 186
静脈圧迫法 171
静脈血栓塞栓症予防ガイドライン 167
上腕動脈 98
触診法 84
食道温 261, 262
徐波睡眠 10
侵害入力 19
腎灌流量・圧 114
真菌感染症 136
心係数 124, 134
人工心肺 265
侵襲的動脈圧 83
　──測定 116
心腫瘍 205
心臓拡張終期容積 145
心タンポナーデ ... 108, 109, 110
振動 120
　──法 84

索　引

心拍出量 126, 139, 141, 143, 145, 193
　　──と連続の式 193
　　──の測定 56
深部静脈 168, 169
深部体温計 259
心房細動 108, 109
心房粗動 109
心膜液貯留 208

す

水銀体温計 258
錐体細胞 5
睡眠紡錘波 10, 18
スクエアウェーブテスト 87
ステートエントロピー値 14
スパイク波 21
スペクトラムドプラー法 188
スワン・ガンツカテーテル 124

せ

静圧 111
正常所見 195
静的コンプライアンス 67
赤外線温度計 263
赤外線サーモグラフィ 264
赤外線体温計 259
赤外線分光分析法 49
脊髄脊椎手術 233
摂氏温度 253
接触式体温計 259
接地電極 29
ゼロクロッシング法 12
ゼロ点較正 87
センサー説 256
全身性炎症反応症候群 114
先天性心疾患 145

そ

窓関数 12
臓器灌流圧 114
送信パワー 190

僧帽弁逆流症 207
僧帽弁狭窄症 207
ソーダライム 63
速度レンジ 190

た

第Ⅰ相 53
第Ⅱ相 54
第Ⅲ相 54, 59, 60, 61, 62
第Ⅳ相 54
帯域除去フィルタ 31
体温 253
　　──計 253
　　──モニター 253
体血管抵抗 126, 148
　　──係数 134
タイコス型 118
胎児ヘモグロビン 160
大腿静脈 174, 175
　　──アプローチ 105
体動 41
大動脈温 261
大動脈解離 209
大動脈内バルーンパンピング 94, 147
大動脈閉鎖不全 147
　　──症 206
大動脈弁狭窄症 206
ダイナミックレンジ 190
多臓器不全 135
脱同期 20
多波長パルスオキシメータ 164
ダブルバースト 221
多変量解析 15
単収縮刺激 227
短潜時聴性誘発電位 25
断層法 182, 188
ダンピング係数 86

ち

中心溝の同定 236
中心静脈 102

　　──圧 101, 106, 129
　　──圧波形 106, 108
　　──ライン 102
中枢温 260
中潜時聴性誘発電位 25
中潜時聴性誘発反応 26
超音波ガイド 106
腸骨静脈 177
聴診法 84
聴性脳幹反応 25
聴性誘発電位 24
長潜時聴性誘発電位 25
重複切痕 90
直接動脈圧 83
直腸温 261

て

低温熱傷 161
低体温 19, 239
デシベル（dB） 28
テタヌス 221
　　──刺激後増強 229
電子体温計 259

と

動圧 111
頭蓋内圧亢進症例 143
橈骨動脈 97
動的コンプライアンス 67
動脈圧波形 86, 99, 100, 101, 143
　　──分析 146
動脈血酸素含量 135
動脈血酸素飽和度 155
動脈硬化 120
動脈誤穿刺 103, 105
動脈総断面積 112
動脈ラインの確保 97
トーンバースト 27
トノメトリー法 122
ドプラー法 182
トランスデューサ 99, 225
トレインパルス 236

269

な

ナイキスト周波数 6
内頸静脈 102, 103
　　——穿刺 125, 127

に

日本周術期経食道心エコー認定委員会 184
ニュートンの第二法則 222

ね

熱希釈法 132
熱流補償法 259

の

脳死 25
ノーマリゼーション 229

は

ハイカットフィルタ 31
肺血管外水分量 145
肺血管抵抗係数 134
肺血管透過性係数 145
敗血症 135, 146
　　——性ショック 148
肺血流量 141
肺高血圧症 109, 143
肺動脈温 263
肺動脈拡張期圧 126
肺動脈カテーテル 124, 142
肺動脈狭窄症 109
肺動脈収縮期圧 126
肺動脈楔入圧 126
肺動脈塞栓 60
肺動脈平均圧 126
肺内シャント率 141
肺胞死腔 56
拍動流 114
播種性血管内凝固 114
　　——症候群 135
鼻呼吸 64
パルスオキシメータ 153
パルスドプラー 173
パルスフォトメトリー 164
パワードプラー 176
　　——法 169
反転電極 29

ひ

ピーク圧 72
鼻咽頭温 262
比較器説 256
腓骨静脈 179
非侵襲的血圧測定 111
非接触式体温計 259
比熱 257
非反転電極 29
皮膚赤外線温度計 263
費用 211
ひらめ静脈 176

ふ

フィードバック系 256
フィードフォワード系 256
フィックの原理 132
フィック法 132
フーリエ解析 86
復温 265
部分的二酸化炭素（CO_2）再呼吸法 139
フラッシュ装置 85
フラッシュテスト 101
フラッシュデバイス 87
プラトー圧 72
フランク・スターリング曲線 149
フリーフロート血栓 170
プローブの操作 192
分時換気量 142, 143
分子相関分光法 50, 52

へ

平均血圧 83
平均通過時間 144, 145
平均皮膚温 263
ヘパリン加生理食塩水 85
ベルヌーイの定理 112
変温動物 255

ほ

膀胱温 261, 263
房室解離 108
母指内転筋 223
ポストテタニックカウント 229

ま

マイクロストリーム方式 50
麻酔深度 24
末梢循環不全 162
末梢神経刺激装置 220
マンシェット 118

み

脈波変動指標 153, 156

む

無呼吸 63

め

メインストリーム方式 51
メチレンブルー 161
メトヘモグロビン 154
面積変化率 201, 202

も

もやもやエコー 170, 171

ゆ

誘発筋電図 234
輸液の最適化 163
輸液反応性 149, 163

よ

陽圧換気 66
容量-時間曲線 73
容量反応性 149
容量補償法 122

索　引

予測式電子体温計................. 259

ら

ラマン分光分析法.................. 48

り

リニアプローブ...................... 169

流量-時間曲線 73
流量-容量曲線 75

れ

冷却 265
レスポンスエントロピー 14

ろ

ローカットフィルタ 31
ロクロニウム 220, 224

英　文

A

aepEX 4
a 波 107, 130
aliasing 6
Allen 試験 97
Antognini 5
ARDS 146
arousal 36
atrial contraction 107
atrial relaxation 107
auditory brainstem response
 25
auditory evoked potential 24
auditory evoked response...... 24
auditory middle-latency
 response............................. 26

B

Berger......................................3
BIS モニター 4
bispectral index モニター 4
B モード 170, 182
broadcasters technological
 standard 規格 27
BTS 規格................................ 27
burst and suppression 10

C

carboxyhemoglobin 154
cardiac index......................... 145

cardiogenic oscillation............ 63
Caton.......................................3
c 波 107, 130
Chirp.................................... 27
CI 145
CO 193
CO_2 産生量 140
COHb 154
compliance 67
curare cleft 62

D

DDG 149
desynchronization 20
dicrotic notch 90, 100, 131
dicrotic wave........................ 131
D-wave 234

E

EF 202
epoch 7
EVLW 146
EVLWI 145
extravascular lung water
 index................................. 145

F

FAC 201, 202
FFT 4
FloTrac™ 146
fluid optimization 163
fluid responsiveness............. 163
Forrester subset 分類 124

FS 203

G

$GABA_A$ 受容体 9
GEDV 146
GEDVI 145
global end diastolic volume
 index 145

H

HbF 160

I

IABP...................................... 94
ICG 149
——停滞率 150
——の 15 分停滞率........ 150
iliac compression 166, 169
indocyanine green 149
intraaortic balloon pumping... 94
intrathoracic blood volume
 index................................. 145
ITBVI 145
I-wave 234

J

JB-POT................................ 184

K

Kety の式 132

L

LVIDd................................. 201

271

M

MAC 4
mean transit time 144, 145
MetHb 154
methemoglobin 154
middle latency auditory evoked potential 4
milking 173
minimum alveolar concentration 4
MLAEP 4
Mモード 182, 189
MTT 144, 145

N

NICO 139
Nyquist frequency 6

O

oscillation 120

P

paradoxical arousal 20
PCBF 141
pEEGモニター 4
perfusion index 153
PI 153, 156
PiCCO$_2$™ 143
PiCCOplus™ 143
pleth variability index 153, 156
postauricular muscle 26
PPV 101
PRF 190
PTEeXAM 184
pulmonary capillary blood flow 141
pulmonary vascular permeability index 145
pulse dye densitometry 149
pulse pressure variation 101
PVI 153, 156
PVPI 145, 146
pyramidal cell 5

Q

QUAZI 15

R

Ramsayスコア 35
rapid eye movement 睡眠 10
RBR 14
RE 14
relative β ratio 14
REM 睡眠 10, 33
resistance 68
response entropy 14

S

Sa_{O_2} 155
SE 14
SEF90 13
SEF95 13
S/N比 31
SPV 101
state entropy 14
Stewart-Hamiltonの式 132
stroke volume index 145, 153
stroke volume variation 101, 145, 148, 158
SV 201
SVI 145, 153
SVV 101, 145, 149, 158
Swan 120
SynchFastSlow 14
systolic pressure variation 101

T

TEE 適応 199
The NICO® Cardiopulmonary Management System 56
tidal wave 131
time velocity integral 193
TOF 219
——カウント 221
——比 221
——刺激 227
trace alternant 17
transducer 112
tricuspid valve closure 107
tricuspid valve open 107
TTE 181
TVI 193

V

$\dot{V}_{CO_2}$ 産生量 140
ventricular ejection 107
v 波 107, 130
VIMA 21
volatile induction and maintenance of anesthesia 21

W

Windkessel モデル 83
Wunderlich 254

X

x 波 130
x 谷 107

Y

y 波 130
y 谷 107

索 引

数　字

1 回換気量 73, 142, 143
1 回拍出量 146, 201
　　──係数 134, 145, 153
　　──の呼吸性変動 148
　　──変動指数 158
　　──変動率 145
1 波長分光方式 52
二次元法 182
2D 法 182
四連刺激 219
20 の基本断面 195

ギリシャ文字

α 角 54, 61
α_2 作動薬 11
β activation 13
β 角 54
γ 波 5
ΔP_{CO_2} 58

For Professional Anesthesiologists
周術期モニタリング　　　　　　　　　＜検印省略＞

2012 年 4 月 10 日　第 1 版第 1 刷発行

定価（本体 8,000 円＋税）

　　　　　　編集者　佐　藤　重　仁
　　　　　　　　　　鈴　木　利　保
　　　　　　発行者　今　井　　良
　　　　　　発行所　克誠堂出版株式会社
　　　　　　〒 113-0033　東京都文京区本郷 3-23-5-202
　　　　　　電話　(03)3811-0995　振替 00180-0-196804
　　　　　　URL　http://www.kokuseido.co.jp

ISBN 978-4-7719-0391-3 C3047 ¥8000E　　印刷　株式会社双文社印刷
Printed in Japan ©Shigehito Sato, Toshiyasu Suzuki, 2012

・本書の複製権・翻訳権・上映権・譲渡権・公衆送信権（送信可能化権を含む）は克誠堂出版株式会社が保有します。
・JCOPY ＜(社)出版者著作権管理機構　委託出版物＞
本書の無断複写は著作権法上での例外を除き禁じられています。複写される場合は，そのつど事前に(社)出版者著作権管理機構（電話 03-3513-6969, Fax 03-3513-6979, e-mail : info@jcopy.or.jp）の許諾を得てください。